放射科护理质量管理

主　　编　肖书萍　郑传胜
主　　审　韩　萍　张久霞
副 主 编　陈冬萍　唐　慧　饶　珉　肖　芳
编写人员（以姓氏笔画为序）

丁　虹　武汉大学人民医院　　　　　　汪祝莎　武汉大学中南医院
马金强　华中科技大学同济医学院附　　张久霞　江汉大学附属湖北省第三人民
　　　　属协和医院　　　　　　　　　　　　　医院
王　玲　郑州大学第一附属医院　　　　张华珍　华中科技大学同济医学院附属
王　嵘　山西医科大学第一医院　　　　　　　　协和医院
王　勤　华中科技大学同济医学院附　　陈冬萍　华中科技大学同济医学院附属
　　　　属协和医院　　　　　　　　　　　　　协和医院
邓燕妮　荆门市人民医院　　　　　　　郑传胜　华中科技大学同济医学院附属
付　玲　北京大学人民医院　　　　　　　　　　协和医院
李　琴　华中科技大学同济医学院附　　赵　丽　中国医科大学附属第一医院
　　　　属同济医院　　　　　　　　　饶　珉　武汉大学人民医院
李小芳　华中科技大学同济医学院附　　施　平　湖北文理学院附属医院襄阳市
　　　　属协和医院　　　　　　　　　　　　　中心医院
李建英　重庆医科大学附属第一医院　　秦春元　华中科技大学同济医学院附属
李素兰　郑州大学第一附属医院　　　　　　　　同济医院
李静萍　华中科技大学同济医学院附　　顾　梅　江苏省人民医院
　　　　属协和医院　　　　　　　　　徐　寅　上海交通大学医学院附属瑞金
杨丽芹　华中科技大学同济医学院附　　　　　　医院卢湾分院
　　　　属协和医院　　　　　　　　　唐　慧　中南大学湘雅医院
肖　芳　华中科技大学同济医学院附　　陶　惠　哈尔滨医科大学附属第二医院
　　　　属协和医院　　　　　　　　　葛　艳　华中科技大学同济医学院附属
肖　娟　西安交通大学第一附属医院　　　　　　协和医院
肖书萍　华中科技大学同济医学院附　　韩亚茹　中国医科大学附属第一医院
　　　　属协和医院　　　　　　　　　曾小红　南昌大学第一附属医院
吴家会　重庆医科大学附属第一医院　　魏　臻　山西医科大学第二医院

科学出版社

北京

内 容 简 介

本书包括"放射诊疗部门护理质量管理"和"介入手术室护理质量管理"两部分,共 16 章。各部分内容涵盖了护理人员、仪器与设备、物品、护理安全及环境、感染控制的管理,具体的护理质控标准及监测指标,有的还分享相应护理质量管理的案例,丰富了放射科管理规范与质控标准的内容;针对放射科医技人员管理规范不全的现象,补充了放射防护、设备维护、影像质控等现行的行业标准。本书配有较多的护理及管理的流程图、清晰简明、具有可操作性,是国内为数不多的全面细致介绍放射科护理及其质控与管理的专业书籍。

本书不仅是一本护理管理岗位工具书,可作为护理管理人员继续教育用书;也可作为放射科护理岗位规范化培训用书,适用于所有从事放射治疗护理、介入治疗护理职业人员。希望本书能使放射科护理向规范化、专业化、信息化进一步发展,迎合现代化护理的需求。

图书在版编目(CIP)数据

放射科护理质量管理/肖书萍,郑传胜主编 . —北京:科学出版社,2023.6
ISBN 978-7-03-074542-2

Ⅰ.①放… Ⅱ.①肖… ②郑… Ⅲ.①放射医学②影像诊断—护理学—质量管理 Ⅳ.① R81 ② R445 ③ R47

中国国家版本馆 CIP 数据核字(2023)第 007283 号

责任编辑:朱 华/责任校对:宁辉彩
责任印制:赵 博/封面设计:陈 敬

科学出版社 出版
北京东黄城根北街 16 号
邮政编码:100717
http://www.sciencep.com

三河市骏杰印刷有限公司印刷
科学出版社发行 各地新华书店经销
*
2023 年 6 月第 一 版 开本:787×1092 1/16
2025 年 3 月第三次印刷 印张:14 1/2
字数:428 000

定价:85.00 元
(如有印装质量问题,我社负责调换)

序

  对于疾病,我们常说"三分治疗,七分护理";"有时去治愈,常常去帮助,总是去安慰"。护理工作既需要精湛的专业知识和技术,也需要无私的奉献精神和仁爱情怀。守护患者的健康与安全、细致观察疾病变化的蛛丝马迹、精准的技术操作、专业的健康教育、及时的心理安慰,都充分体现了南丁格尔精神。护理工作直接服务于人民的生命安全和身心健康,不允许有一丝一毫的疏忽。

  在医学事业蓬勃发展的今天,临床护理工作的内涵不断丰富,服务的领域不断拓展,护理学的理论与学科体系也不断完善,在临床医疗和介入治疗中的重要性与日俱增。随着医疗设备的不断更新,放射科的工作内容越来越丰富,对影像学检查中的护理工作也提出了更高、更新的要求。如何完善新模式下放射科护理的质量控制与管理、规范管理标准、量化管理内容、建立健全管理路径,是管理者面临的诸多挑战。因此,中华医学会放射学分会护理学组副组长肖书萍和中华医学会放射学分会介入学组组长郑传胜在中华医学会放射学会主任刘士远教授和中华放射学会护理学组组长彭飞的支持下,诚邀全国多家教学医院相关专业护理学专家共同编写了《放射科护理质量管理》一书。

  该书包括"放射诊疗部门护理质量管理"和"介入手术室护理质量管理"两部分,共16章,40余万字。每部分内容都涵盖了护理人员、仪器与设备、物品、护理安全及环境、感染控制的管理,具体的护理质控标准及监测指标,并分享相应护理质量管理的案例,丰富了放射科管理规范与质控标准的内容,针对放射科医技人员管理规范不全的现象,补充了放射防护、设备维护、影像质控等现行的行业标准,是国内为数不多的全面细致介绍放射科护理及其质控与管理的专业书籍。

  该书内容凝聚了编者们长期从事影像护理实践的经验与体会,力争体现规范性、全面性、科学性、严谨性与实用性。还配有较多的护理及管理的流程图,清晰简明、具有可操作性,希望本书能成为全国放射科护理及其质量管理的重要参考资料。严格的训练、健全的管理,有利于护理工作不断适应新时期的高要求,使其向规范化、专业化、信息化方向发展,以便更好地服务于患者。

韩 萍

2022 年 11 月

前　言

　　护理工作是放射科诊疗过程中不可或缺的环节，规范的护理操作，标准的护理流程，可提升放射科工作效率和患者就医体验，因此放射科护理质量管理至关重要。清晰、简明、可操作的质量管理标准有利于护理工作者轻松掌握并进行质量持续改进，达到医、护、患三方满意的效果。然而，我们发现放射科现行的行业标准多是关于放射防护的管理、影像质量等内容，培训教材也是针对放射科医生、技师，甚至设备维护人员的，缺乏放射科专科护理管理及培训方面的内容，这将直接影响放射科护理人员的职业安全及患者的诊疗安全。而科学管理放射科环境、优化人员设置，规范护理人员行为，可降低职业风险，减少工作失误，提高放射科工作效率。故在中华医学会放射学分会主任委员刘士远教授及中华医学会放射学分会护理学组组长彭飞教授的支持下，组织全国放射护理专家进行编写具有放射护理专业特点的质量管理标准和规范，首次聚焦放射专科护理质量标准的制定及管理规范的统一，初步制定相关管理规范及质控标准，具有创新性。也可为加强放射专科护理质量管理和专科护士规范化培训提供参考和理论依据，提高放射护理专科水平。本书详细阐述了放射科各部门的质量管理规范及质控标准，不仅可为护理管理者及专科临床护理人员提供质控工具及手段，而且可以作为辅导教材，为放射专科规培护士、进修护士规范自身行为以及培养专科护理管理团队提供学习资料和参考。

　　本书有两部分，共 16 章。两部分分别为放射诊疗部门、介入手术室护理质量管理，每一部分各有八章，对放射诊疗部门和介入手术室的护理人员、设备、材料、环境各个方面的质量管理，以及护理常规及操作规范分别进行介绍。具体内容包括：第一、第九章为护理人员管理；第二、第十章为仪器和设备管理；第三、第十一章为物品管理；第四、第十二章为护理安全管理；第五、第十三章为环境及感染控制管理；第六、第十四章介绍了护理常规及技术规范；第七、第十五章总结质控标准及质量监测指标；第八、第十六章分别阐述了护理质量管理和护理质量持续改进管理并分享相关案例。学习本书，可以帮助读者理解并应用质量标准，提高专科护理质量，提升护理水平。本书充分贯彻党的二十大报告中关于教育、科技、人才是全面建设社会主义现代化国家的基础性、战略性支撑思想，希望本书能成为全国放射护理科护理质量管理的重要参考资料。

　　本书具有全面性和可操作性，不仅涵盖影像放射诊疗部门及介入手术室等多个放射护理场所的环境管理、感染控制和护理人员的岗位、绩效及信息化管理等，还为放射专科护理管理者提供了全面、系统的管理方法，同时可为临床放射专业学生、规培护士、进修护士提供清晰、可理解的教辅资料。另外，本书将专科相关的护理操作及质量控制标准化，为放射专业临床护理工作提供了有效的质控工具，便于临床的护理质量评估、质量持续改进，提高专科护理质量。

　　在编写过程中，尽管各位编者已倾尽全力，但仍难尽人意，疏漏之处恳请广大读者不吝赐教。

肖书萍　郑传胜

2022 年 11 月

目　　录

第一部分　放射诊疗部门护理质量管理

第一部分　放射诊疗部门护理质量管理

20世纪70～80年代，我国放射科的护理工作多由技师兼任或抽调临床科室的护士协助完成。随着医学影像学的发展，X线计算机体层摄影（computed tomography，CT）机、磁共振成像（magnetic resonance imaging，MRI）机、数字减影血管造影（digital subtraction angiography，DSA）机等大型医学装备的引进和普及，20世纪80年代以后，放射科开始聘用专职护士，护士队伍逐年壮大，工作职责和工作内容日益拓展。如为患者提供针对性和系统化的检查宣教、心理护理、检查前病情评估和准备、检查中配合指导、检查后观察以及健康教育。中华医学会放射学分会护理学组及全国各省市放射护理学组护理同仁们不断创新、更新观念，致力于规范放射诊疗部门护理工作流程、统一护理质量管理标准、提高专科护理质量。本书基于此，总结前人的经验，汲取前沿信息，完善放射诊疗部门护理质量管理等内容，为从事或准备从事放射诊疗部门专科护理工作者提供参考。

第一章　放射诊疗部门护理人员管理

放射诊疗部门的护理工作模式、工作范畴、岗位职责、检查内容、考核标准与临床科室不同，应建立与之相适应的护理人力配置、管理制度、理论和操作规范、培训制度及考核机制，以提高护士的工作积极性，从而为患者提供优质、全面的护理服务。

学习要求

熟悉： 相关医疗护理法律法规、规范及管理制度；放射诊疗部门各检查室护士岗位职责及工作流程。

理解： 护理人力资源配置要求，岗位培训内容及方法，放射诊疗部门绩效管理原则及方法。

第一节　人员配置及岗位设置

一、概　　述

护理人员岗位设置是医院人力资源管理的重要组成部分，是医院护理人力资源管理的基础和核心，是建立科学护理人员绩效和薪酬管理体系的必要条件，也是医疗工作和护理工作有序顺利开展的前提和保障。

放射诊疗部门的护理岗位多，涉及知识面广泛，工作范畴、工作模式、岗位职责、护理人力分配与临床护理均有不同。相关人员需大专及以上学历，在取得护士执业资格的基础上，符合中华人民共和国卫生部令第55号《放射工作人员职业健康管理办法》的要求；并且在进行专业技能、放射防护知识和有关法律知识培训后，取得放射工作人员证书，定期进行放射科工作人员职业健康体检，接受辐射剂量检测，方可从事放射诊疗部门护理工作。

放射诊疗部门护理工作涉及全院患者，具有病种复杂、检查项目多、各检查室相对分散、护士工作独立性强等特点。合理的岗位和人员配置可使患者快速、准确、有序地完成放射科各种检查，为患者提供优质护理服务和检查体验，达到患者满意、护士满意的目的。

二、护理人员配置

（一）配置标准

《中华人民共和国劳动法》和《国务院关于职工工作时间的规定》（国务院令第174号）规定劳动者每天工作8小时。结合各医院实际情况，如CT/MRI数量、每日检查量、增强检查数量、机器满负荷运转等，根据护士结构比例、所需班次对护理人员进行合理配置。一般CT检查每台设备配备2~2.5名护士；MRI检查每台设备配备1~1.5名护士；X线特殊检查（胃肠检查室）每台设备配备1名护士；核医学检查每台设备配备1~2名护士；根据需求配置夜班护士。

（二）护理队伍梯队结构

放射护理队伍人才梯队的建设应根据放射科各检查室岗位职责、操作要求、风险程度，合理调整护理队伍年龄结构、能级结构、性别结构、职称结构。合理的梯队结构应为老、中、青和高、中、初级护士呈橄榄形结构，优化人才组合，充分发挥不同层次护理人员的作用，提高工作效率。在此基础上，应注重人才梯队的培养，兼顾"专业型人才"和"综合型人才"培养同步进行，为科室持续、高质量发展提供人力支持。

（三）护士素质要求

放射诊疗部门护理工作看似简单，实则纷繁复杂。因此，护士应具有相应的素质才能从容应对高强度、快节奏、专科性强的护理工作。

1. 良好的道德素质　应热爱本职工作，具有无私奉献、换位思考、富有同情心和社会责任感及救死扶伤精神。

2. 良好的形象素质　放射科是医院窗口服务单位，放射诊疗部门护士的形象代表整个医院的形象。着装、仪表应大方得体，对患者温暖同情、语言恰当，提倡微笑服务、主动服务。

3. 良好的心理素质　放射诊疗部门较普通病房繁杂，存在患者流量大、候诊时间长、患者对检查感到紧张恐惧（受其认知程度的影响）等情况。因此，必须以"患者为中心"，耐心向患者及其家属详细解释，以消除其紧张恐惧等不良情绪，保证检查的顺利进行。

4. 良好的沟通协调能力　护士每天要接待大量的患者，要具备良好的沟通协调能力，护士的言谈举止、仪容仪表直接影响患者的就医体验和满意度。

5. 具有风险管理能力　必须充分履行告知义务，严格执行"三查七对"制度，加强风险管理。对拟使用对比剂的患者要告知适应证、禁忌证、目的、意义及可能出现的不良反应等，检查前由患者或直系亲属签署知情同意书，避免引发纠纷。对危重症患者，不能以任何理由拖延时间，以免危及患者生命安全而引发纠纷。

（四）专业能力要求

1. 专业知识全面　随着科学技术不断进步，放射专科护理的飞速发展，放射诊疗部门的护士不但要掌握各种专科疾病的护理知识、操作技能和CT、MRI、核医学、X线特殊检查的护理配合，还要不断加强学习，掌握影像学、解剖学、健康教育学、心理学等学科方面的知识，积累相关经验，时刻把安全意识放在工作的首位，确保放射诊疗部门的护理工作安全，维护患者的合法权益，保障医疗安全。

2. 较强的急救意识和技能　放射诊疗部门的各检查室相对独立，必须严格执行各项规章制度及操作规程，保证抢救设施、药物齐全，并处于完好备用状态。放射科的患者流动大、病情复杂，常有急危重患者检查，护士应具备较强的突发事件应急处理能力和对急危重患者进行抢救的能力，及时有效挽救患者生命，确保患者安全、快速、高效完成放射科的各项检查。

3. 具有学习进取和创新能力　放射诊疗部门护士知识结构与临床护士不同，由于护理院校缺乏放射专科护理知识的学习，因此在平时工作中需不断学习和开展护理科研，拓展自己的知识体系，持续更新护理知识和精进护理技术，为患者提供优质服务。

三、岗 位 配 置

（一）设置岗位

依据放射诊疗部门设备分布、实际工作量设置护理管理岗位和临床护理岗位，如护士长、各区域（CT、MRI、核医学）责任组长、责任护士。根据放射科护理工作的性质、规模、功能、任务和发展趋势编配人员，充分体现"以患者为中心""以质量、安全为核心"的整体护理服务宗旨，确保各项检查的顺利完成及护理质量的持续提高。

（二）紧急状态下护理人力资源调配

1. 医院有护理人力应急调配领导小组及应急调配方案。

2. 遇到突发公共卫生事件及大型医疗抢救等突发事件，科室应立即向护理部报告。

3. 报告程序

（1）正常上班时间：护士→护士长、科护士长→总护士长→护理部主任→分管院长。

（2）夜班、节假日：护士→护士长、科护士长→总护士长→总值班→护理部主任→分管院长。

（3）特别紧急情况下，可根据具体情况越级上报或直接通知相关人员，或向其他科室人员请求紧急援助。

4. 护理部接到报告后，立即启动紧急情况下护理人员调配预案，由护理人力应急调配领导小组统一指挥，协调各方面工作，各科室本着以大局为重的原则，服从医院和护理人力应急调配领导小组的调配，不得以任何理由推诿、拒绝。

5. 护理部与护理应急小组成员，应保持联络通畅。遇到紧急情况时，护理部直接与临床科室科护士长、护士长联系，合理安排应急调配小组成员及时、有效上岗，并保证提供优质的专科护理质量。

6. 具体调配方案根据紧急事件情况、危重病例数、病情、护理人员缺编情况等因素合理配备，必要时全院护理人员参加，统一服从调配，保障紧急状态下护理安全与护理质量。

7. 护理部有计划、有组织、系统地对护理应急小组成员进行院内院外的业务培训，提高小组成员专科理论知识、实践技能及应急反应能力。

8. 应急小组成员接到应急通知应及时根据指令参与应急工作，凡接到应急通知不能及时到岗者，将追究个人责任，并纳入护理质量考核及医院年度考核，情节严重者根据医院规章制度及相关法律法规处置。

9. 在紧急状态下，暂停正常休息时间，休假人员 24 小时待命。

（陈冬萍　张久霞）

第二节　岗位职责及工作流程

一、概　　述

医学影像学近 30 年发展迅速，成像设备和软件日益更新，由最初单一的 X 线检查发展成涵盖 X 线成像、CT、MRI、核医学、介入放射等多个亚专科，在临床疾病的诊断和治疗中发挥着越来越重要的作用。岗位职责是指一个岗位所需要去完成的工作内容以及应当承担的责任范围。制定合适的岗位职责可最大限度地实现工作人员的科学配置，提高内部竞争活力，提高工作效率和工作质量，减少违规行为发生。由于放射诊疗部门工作区域不断扩展，护理工作作为放射科诊疗的重要环节，护士应根据各个工作区的检查项目和特点制定相应的岗位职责及工作流程。

本节主要介绍放射科护士长，CT、MRI、X 线检查、核医学科责任护士岗位职责及工作流程。

二、岗位职责

（一）护士长岗位职责

根据医院的护理工作目标、质量标准、工作计划，结合本专科情况，制定岗位目标及专科护理计划，组织实施护理工作，并定期作出总结分析，保障患者安全，确保护理质量持续改进，管理水平不断提高。

1. 任职资格

（1）必须取得"中华人民共和国护士执业证书"，并按规定通过注册，且在执业注册有效期内。

（2）具有护理学专业本科或以上学历。

（3）具有主管护师或以上专业技术职称。

（4）从事临床护理工作3年或以上。

（5）接受过护理管理培训并获得合格证书。

（6）定期经过执业健康检查，各项指标符合放射人员的执业健康。

（7）放射防护和有关法律知识培训考核合格。遵守放射防护法规和规章制度，接受个人剂量监测管理。

（8）具备本岗位所需的思想素质、业务素质和身体素质。

2. 岗位职责

（1）在护理部主任及总护士长和科主任的领导下，负责放射科护理工作的行政管理、业务技术管理、护理质量持续改进。

（2）根据护理部工作标准，结合放射科护理专科特点制订工作计划，组织实施、检查和总结，不断提高护理质量。

（3）根据放射科检查特点和患者需求，科学合理安排检查及护理人员的分工和排班。

（4）督促护理人员严格执行各项规章制度和技术操作规程，严防差错事故的发生；定期组织护理安全事件的分析讨论，提出改进措施并实施。

（5）做好放射诊疗部门感染防控管理，落实各项消毒隔离制度。

（6）严格执行和督导放射防护工作。

（7）协助科主任和技师长做好设备、仪器、药品、医用耗材等科室财产管理。

（8）强化护理服务意识，加强与患者沟通，落实放射检查宣教工作，及时处理患者意见和纠纷，提高患者满意度。

（9）关心和协调与各科室及科内医护人员的关系，构建和谐科室。

（10）参与并指导各项护理工作，对复杂的护理技术操作、危重抢救患者的护理，应亲自参与并进行现场指导，帮助护士提高管理和专业能力，确保患者安全、快速、高效完成放射科的各项检查。

（11）组织护士在职培训、临床护理教学、业务能力考核，提高护理人员专业水平。

（12）积极开展新业务、新技术及护理科研工作。

（13）指导和管理实习、进修、规培护士，指定有教学经验的老师负责带教，完成护理教学工作。

3. 知识及技能要求

（1）熟悉相关医疗护理法律法规、规范，并能遵照相关法律法规、规范进行科学管理。

（2）对患者检查中的不良反应具有判断能力和应急处理能力。

（3）掌握本专科的护理质量标准和基础护理质量标准，能有效进行质量控制及持续改进。

（4）具有一定的教学能力，能指导本专科教学工作。

（5）具有较强沟通能力，能及时处理各种纠纷，维护良好的工作氛围。

（6）具有学习和科研能力，不断更新专业知识，积极开展护理科研、新技术、新业务。

（7）具有人才培养意识，注重护理人才梯队建设。

（二）护士岗位职责

1. 任职资格

（1）必须取得"中华人民共和国护士执业证书"，并按规定通过注册，且在执业注册有效期内。

（2）定期经过执业健康检查，各项指标符合放射人员的执业健康。

（3）新入职护士，经过护理部及相关部门的岗前培训与考核。

（4）具有独立完成急危重症抢救配合工作能力、病情观察与应急处理能力、规范客观书写护理文书的能力、良好的慎独精神等，可独立从事临床护理工作。

（5）放射防护和有关法律知识培训考核合格。遵守放射防护法规和规章制度，接受个人剂量监测管理。

（6）具备本岗位所需的思想素质、业务素质和身体素质。

2. CT、MRI、X 线、核医学科检查责任护士岗位职责

（1）在护士长和科主任领导下进行工作。

（2）认真执行各项护理制度和技术操作规程，正确执行医嘱。准确及时完成各项护理工作，严格执行"三查七对"制度，防止差错、事故的发生。

（3）热情接诊安排患者，尊重患者，关怀患者，保护患者的隐私。

（4）掌握 CT、MRI、X 线、核医学科检查的适应证和禁忌证，熟练掌握静脉穿刺技术和各种对比剂的使用原则。

（5）向患者及其家属介绍检查前、检查中及检查后的注意事项，消除其顾虑和紧张情绪，检查时取得患者配合。

（6）CT 检查患者摘除检查部位的金属饰品或可能影响 X 线穿透力的物品；MRI 检查患者检查前更衣，确认磁性物品、电子产品、金属物品不带入检查室。

（7）协助患者进机房，向扫描技师交接患者病情并再次核查。

（8）观察对比剂不良反应、检查中患者病情变化，协助医生进行抢救工作，并做好急救药品、物品、急救仪器和设备的管理，使之处于备用状态。

（9）婴幼儿、躁动等不合作患者检查前给予镇静药物并观察患者病情变化。

（10）根据具体检查项目做好相应检查前准备和检查后的健康宣教。

3. 核医学护士岗位职责

（1）在科主任、护士长领导下开展核医学科护理工作，具体为参加日常各类放射性核素的注射、治疗，患者的护理与健康宣教等工作。

（2）严格按照标准程序规范操作及辐射防护，认真执行查对制度，保证给药安全。为患者提供放射性核素检查治疗的健康教育。

（3）密切关注候检患者病情变化，如有疑问或异常情况应及时与医生沟通。积极预防放射性事故发生，若一旦发生，应立即向直属领导和相关部门报告，并启动核医学科放射性事故处理应急预案。

（4）保持注射室、分源标记室的环境清洁消毒及物品规范放置。及时、准确做好放射性药物的领取和使用登记。统计当日工作量，完成相关表格的填写。

（5）负责分源标记室仪器的保养及维护，发现异常及时与设备工程师联系沟通并协助处置。

（6）做好急救药品、物品、仪器、设备的管理，使之处于备用状态。

（7）参与科室组织的专业学习与查房，提升专业能力。

4. 知识及技能要求

（1）熟练掌握基础护理理论和技能。

（2）熟练掌握对比剂不良反应的抢救原则及各种急危重症的抢救措施。

（3）对患者病情有敏锐的观察能力。

（4）较强的判断能力和应急处理能力。

（5）熟练掌握对比剂外渗的处理方法。

（6）掌握院感的基本知识和辐射防护知识。

（7）有良好的沟通能力及协调能力。

（8）有解决本专科护理问题的能力。

（9）熟练掌握突发事件的应急预案，能在实践工作中灵活运用。

三、工作流程

（一）CT室护士工作流程

1. 保持治疗台面清洁，做好准备工作

（1）准备和检查一次性用品，及时更换或补充当天用品。

（2）检查高压注射器是否处于功能状态，若有故障，及时与维修人员联系。

（3）检查对比剂质量，是否在有效期内，有无变质、浑浊、沉淀等。

2. 评估环节

（1）核对患者信息，进行有效身份核对。核对CT检查申请单。评估患者一般状况，包括身高、体重、意识状态、肢体活动情况、配合程度。对行CT增强及CT血管成像（computed tomography angiography，CTA）检查患者询问药物过敏史、服药史及肝、肾功能并签署"CT增强检查知情同意书"。筛选出高风险患者，充分告知，必要时可劝导患者更换或取消CT检查。

（2）了解患者检查前水化情况，近期有无进行增强CT、口服钡剂、发射型计算机断层扫描（emission computerized tomography，ECT）等检查，必要时更改检查日期。

（3）对有特殊检查要求的患者（空腹、饮水、憋尿等），给予适当提醒并告知相应要求。

（4）指导患者去除被检部位的金属饰品或可能影响X线穿透力的物品以减少伪影，并妥善保管。

3. 检查环节

（1）行CT平扫时

1）与技师双人核对患者身份及检查部位，协助患者平卧于检查床上，告知患者检查中的注意事项及配合要点，给予适当保暖，在不影响检查效果的前提下使用有效屏蔽物遮挡患者的敏感部位，如性腺、甲状腺、晶状体等。

2）检查过程中，透过观察窗，密切观察患者情况。如有异常，立即停止检查。

（2）行CT增强或CTA/CTV时

1）静脉留置针穿刺：对患者进行有效身份核对。选择粗长直、弹性良好的血管预留耐高压安全静脉留置针，尽量选择右上肢。特殊患者选择健侧上肢进行穿刺。

2）与技师双人核对患者身份及检查部位，协助患者平卧于检查床，告知患者检查中的注意事项及配合要点，给予适当保暖，在不影响检查效果的前提下使用有效屏蔽物遮挡患者的敏感部位，如性腺、甲状腺、晶状体等。

3）根据患者评估结果及检查需要，双人核对选择合适浓度的对比剂。严格遵守无菌操作原则，正确抽吸碘对比剂。

4）正确连接高压注射器与静脉留置针，连接前需确认管道通畅无空气，并旋紧各连接口。指导患者保持安全注射体位。

5）检查前，给予患者0.9%氯化钠注射液10ml进行试注，确认静脉留置针通畅无渗漏。根据检查需要及评估结果，设置合适的高压注射器注射参数。

6）检查过程中，透过观察窗，密切观察患者情况、高压注射器工作状态。同时观察扫描结果，有无碘对比剂血管内显影，如有异常立即停止检查。

7）检查结束后，观察穿刺部位有无异常，询问患者有无不适，正确分离高压注射器管道，妥善处理好静脉留置针，协助穿衣清理物品。指导患者留观区休息30分钟左右。若患者未诉不适，给予拔除留置针，指导按压穿刺部位5～10分钟。

8）健康宣教：指导患者在病情允许的范围内，多饮水进行水化治疗。

9）若出现不良反应，如碘对比剂过敏、外渗等情况，处理方法详见本书第一部分第四章第五节中"不良事件应急预案与处理流程"。

4.特殊检查操作前准备

（1）CT结肠成像检查：检查前评估患者一般状况，询问肠道准备的情况、有无痔疮、有无颅内压增高、青光眼、幽门梗阻、肠梗阻及前列腺肥大等情况。遵医嘱肌内注射盐酸消旋山莨菪碱注射液（6-542）。检查过程中经患者肛门向肠道注入适量空气，保证肠腔充盈，指导患者放松勿紧张。

（2）冠状动脉CTA检查：测量患者心率，心率较快者，视患者情况给予口服降心率药物，防止心率过快影响检查效果。检查前行呼吸训练（指导患者迅速深呼吸一口气后屏气10秒，将手掌置于患者胸、上腹正中，屏气时以不鼓起腹部、胸部不颤动为佳）。询问患者有无青光眼，若无再给予硝酸甘油舌下含服，并正确放置电极，连接心电门控。

5.完成全部检查后，做好高压注射器的清洁与维护工作，清理物品及药品，及时补充，为下一班做好准备。

6.做好检查室物表、地面、空气消毒，并如实准确记录。

（二）CT室护士工作流程图（图1-2-1）

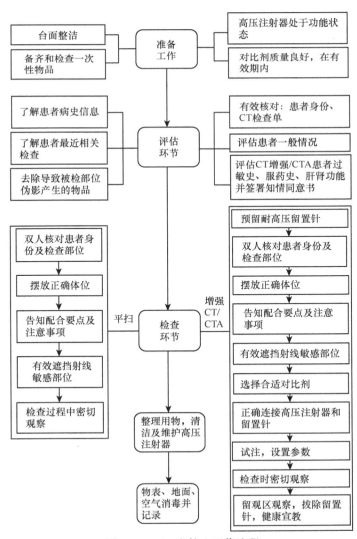

图 1-2-1　CT 室护士工作流程

（三）MRI室护士工作流程

1. 保持治疗台面清洁，做好准备工作。准备工作同CT室工作流程。

2. 评估环节

（1）核对患者信息，进行有效身份核对。核对MRI检查申请单。评估患者一般状况，包括身高、体重、意识状态、肢体活动情况、配合程度、对行增强检查患者询问药物过敏史、服药史及肝、肾功能并签署"MRI增强检查知情同意书"。筛选出高风险患者，充分告知，必要时可劝导患者更换或取消MRI检查。

（2）对患者进行严格的安检工作：禁止患者推床、轮椅等金属或磁性物品进入候诊室；协助候诊患者去除金属物品、电子产品及其他磁性物品，易燃易爆、腐蚀性或化学性物品、药膏、膏药、潮湿或渗漏性物品也不可带入检查室。将无法行走的患者转移至消磁平车。协助患者将无法带入检查室的物品存入储物柜。

（3）询问患者体内是否带有磁性置入物（如MRI不兼容的心脏起搏器、体内置入电子耳蜗、磁性金属药物灌注泵、神经刺激器等电子装置、眼眶内磁性金属异物）或其他金属置入物（如冠状动脉支架、金属心脏瓣膜、节育环、静脉港等），如有上述材料置入，按相应情况处理。早期妊娠女性慎做此项检查。

（4）对已服用镇静剂并入的睡患者及由医生陪同的危重患者，应优先安排。

（5）告知患者检查时长，检查过程中或过后可能会出现的不适。对有紧张情绪及幽闭恐惧症患者给予安慰，必要时可留陪一人或使用镇静剂。

（6）指导患者在检查过程中，不要触碰导线、线盒，双手不要交叉抱拢以免形成人体闭环，影响图像质量。

3. 检查环节

（1）MRI平扫时

1）与技师双人核对患者身份及检查部位，协助患者躺卧于检查床，告知患者检查中的注意事项及配合要点，给予适当保暖。

2）检查过程中，透过观察窗或通过合作监测屏幕，密切观察患者情况。如有异常，立即停止检查。

（2）MRI增强时

1）静脉留置针穿刺：对患者进行有效身份核对。选择粗长直、弹性良好的血管预留耐高压安全静脉留置针，尽量选择右上肢。特殊患者选择健侧上肢进行穿刺。

2）与技师双人核对患者身份及检查部位，协助患者平卧于检查床，告知患者检查中的注意事项及配合要点，给予适当保暖。

3）根据患者评估结果及检查需要，双人核对选择合适的对比剂。严格遵守无菌操作原则，正确抽吸对比剂。

4）正确连接高压注射器与静脉留置针，连接前需确认管道通畅无空气，并旋紧各连接口。指导患者保持安全注射体位。

5）检查前，使用0.9%氯化钠注射液10ml进行试注，确认静脉留置针通畅无渗漏。根据检查需要及评估结果，设置合适的高压注射器注射参数。

6）检查过程中，透过观察窗或通过合作监测屏幕，密切观察患者情况、高压注射器工作状态。同时观察扫描结果，有无对比剂血管内显影，如有异常立即停止检查。

7）检查结束后，观察穿刺部位有无异常，询问患者有无不适，正确分离高压注射器管道，妥善处理好留置针，协助穿衣清理物品。指导患者留观区休息30分钟左右。若患者未诉不适，拔除留置针，指导按压穿刺部位5～10分钟。

8）若出现不良反应，如对比剂过敏、外渗等情况，处理方法详见本书第四章第五节中"不良事件应急预案与处理流程"。

4. 健康宣教。若在检查前使用了镇静剂，需家属陪伴，待镇静剂药效失效方可离开。

5. 完成全部检查后，做好高压注射器的清洁与维护工作，清理物品及药品，及时补充，为下一班做好准备。

6. 做好检查室物表、地面、空气消毒，并如实准确记录。

（四）MRI 室护士工作流程图（图 1-2-2）

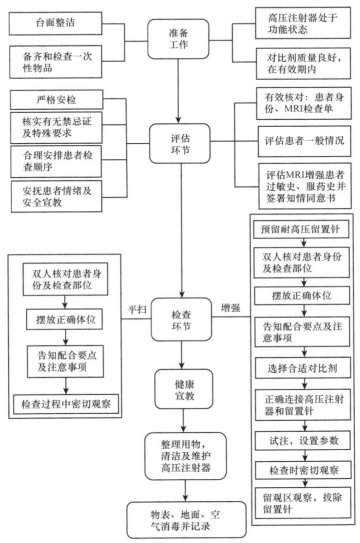

图 1-2-2　MRI 室护士工作流程

（五）X 线检查室护士工作流程

1. 保持治疗台清洁，做好准备工作

（1）准备和检查一次性用品，及时更换或补充当天用品。

（2）检查设备处于备用状态，若有故障，及时与工程师联系。

（3）检查对比剂质量，是否在有效期内。

2. 评估环节

（1）核对患者信息。核对胃肠透视检查申请单，评估患者一般状况，包括意识状态、吞咽能力、肢体活动情况、配合程度等。对使用吞钡（碘）对比剂患者要询问过敏史、病史等并签署"碘对比剂检查知情同意书"。筛选出高风险患者，并充分告知。

（2）了解患者已完成检查情况。

（3）对有特殊检查要求的患者（空腹、饮水、清洁肠道等）给予适当提醒并告知相应要求。

（4）指导患者去除被检部位的金属饰品或可能影响 X 线穿透力的物品以减少伪影，并妥善保管。

3. 检查环节

（1）行普通 X 线检查

1）与技师双人核对患者身份及检查部位，协助患者摆放检查所需合适体位，告知患者检查中的注意事项及配合要点，给予适当保暖，在不影响检查效果的前提下使用有效屏蔽物遮挡患者的敏感部位，如性腺、甲状腺、晶状体等。

2）检查过程中，透过观察窗，密切观察患者情况。如有异常，立即停止检查。

（2）行特殊 X 线检查

1）根据检查需要决定是否需要进行静脉留置针穿刺，对患者进行有效身份核对。根据检查部位要求，选择粗长直、弹性良好的血管预留静脉留置针。

2）与技师双人核对患者身份及检查部位，协助患者摆放检查所需合适体位，告知患者检查中的注意事项及配合要点，给予适当保暖，在不影响检查效果的前提下使用有效屏蔽物遮挡患者的敏感部位，如性腺、甲状腺、晶状体等。

3）根据患者评估结果及检查需要，选择合适浓度的对比剂。严格执行无菌操作原则，正确抽吸对比剂。

4）注射器管道通畅无空气，并旋紧各连接口。指导患者保持安全注射体位。

5）检查前抽取 0.9% 氯化钠注射液 10ml 进行试注，确认静脉留置针通畅无渗漏。

6）检查过程中，透过观察窗，密切观察患者情况，观察扫描结果，有无碘对比剂血管内显影，如有异常立即停止检查。

7）检查结束后，观察穿刺部位有无异常，询问患者有无不适，正确处理好留置针，协助穿衣清理物品。指导患者留观区观察 30 分钟左右。若患者未诉不适，给予拔除留置针，指导患者正确按压穿刺部位 10 分钟，再离开。

8）健康宣教：指导患者在病情允许范围内，多饮水进行水化治疗。

9）若出现不良反应，如对比剂过敏、外渗等情况，处理方法详见本书第一部分第四章第五节中"不良事件应急预案与处理流程"。

4. 特殊检查操作前准备

（1）行钡剂（碘水）检查：检查前评估患者一般情况，询问患者病史、药物过敏史、肠道准备情况、有无检查禁忌证或相对禁忌证，必要时准备水溶性对比剂。指导患者在检查过程中听从指令吞服钡剂（碘水），指导患者放松勿紧张。

（2）行钡灌肠检查：检查前评估患者一般情况，询问患者病史、药物过敏史、肠道准备情况、有无检查禁忌证或相对禁忌证。检查过程中经患者肛门向肠道注入适量钡剂，直至盲肠充盈；指导患者放松勿紧张。

（3）行逆行膀胱造影：检查前评估患者一般状况及禁忌证，是否排空小便。检查前给予导尿并妥善固定导尿管，检查过程中经导尿管注入对比剂，直至膀胱充盈；指导患者放松勿紧张。

（4）经 T 管胆道造影：检查前评估患者一般情况，询问患者病史、药物过敏史、有无检查禁忌证或相对禁忌证。检查过程中经 T 管正确注入合适对比剂，协助患者改变体位。

（5）行静脉肾盂造影：检查前评估患者一般情况，询问患者病史、药物过敏史、肠道准备情况、有无检查禁忌证或相对禁忌证。检查过程中在正确时间点推注对比剂。

（6）行下肢静脉造影：检查前评估患者一般情况，询问患者病史、药物过敏史。检查过程中推注合适对比剂。

5. 完成全部检查后，做好清理物品及药品，及时补充，为下一班做好准备。

6. 做好检查室物表、地面、空气消毒，并如实准确记录。

（六）X线检查室护士工作流程图（图1-2-3）

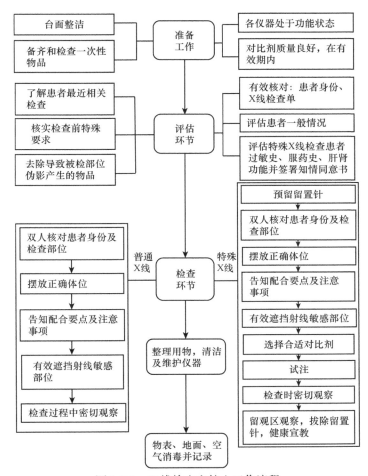

图1-2-3　X线检查室护士工作流程

（七）核医学科护士工作流程

1. 准备工作

（1）操作用品准备齐全，检查一次性物品质量，包装完整无破损，在有效期内。

（2）打开通风柜电源，开启照明、风机、活度计，调节活度计至备用状态。

（3）做好个人防护，穿戴防辐射铅衣、铅围脖、防护眼镜，穿防护衣，戴口罩、帽子、一次性手套、鞋套。

（4）取表面污染检查仪进行环境监测，填写环境检测表，确认环境安全。

（5）根据已预约检查单准备药品，并检查放射性药品质量、包装完整无破损，在有效期内，先动态显像后静态显像。

2. 评估环节

（1）双人有效核对患者身份及检查单，核实检查项目是否与病史相符。

（2）评估患者一般情况，向患者解释检查目的、方法、药物作用和副作用及配合要点等并签署知情同意书。

（3）根据检查单选择并配制正确的放射性核素对比剂，双人核对药名、剂量、有效期、是否变质；选择合适的给药方式。

3. 给药环节

（1）给药前再次双人有效核对患者身份、对比剂、给药方式。

（2）协助患者取合适体位。给药过程中密切观察患者，如有异常对症处理。

（3）给药结束后再次核对，嘱患者在技师的指导下完成下一步检查治疗。

（4）必要时用活度计测量药物残余剂量，并在检查单详细记录用药时间、检查项目、操作者、使用剂量及剩余剂量。

（5）用物处理

1）操作结束，产生的医疗废物均须先进行辐射残留剂量测量，达标方可丢至医疗废物桶内，否则应丢至铅废物桶内静置衰变。

2）立即进行环境及物表辐射残留剂量监测并记录。

4. 健康宣教

（1）告知患者注意辐射防护，等待期间只能在指定走廊活动，与其他人保持 1m 以上距离，如有不适及时告知医务人员。

（2）使用放射性药物后应尽快返家休息，尽量减少交叉照射，避免对核医学诊断工作产生影响。

（3）用药 1 周内不要与婴幼儿接触。

（4）排泄物需经排废系统流入下水道或单独处理。

（5）放射性药物反应重或症状明显加重患者应立即入院处理。

（6）在规定时间内复查、随访和进行其他检查。

5. 完成全部检查后，做好清洁与维护工作，清理物品及药品并记录，及时补充，为下一班做好准备。

6. 做好检查室物表、地面、空气消毒，并如实准确记录。

（八）核医学科护士工作流程图（图1-2-4）

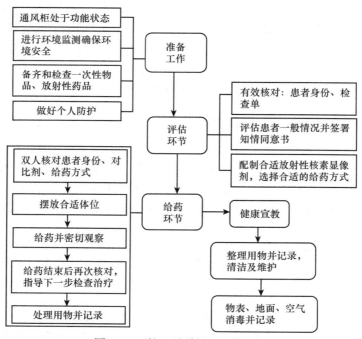

图 1-2-4　核医学科护士工作流程

（九）放射诊疗部门危急重症患者"绿色通道"工作流程

1. 放射诊疗部门危急重症患者"绿色通道"开通范围：所有急诊生命体征不稳定的患者或预见可能出现危及生命的各类危急重症患者。

2. 放射诊疗部门登记分诊人员，接到临床医生急诊预约电话或急诊申请单后，立即登记获得检查 P 号，分诊到检查室并通知值班技师和护士，做到优先检查。

3. 值班技师、护士接到通知后，根据检查需求备齐物品及药品，做好检查前准备。

4. 检查过程中密切观察患者。

5. 患者检查过程中必须有临床医生、护士或家属陪同。检查过程中若有心跳、呼吸骤停等意外发生，值班人员立即进行或配合临床医务人员全力抢救，同时送急诊抢救室。

6. 检查结束后，值班技师立即将检查图像上传至医学图像存储与传输系统（picture archiving and communication system，PACS），并立即通知值班医生。值班医生应在 1 小时内完成报告书写。

7. 抢救过程由相关人员如实准确记录并妥善保管，定期组织相关人员讨论。

8. 确保危急重症患者"绿色通道"的医疗药品、物品、仪器设备完好并处于功能状态。

（十）放射诊疗部门危急重症患者"绿色通道"工作流程图（图 1-2-5）

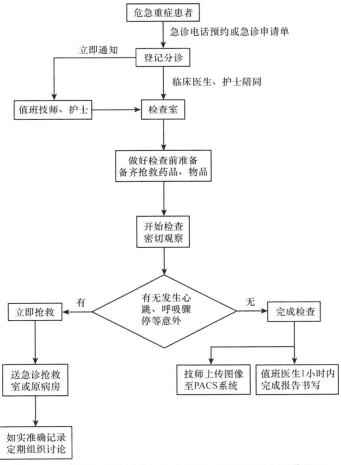

图 1-2-5　放射诊疗部门危急重症患者"绿色通道"工作流程

（陈冬萍　秦春元　王　勤）

第三节 继续教育管理

一、概　述

护理继续教育是一种终身性护理学教育，以护理新理论、新知识、新技术及新方法等内容的学习为主，是护理事业高质量发展的重要基础，对提高护理人员整体素质和卫生健康事业整体质量都具有积极的促进作用。

（一）原则

1. 理论联系实际，注重学用一致。
2. 按需施教，突出重点。
3. 基本功训练与专科技术训练相结合。
4. 分层次、分阶段教育培养。
5. 有组织教育与个人自我教育相结合。

（二）意义

通过继续教育，帮助护士迅速建立系统的专业知识和技能框架，适应诊疗技术快速不断发展的需要，推动护理学科发展，促进护士专科化发展。

二、各层级护士的继续教育

我国 2005 年颁布实施的《中国护理事业发展规划纲要》中，首次提出要实施护士的分层次使用，护士分层管理是人力资源管理的一个重要环节。根据护士的工龄、工作能力和工作需求，制订针对性的培训内容和相对应的考核方法，既可以满足护士的工作需求，也可以有效提高护士的岗位胜任力。目前被较多采用的分法是依据护士的临床能力分级，其为 N0 级（初级）、N1 级（基本级）、N2 级（胜任级）、N3 级（骨干级）和 N4（专家级）5 个层级。

（一）培训内容

1. N0 级护士　以掌握放射科专科基本工作能力为目标，了解放射科基本的理论知识和操作技能，掌握放射科高压注射器的使用方法，熟悉科室的环境、布局、基础设备及物品的定位和使用，进而能够尽快地开展放射科工作。同时还应学习基本的护理科研知识，培养一定的护理科研思维，熟知护士的义务与责任，促进个人成长计划的构建。具体培训内容见表 1-3-1。

表 1-3-1　放射科 N0 级护士培训课程

课程模块			课程
院内课程	护理部	科研	护理科研微课
		理论	护理相关法律法规
			护理员工帮助计划相关知识介绍
			沟通的艺术与处世智慧
			时间管理——基于护士成长计划需求
			火灾应急预案
			放射科危急值制度
		基础技能	生命体征测量技术
			静脉注射技术
			徒手心肺复苏技术

续表

课程模块			课程
院内课程	专科	理论知识	各工作岗位工作职责
			CT/MRI 成像基本原理及检查禁忌证
			MRI 检查的定位、体位摆放与线圈选择
			CT/MRI 检查常规护理流程
			CT/MRI 增强检查前的相关准备
			对比剂不良反应相关知识及处理
			对比剂外渗相关知识及处理
		专科技能	各类型高压注射器使用技术
院外课程			护士根据自己的兴趣选择课程；科室根据课程的内容指定护士参加

2. N1 级护士　在 N0 级的基础上，以提高放射科护士工作能力和护理科研思维为目标，使放射科护士具备放射科专业的理论知识，具有一定的团队协作精神及沟通能力，能够处理工作中常见问题与对比剂不良反应，具备一定的护理科研思维能力，对后期的护士职业规划有初步的设定。具体培训内容见表 1-3-2。

3. N2 级护士　在 N1 级的基础上，以拓展放射科护士工作能力和提升护理科研能力为目标，使放射科护士熟练掌握放射科的知识和技能，在工作中能够完成包括急危重症患者、幽闭恐惧症患者等特殊人群的检查，掌握特殊静脉输液工具［如耐高压外周静脉穿刺中心静脉置管（peripherally inserted central catheter，PICC）/输液港］在检查中的使用，具备良好的护理科研思维能力，能够处理工作中的突发事件，成为放射科的中坚力量，并形成初步的护理职业生涯规划。具体培训内容见表 1-3-3。

表 1-3-2　放射科 N1 级护士培训课程

课程模块			课程
院内课程	护理部	科研	护理科研微课
		理论	静脉穿刺工具的选择与使用
			应急预案（过敏性休克）
		基础技能	血糖监测技术
			静脉留置针穿刺技术
			静脉输液技术
	专科	理论知识	碘对比剂相关知识及注射方案
			钆对比剂相关知识及注射方案
			传染病患者检查的护理
			多重耐药菌患者检查的护理
		专科技能	心搏骤停患者抢救的医、技、护配合
院外课程			护士根据自己的兴趣选择课程；科室根据课程内容指定护士参加

表 1-3-3　放射科 N2 级护士培训课程

课程模块			课程
院内课程	护理部	科研	护理科研微课

续表

课程模块			课程
院内课程	护理部	理论	护理不良事件防范对策
			护士职业防护——腰背部损伤
			应急预案（过敏性休克、心搏骤停）
		基础技能	氧气吸入技术
			血氧饱和度监测仪使用技术
			心电监护仪操作技术
	专科	理论知识	急危重症患者 CT/MRI 检查的护理
			幽闭恐惧症患者行 MRI 检查的护理流程
			职业暴露的处理流程
			耐高压 PICC/ 输液港在检查中的使用规范
		专科技能	各类型高压注射器的维护与故障处理
院外课程			护士根据自己的兴趣选择课程；科室根据课程内容指定护士参加

4. N3 级护士 在 N2 级的基础上，以提高放射科护士岗位胜任力、促进护理科研行动为目标，使放射科护士队伍的骨干能够熟练掌握放射科相关知识和技能，在工作中能够完成包括婴幼、老年及癫痫患者等特殊人群的检查，能够掌握特殊 MRI 检查的护理，具备放射科护理科研能力，有明确的护理职业生涯规划，并积极参与专科新业务、新技能的开展。具体培训内容见表 1-3-4。

表 1-3-4 放射科 N3 级护士培训课程

课程模块			课程
院内课程	护理部	科研	护理科研微课
		理论	应急预案（过敏性休克、心搏骤停、低血糖）
			传染病分诊与防治
		基础技能	经鼻/口腔吸痰技术
			穿脱隔离衣技术
	专科	理论知识	放射科科研设计方法及策略
			婴幼儿及老年患者 MRI 检查的护理
			MRI 特殊检查项目的护理
			癫痫在 MRI 检查中的预防及处理
		专科技能	颈外静脉穿刺技术
院外课程			护士根据自己的兴趣选择课程；科室根据课程内容指定护士参加

5. N4 级护士 在 N3 级的基础上，以提高放射科护士岗位胜任力、培养优秀的专科护士、提升护理科研为目标，使放射科护士熟练掌握抢救技术，具备影像解剖学相关知识，能够完成复杂 CT/MRI 检查项目（如心脏 MRI 等检查）的配合指导，具备放射科护理科研能力，并能配合医技开展专科的新业务、新技能。具体培训内容见表 1-3-5。

表 1-3-5　放射科 N4 级护士培训课程

课程模块			课程
院内课程	护理部	科研	护理科研微课
		理论	应急预案（过敏性休克、心搏骤停、低血糖、跌倒、管道滑脱）
			常见危急值处置
		基础技能	经气管插管 / 气管切开吸痰技术
			除颤技术
	专科	理论知识	断层影像解剖学相关知识
			《含碘对比剂静脉外渗护理管理实践指南》解读
			最新对比剂指南解读
		专科技能	CT 定位立体定向手术的术中配合与术后指导
			心脏 MRI 心电监护技术及技巧
	院外课程		护士根据自己的兴趣选择课程；科室根据课程内容指定护士参加

（二）培训方法

采用线上学习、线下授课、现场操作等方式进行培训。线上学习包括线上自学和线上授课，线上自学主要学习护理培训平台上的课程，学习时间比较灵活，每个学习项目后面有相应的小测试，线上授课主要针对特殊时期、特殊事件的学习，有学习时间的限制，但是学习地点灵活。线下授课主要针对院内和专科内的相关知识学习，由护理部或护士长组织，按照计划有序展开。现场操作主要适用于场景演练、操作技能和仪器使用的学习，此方法更形象生动，直观具体，可以当场考核，更易于发现问题，促进改进。

（三）考核标准及方法

1. 理论知识考核

（1）随堂小测验：每一个授课内容结束后针对本节授课内容进行测验考核，考核合格后默认完成本课程的学习。

（2）课程结业考核：学完本级别全部课程后自主向科室申请考核。

（3）护理部年终考核：由护理培训部组织并制订考核内容，每年进行一次考核，考核形式可采取笔试考核或者电脑考核。

考核结果与个人奖金、年终考核、定级晋级等挂钩。理论考核：90～100分为优秀；80～89分为合格；79分及以下为不合格。

2. 临床技能考核　针对各层级应掌握的内容由护理培训部和专科带教老师分别进行考核。护理培训部考核通常在护理示教室进行考核，可借助护理模型或真人进行相关的护理基础技能考核。临床技能考核 90～100 分为优秀；85～89 分为合格；84 分及以下为不合格。

3. 评价反馈　由护理部及专科组织进行本专科护士核心能力自我评价、工作质量反馈等，以评价护士的培训和学习情况，帮助其发现自身学习中的问题，提高其自我导向学习的效果，并起到督促、激励其完成个人年度继续教育的作用。具体考核内容见表 1-3-6。

表 1-3-6　护士继续教育的考核说明（适用岗位层级 N0、N1、N2、N3、N4）

内容	理论	急救技能	专科技能
要求	按照护理部和专科计划组织不同岗位护士学习相关的内容，形式、时间不限；频次根据计划进行	心肺复苏（cardiopulmonary resuscitation, CPR）急救技能要求人人掌握；除颤仪的使用要求（N4 级护士掌握），专科协助护理培训部共同完成	专科根据每个岗位要求和专科特点掌握的技能项目（基础技能＋专科技能）制订培训计划，层层落实，人人到位

续表

内容	理论	急救技能	专科技能
考核	每项学习后均有随堂考试；专科理论考试，4次/年，护理培训部考试，1次/年	专科考核，护理部抽考，1次/隔年（逢单）	每个项目每年考核一次；N0和N1级护士还需参加护理培训部抽考，1次/年

三、专科化培训

带教老师和专科护士是专科的重要人才，因此带教老师和专科护士不仅要具有熟练的放射科护理技术和丰富的放射科知识储备，还应符合严格的资格标准。带教老师是新入职及低层级护士的领路人，专科护士是放射科护理专家，是放射护理学的领导者和革新者。带教老师和专科护士的专业化与高质量在推动医疗护理发展中发挥着无法替代的作用。

（一）资格

1. 带教老师资格

（1）具有教师资格证，并根据教育部要求逐步提高准入标准，提高带教老师的岗位胜任力。

（2）热爱护理专业，热爱放射科护理工作，爱岗敬业，乐于奉献，且具有团结协作的精神。

（3）从事本专科护理工作5年以上，具有良好的专科护理知识和专科技能。

（4）年龄＜45岁，具有本科或以上学历，护师以上职称。

（5）具有一定的教学、科研和英语读写能力，能较熟练掌握计算机基本操作。

（6）具备良好的沟通能力、组织能力和管理能力，熟知低年资护士的心理特点，能够应对他们在工作中遇到的各种心理问题。

2. 专科护士资格

（1）热爱护理专业，热爱放射科护理工作，爱岗敬业，乐于奉献，且具有团结协作的精神。

（2）从事本专科护理工作10年以上，具有全面的专科护理知识和专科技能。

（3）具有本科或以上学历，主管护师以上职称，身体健康。

（4）具有良好的教学能力和英语水平，能够熟练掌握计算机基本操作。

（5）具备良好的沟通能力、组织能力和管理能力，能够处理本专科工作中的问题。

（6）具有良好的科研能力，能够组织本专科的科研工作，协助医生和技师完成新业务的开展，推进放射科护理工作的发展。

（二）培训内容

1. 带教老师

（1）急救知识和技能：心搏骤停的诊断与抢救，心电监护仪的使用方法，徒手心肺复苏、心电图基本知识。

（2）专业知识：放射科对比剂的安全使用、高压注射器的使用及日常维护、常规放射科检查的护理，新技术、新业务的配合与开展等专科护理技术。

（3）基础英语、专业英语及计算机能力的培训。

（4）临床教学、科研能力的培训。

（5）心理学相关知识。

2. 专科护士

（1）急救知识和技能：心搏骤停的诊断与抢救，锁骨下静脉穿刺，机械通气、心电监护仪的使用方法，徒手心肺复苏、除颤器与起搏器的操作方法，心电图相关知识。

（2）专业护理知识：放射科对比剂应用指南与解读、高压注射器的使用及故障处理、特殊疾病和人群检查的护理，新技术、新业务的配合与开展等专科护理技术。

（3）基础英语、专业英语及计算机能力培训。

（三）考核内容及方法

1. 理论考核　护理培训部进行带教老师和专科护士的培训和考核，考核方法包括试卷测评和专题报告，每年 1 次。

2. 技能考核　针对各层级应掌握的内容由护理培训部进行考核，每年 1 次。

3. 评价反馈　由护理培训部组织带教老师和专科护士进行核心能力自我评价、工作质量反馈等，以评价带教老师的带教能力，评估专科护士的专科资质，帮助其发现自身问题，提高带教老师和专科护士的自我管理能力，促进带教老师和专科护士的成长。带教老师及专科护士考核内容见表 1-3-7 和表 1-3-8。

表 1-3-7　带教老师的考核说明（适用岗位：带教老师）

内容	理论	急救技能	专科技能
要求	定期参加医院组织的护理师资培训班	不仅掌握 CPR 急救技能，并能对本专科护士进行有效的培训、考核和评价	熟练掌握本专科所有基础技能和专科技能项目，并能根据技能要求对本专科护士进行培训、考核和评价
考核	护理培训部与教学办公室组织，1 次 / 年	护理培训部及科室组织，1 次 / 隔年	护理培训部考试，1 次 / 年

表 1-3-8　专科护士的考核内容（适用岗位：专科护士）

内容	理论	急救技能	专科技能
要求	掌握本专科的理论知识及专科特点，定期参加医院组织的专科护士培训班	掌握 CPR 急救技能和除颤仪的使用要求	除护理部基础技能外，还必须掌握专科内所有操作技能，并能不断更新技能
考核	护理培训部考试，1 次 / 年	护理培训部及科室组织，1 次 / 隔年（逢单）	护理培训部考试，1 次 / 年

（李　琴　陈冬萍）

第四节　绩效管理

一、概　　述

护理绩效管理是人力资源管理的一个中心环节，是指根据岗位职责，对相应岗位人员的工作作出评价，是现代护理管理中不可或缺的管理工具，可以有效提高工作效率，实现组织目标。核心内容是护士工作的效果、效率与效益。

二、作　　用

科学的绩效管理体系及运行机制，能够按照护士的实际贡献大小和工作成就客观地评判护士工作差异及能力水平，进行合理的薪酬分配，可以规范对护士的管理，加强护士队伍建设，激发护士的工作积极性，尤其是对年轻护士和专科护士具有不可忽视的影响。同时能够体现多劳多得，提升工作效率，改善护理工作质量，促进患者与护士的满意度，降低护士离职率，促进医院护理工作的良性发展。

三、基本原则

绩效管理的基本原则为公平原则、公正原则、公开原则、制度化原则、效率原则、定性与定量相结合的效能层次原则，同时向工作量大、质量优、效率高、业绩佳的临床值夜班的一线护理人员倾斜。

四、绩效分配方案及标准

目前绩效分配方案里较多沿用的是护理绩效二次分配方案。

（一）护理绩效一次分配方案

护理绩效一次分配方案即科室绩效薪酬总额的分配方案。

科室绩效薪酬总额 = 直接护理工作量绩效 + 间接护理工作量绩效 - 护理可控成本，从医院层面进行统筹分配，防止各科室之间绩效差距过大。

1. 直接护理工作量绩效　主要考核护理人员可计费、可计量的工作。

直接护理工作量绩效 = ∑（项目点数 × 项目数量）× 直接护理单价

直接护理单价 = 直接护理绩效预算总额 / 全院直接护理工作量合计

放射诊疗部门：放射诊疗部门的项目是在普通病房项目基础上主要集中在增强检查留置针穿刺等护理诊疗和医技护协作的项目。

2. 间接护理工作量绩效　主要考核护理人员不可收费、不可计量的工作。

较多医院放射诊疗部门护理绩效的核算比较简单，以某三级甲等医院为例，放射诊疗部门护理绩效 = 医技护理单元人数 × 绩效基数，绩效基数 = 医技类科室平均绩效的 70%，但不高于行政月度绩效的 1.1 倍。

3. 护理可控成本　主要反映护理人员的成本控制情况［扣除比例：人力成本（工资等）10%，运营成本（水电等）10%，固定成本（家具、设备等）10%，物资成本（不计费的耗材）20%］。

上述数据来源于护士工作站、电子医嘱等多个医院信息化工作系统，再使用高效运营系统进行核算。因此，医院信息系统的支持是护理绩效量化考核与分配的关键。

（二）护理绩效二次分配方案

护理绩效二次分配方案即护士个人绩效薪酬总额的分配方案。

护士个人绩效总额 = 个人基础绩效 + 科室绩效考核小组统筹分配绩效。个人基础绩效和科室绩效考核小组统筹分配绩效的占比，每家医院不同，以某三级甲等医院为例，个人基础绩效占个人绩效薪酬总额的 80%，科室绩效考核小组统筹分配绩效占个人绩效薪酬总额的 20%。

1. 个人基础绩效 = 护理个人系数 × 科室系数单价

护理个人系数 = 层级 × 班次 ×（40% 工龄 +30% 学历 +30% 职称）

科室系数单价 =（科室总绩效 - 护士长绩效）×80%/ 科室总系数

个人班次系数 = ∑（每班次系数 × 班次数量）/ 科室平均班次系数

层级、工龄、学历、职称均在护理管理信息系统—护理人员—档案管理里导出。层级通常分为专科护士、高级护士、中级护士、初级护士和新护士 5 个层级，每个层级有相对应的培训计划、月度绩效考核标准。科室绩效考核小组每年对护士进行多维度的核心能力评估，每年年底根据护士晋级标准对全科护士进行层级评定、年末评定、次年晋级；学历、职称等有变化时护理部统一更新；班次由护士长在护理管理信息系统—护理排班—科室排班里录入。系统自动提取相关数据，通常月初自动对上月数据进行汇总并核算，此 80% 部分绩效系统自动核算，直接发放至个人账户。具体对应系数见表 1-4-1。

表 1-4-1　层级、班次、工龄、学历、职称等对应的系数

项目	分类		系数
层级	专科护士		1.2
	高级护士	≥5 年	1.15
		2≤X<5 年	1.13
		<2 年	1.1
	中级护士	≥5 年	1.05
		2≤X<5 年	1.03
		<2 年	1.0
	初级护士	≥5 年	0.95
		2≤X<5 年	0.8
		<2 年	0.5
	新护士	≥1 年	0.5
		0.5<X<1 年	0.4
		≤0.5 年	0.3
班次	进修		0.5
	外出开会		0.7
	其他（回访等）		0.8
	总务班 / 治疗班 /ICU 总务班 /ICU 治疗班		0.9
	责护 A 班 / 责护 B 班 / 责护白班 / 主班 / 教学、质控		1.0
	责护 P 班 /ICU 教学、质控		1.05
	ICU 责护 A 班 /ICU 责护 B 班 /ICU 主班 /ICU 责护白班		1.1
	ICU 责护 P 班		1.15
	责护 +		1.25
	N、N′（中、夜）/N3（小中、小夜）		1.4
	ICU 的 N、N′（中、夜）		1.5
	N1、N2（大夜）		1.7
	ICU 的 N1、N2（大夜）		1.8
工龄	<1 年		0.25
	1≤Y<2		0.5
	2≤Y<5		0.6
	5≤Y<10		0.7
	10≤Y<15		0.8
	15≤Y<20		0.85
	20≤Y<25		0.9
	25≤Y<30		0.95
	Y≥30		1.0
学历	博士、硕士		1.0
	本科		0.9
	中专、大专		0.8
职称	主任护师、副主任护师		1.0
	主管护师		0.9
	护师		0.8
	护士		0.7

2. 科室成立绩效考核分配小组统筹分配绩效，根据护理部下发的绩效考核标准结合科室特点进行各层级标准修订，科室每个月进行考核。根据考核结果决定是否全额发放个人绩效总额的20%。

绩效考核标准由管理者与员工共同商讨，包括护理质量与安全、人力资源、教学培训、科研成果、患者满意度等项目，以及加分和减分的项目；绩效考核的指标必须满足5个标准：可行性、实用性、重要性、科学性和可操作性；考核对象为全体护士，考核小组有组长、组员，小组成员必须涵盖各层级护士。绩效考核小组严格按照各层级护士绩效考核标准记录每个人绩效考核原始数据。2名小组成员每月月底汇总每个人绩效考核成绩，无误后让所有人针对自身绩效考核结果进行签字确认。护士长对结果有疑问者进行查实和解答。下面是某三级甲等医院放射诊疗部门初级护士绩效考核评分表（表1-4-2），可供参考。

表 1-4-2　某三级甲等医院放射诊疗部门初级护士绩效考核评分表

一级指标	二级指标	分值	考评方法	评分标准	得分
工作纪律（20分）	工作纪律	5	考勤记录	旷工扣5分/次，脱岗扣5分/次，迟到/早退扣1分/次；非意外情况临时请假扣2分/次，上班干私事扣2分/次；可倒扣	
	服从安排	5	查科室安排记录	1次不服从扣2分，可倒扣；未在每月25日之前完成所负责的工作者扣2分	
	参加各种学习、活动	5	查会议签字记录或现场点名	未请假缺席扣5分/次，迟到或早退扣1分/次，可倒扣；院里各种考试成绩优异，被表扬者加4分，被批评者扣4分	
	仪表、着装、语言及行为规范	5	现场观察、电话抽查	穿戴整齐，首饰不外露，不和患者、医生或技师争吵，1项不规范扣1分/次；可倒扣	
工作数量（30分）	接诊患者数	30	预约人数制订基数，统计每人数量	在完成基数的基础上，根据每增加人数自行确定加分；危/重/突发事件，及时参与抢救处理、协助转运+1分/次	
工作质量（45分）	接待患者完成检查的综合能力	10	随机抽查	沟通能力不当或缺乏扣1分/（次·项），对患者询问不予回答扣1分/（次·项）；患者不清楚检查配合扣2分/次	
	护理质控情况	10	一级、二级、三级质控资料+夜查+督导资料	一项不符合要求扣0.5分/（次·人）	
	落实核心制度、护理诊疗规范和操作规程	9	现场督查、随机抽查、提问	未按操作规范执行扣2分/次，核对制度未执行扣5分/次；可倒扣	
	患者对护理服务满意度	5	查三级质控资料，或随机抽查	点名表扬加0.5分/次，科内书面表扬加1分，至医院加2分，匾额、锦旗各加3分，至院外加5分；点名批评属实，扣0.5分，科内投诉扣1分/次，至院内扣3分/次，至院外扣5分；可倒扣	
	护理安全	5	安全事件登记、安全管理资料	无安全事件发生得分，隐瞒不报安全事件扣3分；核对检查单时，发现检查单信息有误，及时沟通并联系科室更正，杜绝不良事件的发生加3分/次	
	教学质量	3	查看教学资料	科内讲课或查房加1分；院级及以上讲课加2分	
	科研质量	3	查看科研资料	申报课题5分/次，立项者12月绩效加8分；发表文章，SCI文章加10分/篇、核心加5分/篇、非核心加3分/篇；主编加10分/部，副主编加5分/部，参编加2分/部；获得专利3分/项	
其他（5分）	其他加扣分项	5		承担本职工作以外的其他管理或质控工作加2分/项；当月获得奖项，全国加5分/项、省级加4分/项、市级加3分/项、院内加1分/项	

通常不同层级的护士有 1 个基本系数，分别是专科护士 1.2、高级护士 1.15、中级护士 1.05、初级护士 0.95。科室绩效考核小组对所有护士进行月度考核后，根据分值决定其最终的系数。考核分值＞ 98.1 分，系数基数的 105%；98 ～ 93 分，系数基数的 100%；92.9 ～ 90.0 分，系数基数的 98%；89.9 ～ 87.0 分，系数基数的 95%；86.9 ～ 84.0 分，系数基数的 90%；83.9 ～ 80.0 分，系数基数的 85%；＜ 80.0 分，系数基数的 80%。

由分配小组统筹分配总额乘以该护士占全科护士总系数的比值得出护士应分的数额。

3. 数据来源于多系统联动，包括移动护理终端系统——个人数码助理（personal digital assistant，PDA）、护理管理系统（包括人事档案、排班、质量管理）等，以 PDA、iPad 为硬件，提取绩效考核数据。

五、绩效管理实践案例

例：某护士被科室聘为中级护士 ≥ 5 年，6 月份上 A 班 17 个、N1 班 4 个，工龄 $10 \leq Y < 15$，本科学历，职称为主管护师。6 月份科室总绩效为 150 000 元，护士长绩效为 10 000 元；护理人员共 20 人；共有 A 班 90 个，B 班 60 个，N1 班 30 个，N2 班 30 个，主班 30 个，总务班 30 个。

财务处根据直接护理工作量绩效、间接护理工作量绩效和护理可控成本已经算好科室总的绩效薪酬。

以个人总的绩效薪酬按 80% 医院分配，20% 科室绩效考核小组分配的分配比例为例：科室总的绩效薪酬下发科室，其中 80% 部分医院根据护理管理系统里该护士个人的层级、班次、工龄、学历和职称等，在绩效分配系统内已经生成，不可更改，直接发放到个人账户；20% 科室绩效考核小组分配绩效部分，该护士的基础系数是 1.05，如果科室月度考核得分是 92 分，该护士实际系数为 1.05×98%=1.03。用科室绩效考核小组分配总额乘以该护士占全科护士实际系数的比值得出护士应分的数额。

计算方法：

（1）个人基础绩效（80% 医院分配部分）

科室平均班次系数 = ∑（每班次系数 × 班次数量）/ 班次总数

= （A 班系数 ×90+B 班系数 ×60+ 主班系数 ×30+ 总务班系数 ×30+N1 班系数 ×30+N2 班系数 ×30）/（90+60+30+30+30+30）

= （1×90+1×60+1×30+0.9×30+1.7×30+1.7×30）/270

= 17/15

个人班次系数 = ∑（该护士每班次系数 × 班次数量）/ 科室平均班次系数

= （1.0×17+1.7×4）/（17/15）

= 21

护理个人系数 = 层级 × 班次 ×（40% 工龄 +30% 学历 +30% 职称）

= 1.05×21×（40%×0.8+30%×0.9+30%×0.9）

= 18.963

科室系数单价 = （科室总绩效 - 护士长绩效）×80%/ 科室总系数

= （150 000-10 000）×80%/309

≈ 385.76

个人基础绩效 = 护理个人系数 × 科室系数单价

= 18.963×385.76

≈ 7315.17

（2）科室绩效考核小组统筹分配绩效（20% 科室分配部分）

护士实际系数 = 护士基础系数 × 考核分值对应百分比

= 1.05×98%=1.03

全科护士总系数 = $\sum$各护士实际系数（以实际为准，此举例假定全科护士总系数计算结果为 20）

科室绩效考核小组统筹分配绩效 =20%×（科室总绩效 - 护士长绩效）× 该护士实际系数 / 全科护士总系数

$$=20\% \times （150\ 000 - 10\ 000）\times 1.03/20$$
$$=1442$$

（3）护士个人绩效总额

护士个人绩效总额 = 个人基础绩效 + 科室绩效考核小组统筹分配绩效
$$=7315.17+1442$$
$$=8757.17$$

（陈冬萍　肖书萍　张华珍）

第二章 放射诊疗部门仪器、设备管理

放射科是医院大型医学装备最多的科室，设备多由专业技术人员使用与维护，本章主要介绍护理人员应用频繁的仪器、设备，如高压注射器、抢救设备、血糖仪、转运床等的基本情况，以及仪器设备的规范使用要求，以期为护士做好仪器设备的清洁保养，确保仪器设备处于功能状态。

学习要求

了解： 放射诊疗部门相关仪器、设备的种类、结构、工作原理及其维护等。

掌握： 放射诊疗部门相关仪器、设备的清洁与消毒方法，功能测试与日常简单检查，以及保养方法等使用管理要求。

第一节 高压注射器

高压注射器作为医学影像检查系统中的重要辅助设备，伴随着医学影像学的飞速发展以及影像增强技术的不断提升，已成为各种血管造影、CT、MRI增强扫描中不可或缺的设备之一。与传统的手动推注方式相比，高压注射器的应用可显著减少对比剂的用量，降低对比剂肾病的发病率，同时有利于重复获取清晰的成像图像。掌握正确的操作、维护和保养方法对提高工作效率、保证工作质量以及延长其使用寿命至关重要。本节主要介绍高压注射器的构造、日常清洁保养及功能检测等内容。

一、高压注射器构造

高压注射器的种类繁多，分类方式如下。

1. 根据液体驱动方式不同分为气压式高压注射器和电动式高压注射器。气压式高压注射器应用较少，目前临床上主要应用电动式高压注射器。电动式高压注射器可通过控制电机的转速及时间，实现注射速率和剂量的精准控制，同时也可与影像设备进行联动，实现同步曝光、超压报警等功能，是现阶段理想的高压注射器类型。

2. 根据工作原理不同分为针筒式高压注射器和蠕动泵式高压注射器。

（1）针筒式高压注射器：通过电路控制电机，由电机转动传动注射器推杆，继而控制针筒内的活塞前进、后退，实现药液的注射功能。其又可细分为单筒高压注射器和双筒高压注射器。单筒高压注射器仅可注射对比剂，而双筒高压注射器既可注射对比剂又可注射0.9%氯化钠注射液。近几年，双筒高压注射器发展至对比剂与0.9%氯化钠注射液同时注射的双流混合注射技术，实现了按任意比例混合稀释对比剂和0.9%氯化钠注射液，避免了人工混合静置后出现的混合不均匀问题，更可满足不同类型血管成像的注射要求。双筒式高压注射器装置的组成部分包括以下三项。

1）注射头：可进行参数设置，装载针筒，填充对比剂及0.9%氯化钠注射液，手动或自动排气，控制开始注射、暂停及结束注射等流程，并显示不同工作状态。

2）显示控制器：具备信息状态显示、技术方案参数选择、注射控制、历史记录查询等功能（图2-1-1）。

3）固定支架、电源等配件。

（2）蠕动泵式高压注射器：由电机驱动泵头运转，控制输送轮交替挤压和释放弹性管路，将管路中的药液输注到患者的静脉中。

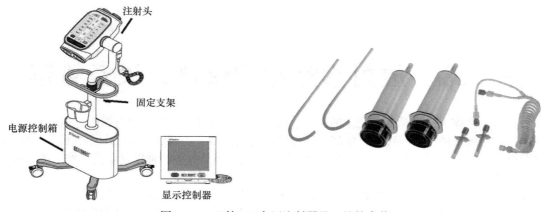

图 2-1-1　双筒 CT 高压注射器及双针筒套装

1）注射器主机：其组成有药液装载架、固定支架及滑轮底座、操作面板、蠕动泵、阀门、废液杯及杯架、检测器和传感器（空气检测器、介质检测器、压力传感器）等。药液装载架用于放置对比剂瓶和 0.9% 氯化钠注射液瓶，以便于穿刺吸药，并有防污染装置；操作面板可以进行吸药、排气、启动注射、暂停和停止注射等各个操作步骤；蠕动泵提供注射动力，旋转输送轮挤压系统管路中的弹性软管；阀门控制药液流入系统管路；废液杯及杯架用于收集排气过程中的多余液体；检测器用来检测系统管路中是否有液体或气泡；压力传感器用于监控系统管路中的压力状况。

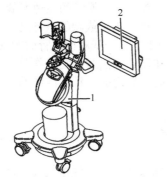

图 2-1-2　蠕动泵式 CT 高压注射器
1. 注射器主机；2. 显示控制器

2）显示控制器：安装在操作室内，与注射器主机之间进行数据交换，主导监控注射过程（图 2-1-2）。

3）管路系统：分为系统管路和患者管路。系统管路主要由三个穿刺针、压力传感器、微粒过滤器、弹性软管、单向止回阀等组成。患者管路用来连接系统管路和患者，带鲁尔接头和单向止回阀。

二、清洁与消毒

1. 一次性针筒及连接管路耗材的清洁与消毒：一次性使用的针筒和患者管路应一人一用，在使用后须立即拆除，并按照医疗废物处理，不得消毒后复用。

2. 传感器、检测器、活动部件的清洁与消毒须每日清洁和消毒，用软布、含有碱性添加剂（温和肥皂水）的热水（50℃）进行擦拭与清洁污染区域，再用干抹布擦干。

3. 针筒的压力保护套及底座的清洁与消毒：需将推杆完全退回后，用湿软抹布擦拭内部，禁止用高压水枪进行清洁。针对附在保护套和底座上的对比剂残留，可用热水清除，或可将压力保护套底座和压力保护套一同浸泡在中性热肥皂水中，禁止使用强清洁剂和消毒剂。

4. 针筒安装卡座装置的清洁与消毒需将推杆完全退回后，用中性热肥皂水擦拭内部，禁止将卡座浸入任何液体中，否则会损害其内部元件。

5. 注射头和显示控制器的清洁与消毒使用软抹布除去灰尘、指印、对比剂残留或其他污垢。用非摩擦性软布、屏幕清洁剂定期清洁显示控制器表面或注射头上的显示器。在使用清洁剂时，应先把清洗剂撒在清洁布上再进行擦拭，不得直接在设备上喷洒清洗剂，同时须避开通气口，禁止使用强清洁剂或溶剂。

6. 电源的清洁与消毒：可用一般清洁剂喷洒抹布清理电源外部，后轻轻擦拭干净。

三、检查与功能测试

1. 开机前检查压力保护套是否有裂纹线或裂缝；电缆线及其管线是否有切口、裂缝、磨损或其他损伤；耗材针筒及连接管包装完整性及使用期限；注射头及支架是否转动在正常范围内。

2. 开机检查运行自检及校准程序，运行结束后显示相应图标方可使用。

3. 开机后检查安装针筒或系统管路后，检查各传感器是否安装到位；针筒和管路中是否存在气泡；注射完毕后液体是否需要更换；所有显示窗口的运行是否正常。

四、维护与保养

1. 机房内保持通风良好，必须安装空调、除湿机及排气扇等设备，同时安装温、湿度计来保证机房的温湿度适宜，使高压注射器在最佳的环境下工作运转。

2. 首次启用或长期停用后重新启用前需先给予蓄电池充电（若有）。原则上每天工作结束后均须进行蓄电池充电，充电前关闭注射器，充电完毕后立即切断充电器电源。

3. 关机时先关闭注射器，排气时注意避免对比剂外溢到机器上，减少使用热水清洗的频率。

4. 熟练掌握注射器操作流程，尽量减少每天的开、关机次数。

5. 每日查看注射头、显示控制器、充电器的工作状态，定期对其工作情况进行校正和检修。设置高压注射器维护与保养登记本，定时保养与签字。

6. 长期停用需防尘防潮；运输和存储温度 −40 ～ 70℃，相对湿度 10% ～ 100%；操作温度 0 ～ 40℃，相对湿度 30% ～ 75%。

7. 特殊型号的高压注射器以其说明书为准。

（陈冬萍　王　勤　张华珍）

第二节　抢救仪器、设备

抢救仪器、设备可为急危重症患者提供严密、连续、全方位的病情观察与治疗提供保障，在检查患者突发病情变化的观察、快速诊断和抢救处置中起到极为重要的作用。系统化、科学化的抢救仪器、设备管理，是保证急危重症患者抢救成功的先决条件之一。在日常工作中应熟悉及掌握抢救仪器、设备的性能和使用方法，定期检查，及时排除设备故障，保证急救设备完好备用状态。抢救仪器、设备包含抢救车、监护仪、除颤仪及氧气装置等，本节着重介绍抢救仪器、设备的日常维护保养、消毒处理及常见故障排除。

一、抢　救　车

抢救车（图 2-2-1）是存放抢救药品、物品的专用车，在抢救中具有及时、准确、方便、易取等特点，可保障检查患者在抢救过程中得到及时、准确、顺畅地救治。鉴于各医疗机构抢救车型号和布局有所不同，可根据医院要求准备放置抢救物品和药品。

（一）抢救车药品、物品的分布

1. 面板　抢救流程图，抢救车示意图，充气氧气枕，备用吸氧管。

2. 桌面左侧抽板　抢救车药品、物品目录及交接记录本和管理登记本。

3. 桌面右侧　两个锐器盒及垃圾盒。

4. 桌面右侧上端　输液架。

5. 抢救车各层物品放置

（1）第一层：常用急救药品盐酸肾上腺素、盐酸利多卡因、盐酸

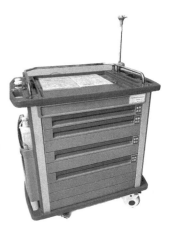

图 2-2-1　抢救车

多巴胺、盐酸异丙肾上腺素、硫酸阿托品、去乙酰毛花苷、20% 甘露醇、呋塞米、地塞米松磷酸钠、50% 葡萄糖等注射液。

（2）第二层：常用急救无菌物品，各种型号注射器、输液器及留置针、输血器、采血针头、开口器、压舌板、舌钳、牙垫、各种型号的医用橡胶手套、各种型号及用途的橡胶或硅胶导管、无菌治疗巾、无菌敷料、皮肤消毒用物等。

（3）第三层：治疗盘、活力碘、乙醇、瞳孔笔、止血带、玻璃接头等，5% 葡萄糖注射液 250ml/500ml、0.9% 氯化钠注射液 250ml/500ml、20% 甘露醇 250ml 注射液等。

（4）第四层：血压计、听诊器、急救医嘱记录本。

（5）第五层：启瓶器、吸引器装置 1 套、简易呼吸器 1 套。

6. 车体背面　按压板、插线板。

（二）抢救车维护保养

1. 严格执行"五定"制度，交接班护士班班交接，清点后记录。

2. 抢救药品种类及数量根据专科特点设置，按顺序摆放于固定位置。

3. 每个药品袋内放置一种药品，摆放药品数量与标签及登记本相符。

4. 根据药品失效期的先后顺序从右到左排列，左进右出的原则。

5. 急救车贴上专用封条或一次性锁扣，填写封存日期、负责人以及药品名称、数量等相关信息。

6. 急救过程中严格执行查对制度，抢救药品及物品使用后 24 小时内补齐，并由当班双人清点后再次封存并签字。

7. 负责人定期清理和更新，每月底必须双人启封核查 1 次，检查内容包括药品是否存在变质、过期、标签缺损或模糊等，存在上述问题立即更换。

8. 抢救药品在失效日期 6 个月内需及时更换，在失效期 6 个月内粘贴近效期标识。

（三）抢救车的消毒处理

1. 保持抢救车外观及内部清洁整齐。

2. 一次性无菌物品使用后按照医疗废物处置。

3. 需要反复使用的器械（如喉镜）使用后及时送至供应室消毒灭菌。

4. 简易呼吸器消毒：面罩如为一次性使用则不可复用。若非一次性使用则使用后放入医疗废物收集桶中，球囊、压力安全阀、进气阀、呼气阀等使用有效氯含量为 500mg/L 的消毒液浸泡 30 分钟后彻底冲洗、擦拭晾干，将部件组装完好后备用；或送消毒供应中心集中清洗，湿热消毒，高水平消毒包装后备用；若使用频次不多则可使用环氧乙烷灭菌。

5. 血压计消毒：普通患者使用 75% 乙醇或采用中、低效的消毒液擦拭；特殊传染病患者使用 75% 乙醇（或有效氯含量为 2000mg/L 消毒液）浸泡 30 分钟，再用清水冲洗晾干备用。

（四）抢救车常备仪器的故障排除

1. 水银血压计

（1）水银量的添加：水银柱液面在零刻度线以下，表示水银量不足，需要添加。

（2）水银量的减量：水银柱液面在零刻度线以上，说明水银量过多，需要减量。

（3）水银泄漏：顶端有水银外漏，检查海绵垫片是否完整或未放置，必要时更换；关掉室内所有加热装置，开窗通风，戴上手套，及时清理玻璃碎屑及水银；放置密闭瓶中，注明"废弃水银"标识。

（4）漏气：打开水银开关，旋紧气螺母，将袖带扎紧打气，使水银进入玻璃管，顺着气路依次检查。

（5）未修理好之前悬挂"仪器故障牌"，做好维修记录及交接班。

2. 电子式血压计

（1）血压计无法显示

1）检查电池电量是否充足，内部线路是否断路。

2）检查显示屏与机器连接部分线路有无折断。

3）检查显示屏工作是否正常。

4）检查电路板有无开焊、虚焊或短路、断路现象。

（2）测量血压中途停止工作：检查系统控制电路或压力传感器是否正常。

二、监 护 仪

监护仪（图 2-2-2）可持续、动态监测患者脉搏、呼吸、血压、血氧饱和度等生命体征的变化，超出设定值可产生报警的装置。这有助于准确发现、及时处理病情变化，为患者提供安全保障。

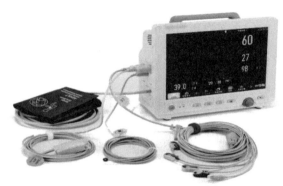

图 2-2-2　监护仪

（一）监护仪的构件

1. 监护仪一般由主控板、按键输入板、显示屏、电源模块、各种接口以及各参数模块等部分组成。

2. 监护仪的外围附件一般包括导联线、血压袖带、血氧饱和度探头、体温探头、电极片。

（二）监护仪的日常维护保养

1. 专人负责管理，建立规范的档案资料、操作流程、日常维护、交接班等规章制度。

2. 避免因配件与主机不匹配，影响使用效果或损坏仪器。

（1）不得随意拆卸监护仪的面板，以防触电及影响监护仪的正常使用。

（2）每班应常规检查监护仪是否处于备用状态并签字。

（3）每周专人检查仪器功能、清洁度、完好率。

（4）使用中保持监护仪干燥，尤其是控制面板。

（5）使用附件等电缆后，采用环形缠绕方式及时整理。

（三）监护仪的消毒处理

1. 关闭监护仪，断开与交流电的连接。

2. 显示屏使用 75% 乙醇或医用消毒湿巾擦拭。

3. 触摸式屏幕消毒前需关闭屏幕显示或禁用触摸功能。

4. 电缆捋顺使用医用消毒湿巾擦拭消毒，避免液体流入电缆插接处。

5. 导连线上有胶布残留物，使用去污剂擦拭后，再进行消毒。

6. 袖带消毒：一般患者使用后，使用 75% 乙醇或医用消毒湿巾擦拭消毒。

7. 特殊感染患者使用后，使用 75% 乙醇（或有效氯含量为 2000mg/L 消毒液）浸泡 30 分钟，再用清水冲洗晾干备用。

（四）监护仪的故障排除

1. 连接心电导联后，未显示心电波形

（1）首先确定外部导联接触是否良好。

（2）检查心电模块与主控模块的连接状态。

（3）检查心电导联线的电极与皮肤接触是否良好。

（4）如故障原因显示为"心电信号无接收"报警，应考虑内部模块问题。

2. 血氧饱和度未显示

（1）替代法：将一完好探头连接到主机，如显示正常，说明主机正常，探头故障。

（2）如果采用替代法故障未消除，一般为内部血氧模块与主板通信连接部位、接口和插座接口部位问题，可采用替换法逐一故障排除。

3. 血氧饱和度测量结果偏低

（1）常见原因为传感器放置位置不正确。

（2）排查探头指套内透光保护面是否脏污，如脏污可使用 75% 乙醇进行擦拭消毒。

4. 血压无法测量

（1）按血压测量键：泵无反应，先排除按键是否有效，再检查泵的供电及阻值是否正常。

（2）如泵功能正常，再检查袖带、导气管及各接头处是否有漏气，袖带穿戴是否过松。

（3）排查快、慢放气阀是否存在故障。

5. 监护仪黑屏

（1）如电源指示灯未亮起，风扇未运转，首先查看电源线是否连接完好。

（2）检查保险丝是否烧断，开关按键是否故障，同时排查电源板电压输出是否正常。

（3）如使用手电筒照射屏幕可以显示内容，则可判定为显示屏灯管损坏。

三、除　颤　仪

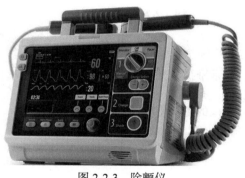

图 2-2-3　除颤仪

除颤仪（图 2-2-3）是利用脉冲电流通过心脏来消除和治疗心律失常，使之恢复窦性心律的治疗仪器，具有作用快、疗效好的特点，对于挽救急危重症患者的生命具有重要意义。

除颤仪由蓄电、放电部分，能量显示器，心电监护仪，系统控制五部分组成。

（一）除颤仪的维护保养

1. 除颤仪固定位置放置，每天检测并记录。

2. 保证除颤仪处于完好备用状态。

3. 电极板维护保养

（1）备用状态时应使仪器处于关闭状态。

（2）保持电极板、卡槽处清洁。

（3）使用后及时消毒，待电极板干燥后重新置于卡槽中。

4. 电池维护保养

（1）根据不同设备型号，具体维护参照说明书。

（2）无交流电源的情况下存放＞1 个月，需为电池充电 48 小时。

（3）日常工作中将仪器与交流电源相连接，确保每次使用后电池电量及时充满。

（4）电池充电完毕后，不宜于 0℃以下存放。

（二）除颤仪的消毒处理

1. 保持仪器外部清洁，使用后彻底清除电极板上的导电胶。

2. 使用非腐蚀性洗涤剂清洗仪器表面，清洗时不得使液体进入仪器内部。

3. 除颤结束后，电极板使用 75% 乙醇医用消毒湿巾擦拭消毒。

4. 电源线及导联线使用医用消毒湿巾擦拭消毒。

5. 禁止对监护导联和除颤电极进行蒸汽消毒或气体熏蒸消毒。

（三）除颤仪常见故障排除

1. 低电压电源（或电池）**报警** 检查电源线及插头是否连接完好。

2. 监视器或记录器报警

（1）检查电极片是否接触不良或脱落。

（2）查看报警限值设置是否得当。

（3）检查导联线是否完整。

（4）无法记录医学心电图（electrocardiogram，ECG）波形，多为信号运算电路及记录器本身故障，或人为操作引起。

（5）ECG 无显示，但能记录心电波形，则多为显示器电路故障。

四、氧气设备

氧气设备是指通过供氧装置，使用氧气疗法提高患者动脉血氧分压和动脉血氧饱和度，增加动脉血氧含量，纠正缺氧状态，促进组织的新陈代谢，维持机体生命活动的一种治疗设备。氧气设备包括氧气筒及氧气压力表和管道氧气（中心供氧）两种装置。

（一）氧气筒及氧气压力表装置

1. 氧气筒及氧气压力表装置构件

（1）氧气筒：氧气筒是一圆柱形无缝钢筒，筒内可耐高压达 14.7MPa（150kg/cm^2）的氧，容纳氧气 6000L。

（2）氧气表：由压力表、减压器、流量表、湿化瓶及安全阀组成。

2. 氧气筒及氧气压力表装置的维护保养

（1）注意用氧安全，做好"四防"，即防震、防火、防热、防油。

（2）保持氧气筒整体清洁，用氧前检查氧气装置是否漏气。

（3）氧气筒应放置于阴凉处，周围严禁烟火及易燃品，距明火至少 5m，距暖气至少 lm，避免发生爆炸等危险情况。

（4）氧气瓶搬运时避免倾倒撞击。

（5）不可用带油的扳手装、卸氧气表，氧气表及螺旋口勿涂抹油脂。

（6）氧气筒内氧勿用尽，压力表至少保留 0.5MPa（5kg/cm^2）。

（7）对未用完或已用尽的氧气筒，应分别悬挂"满"或"空"的标识。

3. 氧气筒及氧气压力表装置的消毒处理

（1）吸氧管一次性使用后按医疗废物处置。

（2）湿化瓶使用有效氯含量为 500mg/L 的消毒液浸泡 30 分钟，再冲洗晾干备用。

（3）流量表：使用 75% 乙醇或医用消毒湿巾擦拭消毒。

4. 氧气筒及氧气压力表装置的故障排除

（1）无氧气供给：检查氧气筒内氧气是否充足；若氧气筒有氧，检查氧气筒颈部的侧面、氧气表等处是否连接紧密。

（2）氧气无法正常调节：检查压力表、减压器、流量表、湿化瓶及安全阀功能是否正常。

（3）故障无法排除，应立即更换氧气枕，保证患者氧气的供应，并通知设备科维修。

（二）氧气管道装置（中心供氧装置）

1. 氧气管道装置（中心供氧装置）**构件**

（1）氧气集中由供应站负责供给，供应站设有总开关控制，各用氧病区配备氧气表，打开流量表即可使用。

（2）装表法

1）将流量表安装在中心供氧管道氧气流出口处，接上湿化瓶或YYX型一次性使用吸氧管。

2）打开流量开关，调节流量，检查指示浮标达到设置流量（刻度）。

2. 氧气管道装置（中心供氧装置）的维护保养

（1）严格遵守操作规程，注意用氧安全。

（2）定期对中心供氧管道装置进行检查、维护并记录。

（3）定期对中心供氧管道氧气出口处进行消毒和监测。

3. 氧气管道装置（中心供氧装置）消毒

（1）氧气出口处：使用无菌棉签蘸取5%聚维酮碘在管腔内壁转动擦拭消毒。

（2）其余同氧气筒及氧气压力表装置消毒法。

4. 氧气管道装置（中心供氧装置）的故障处理

（1）无氧气供给：逐步排查供氧装置安装是否正确。

（2）氧气泄漏：排查氧气出口处、流量表与氧气导管等处连接是否紧密，安装是否正确，或进一步排查流量表颈部侧面是否通畅。

（3）无法处理时，立刻使用氧气瓶或氧气袋给氧，保证患者氧气的供应。通知设备科维修，做好记录及交接班。

（曾小红　陈冬萍　张华珍）

第三节　其他相关仪器、设备

一、血　糖　仪

血糖仪是一种测量血糖水平的电子仪器，属于即时检验，也被称为床旁检验设备，可供患者在床旁使用便携式仪器进行检验，操作简单，使用方便。其可快速得到检测结果，有助于缩短检测周期、改进治疗效果和提高医疗效率。

1. 血糖仪的构件　血糖仪由工作台、支架以及位于所述支架内的主芯片板等组成。

2. 血糖仪的维护保养

（1）使用前检测及质量控制体系

1）首次使用新品牌、新型号的血糖仪，需进行性能检测，符合临床要求方可使用。

2）建立相应的记录，包括测试日期、时间、试纸条批号及有效期、仪器编号及质控结果等。

3）质控频次：每个检测日至少做1次质控，包含高、低2个浓度水平。

4）保证血糖仪处于备用状态，操作中如发现异常情况，必须立即进行异常情况的分析、制订整改措施并记录。

（2）维护保养

1）按仪器说明书要求定期校准与保养。

2）选择和使用正确型号的试纸和采血装置。

3）对所有使用的血糖仪进行造册管理。

4）试纸储存与使用需严格按标准操作规程。

5）备用状态的血糖试纸必须盖好瓶盖，以防影响测试结果。

6）当更换新批号试纸条、血糖仪及电池，或血糖仪及试纸条未处于最佳状态时，应对血糖仪重新追加检测并记录。

3. 血糖仪的消毒处理

（1）保持血糖仪清洁。

（2）采血器、试纸条、棉签一次性使用后按医疗废物处置。

（3）特殊传染病患者使用后，使用 75% 乙醇擦拭消毒后，使用紫外线照射消毒。

4. 血糖仪故障排除

（1）仪器出现异常锁定无法进行标本检测，需进行异常情况分析并制订整改措施。

（2）质控后方可解锁重新检测患者标本。

（3）异常结果处理

1）需分析原因，针对不同的原因采取处理措施。

2）复测质控后重新检测。

3）重新采集静脉血使用生化分析仪检测，复测后将结果通知临床医生。

二、负压吸引设备

负压吸引设备包含中心吸引器（中心负压装置）和电动吸引器两种。利用负压吸引原理，连接导管经口、鼻腔、人工气道将呼吸道的分泌物吸出，以保持呼吸道通畅，预防吸入性肺炎、肺不张、窒息等并发症的一种治疗方法。

（一）中心吸引器（中心负压装置）

1. 中心吸引器（中心负压装置）**构件** 由医院设有中心负压装置、中心负压表、吸引连接管、储液瓶、吸痰管等组成。

（1）医院设有中心负压装置：吸引器管道连接到各病区床单位。

（2）中心负压表：将压力表安装在负压接头上。

（3）吸引连接管及储液瓶：储液瓶挂于患者床旁。

（4）将一根吸引连接管与储液瓶和压力表相连。

（5）另一根吸引连接管与储液瓶和吸痰管相连。

2. 中心吸引器（中心负压装置）**的维护保养**

（1）每班专人检测中心吸引器是否处于完好备用状态。

（2）科室保养负责人每周清洁保养一次，并记录。

（3）使用后，及时做好清洁消毒工作，并填写使用记录。

3. 中心吸引器（中心负压装置）**的消毒处理**

（1）每日主班负责清洁保养一次。

（2）吸痰用物根据吸痰性质，每班更换或每日更换 1～2 次。

（3）吸痰的玻璃接管插入盛有消毒液的试管中浸泡。

（4）储液瓶内应放少量消毒液，便于清洗消毒。

（5）吸痰管按一次性医疗废物处置。

4. 中心吸引器（中心负压装置）**的故障处理**

（1）紧急情况下突然出现故障。

（2）将吸痰管与中心吸引装置分离，通知设备科检修。

（3）立即更换电动吸痰器或改用注射器抽吸。

（4）不得中断患者抢救，做好相关记录及交接班。

（二）电动吸引器

1. 电动吸引器构件 由马达、偏心轮、气体过滤器、负压表、安全瓶、储液瓶组成。安全瓶和储液瓶可储液 1000ml，瓶塞上有两个玻璃管，并通过橡胶管相互连接。接通电源后马达带动偏心轮，从吸气孔吸出瓶内空气，并由排气孔排出，不断循环转动，使瓶内产生负压，将痰液吸出。

2. 电动吸引器的维护保养

（1）放置在易取固定位置，标识明显，不得随意挪动位置。

（2）每班专人开机检测仪器，必须保持 100% 的完好率。

（3）电动吸引器连续使用时间不宜过久。

（4）在使用时，不可将负压控制旋钮顺时针方向拧紧。

（5）避免机器负载启动，吸力过大给患者造成伤害。

（6）储液瓶内液体达 2/3 满时应及时倾倒，避免液体过多吸入马达内损坏仪器。

3. 电动吸引器的消毒处理

（1）吸引器机身使用中、低效消毒液清洗消毒。

（2）吸痰用物根据吸痰操作性质，每班更换或每日更换 1～2 次。

（3）储液瓶内应放少量消毒液，便于清洗消毒。

（4）吸痰管按一次性医疗废物处置。

4. 电动吸引器故障排除

（1）负压泵能运转，但负压吸力不够大：排查吸引通道是否漏气或负压泵是否漏气，可通过反复试机、分段检查吸引性能，确定漏气部件的位置。

（2）不运转：真空泵生锈或卡死，拆洗真空泵、更换新润滑油。

（3）电动机本身起动不良：排查电动机的起动方式是否正确。

（4）吸引负压小

1）调节负压调节旋钮：观察负压表是否变化，是否可调。

2）检查内部连接管路：如出现胶管老化、变质等情况及时更换。

3）打开安全阀检查内部：是否有漏气，检查阀内膜片，并清洗干净。

4）检查真空泵润滑油是否达到油位线，必要时添加或更换新油。

5）真空泵滑片磨损：拆开气泵，清洗并把滑片在砂纸上均匀用力磨光滑。

（5）选用脚踏开关，吸引器不能连续工作：排查脚踏开关气控装置是否存在漏气情况。

三、转　运　床

转运床：运送不能起床的患者入院，做特殊检查、治疗、手术或转运，是院内转运患者的主要工具之一。

1. 转运床构件　平车由车面、护栏、输液架、4 个车轮、制动闸等组成。

2. 转运床的维护保养

（1）保持转运床单位整洁，一次性床单一人一用。

（2）专人管理，放置于固定区域。

（3）建立转运床管理交接登记本，设立班次负责检查登记。

（4）每天定期检查转运床的车面、护栏、车轮、制动闸等各部件性能，使之处于完好备用状态。

（5）平车故障及时挂好标识，并报设备科维修，具体情况登记在交接本中，进行交接班。

（6）及时发现潜在的安全隐患并立即排查。

3. 转运床的消毒处理

（1）转运床遇有污染及时清洁和消毒。

（2）床单一次性使用，如出现污染情况及时更换。

（3）转运特殊传染患者，一次性床单等参照《医疗废物管理制度》处置。

（4）车面、护栏、车轮、输液架、制动闸等部件，在使用有效氯含量为 1000～2000mg/L 消毒液擦拭消毒基础上，外加紫外线消毒。

4. 转运床的故障排除

（1）护栏功能不稳定：排查原因，如为设备故障应禁止使用，防止发生坠床等护理不良事件，及时维修并记录。

（2）转运床制动后仍然滑动：排查制动闸是否失灵。

（3）转运床不能调整方向：车轮灵活性差，排查车轮问题。

（曾小红　陈冬萍）

第四节　仪器、设备管理制度及注意事项

一、管理制度及注意事项

1. 同类仪器、设备进行编号管理。指定专人负责管理仪器设备，包括日常保养、保管、维护、清洁、安全等工作。做好防寒、防热、防潮、防尘、防火"五防"工作。

2. 仪器设备使用人员要尽快熟悉仪器的原理、构造、使用方法等，按照仪器设备操作规程使用，以免损坏仪器或影响检查结果及治疗效果。建立仪器设备操作规程、使用记录、保养维修登记制度。负责人每周检查仪器设备的性能，挂好标识牌，如出现故障及时与维修人员联系维修，并记录维修情况。

3. 制定仪器设备操作及维护保养规程，仪器设备使用过程中可能出现的意外情况的处理预案和措施。

4. 仪器设备定点放置，标识清楚，参照仪器设备说明书，设置环境温湿度。

5. 每台仪器设备应挂操作流程、注意事项、维护保养规程、故障处理方法标识牌。急救设备定点放置、定人管理、定期清洁保养、保持性能良好，处于备用状态。

6. 仪器设备使用后，按程序关机，做好仪器的清洁、消毒及保养工作，盖好防尘罩，悬挂"待用"标识。再使用登记本（卡），对开机情况、使用情况和出现的问题进行登记。

7. 仪器设备定期进行检测，贴上检测合格标识，包括检测日期及检测责任人科室，做好检测登记。检测不合格的仪器及时送检、维修，检测合格方可继续使用。

8. 重要仪器设备应建立严格的交接班登记制度，严防丢失或损坏。

9. 定期进行仪器使用以及常见故障排除流程的培训与演练。

10. 严禁非修理人员随意拆卸仪器设备。

二、仪器、设备相关记录表

（一）医疗、设备一级保养记录表

放射诊疗部门仪器、设备一级保养工作内容包括：检查机器外观有无破损；检查并清理机器附件；主机及附件外表清洁消毒，清洗滤网；开机自检并校准时钟；主要参数定标校准等。常规医疗、设备按规定每周保养并登记（表2-4-1）。监护仪、输液泵等每天保养并登记（表2-4-2）。

表 2-4-1　常规医疗、设备一级保养记录

设备名称	品牌型号	资产编号	使用地点	保养时间													执行人
				1月				2月				……	12月				
				第一周	第二周	第三周	第四周	第一周	第二周	第三周	第四周	……	第一周	第二周	第三周	第四周	

表 2-4-2　监护仪、输液泵等一级保养记录

设备名称	品牌型号	资产编号	使用地点	保养时间													执行人
				1月				2月				……		12月			
				1	2	……	31	1	2	……	28	……	1	2	……	31	
监护仪																	
注射泵																	
输液泵																	

（二）医疗、设备使用故障、维修记录（表 2-4-3）

表 2-4-3　医疗 / 设备使用故障、维修记录

时间	设备名称	品牌型号	资产编号	使用地点	故障现象	报修人	维修工程师	停机时间	验收人

（肖　芳　陈冬萍）

第三章 放射诊疗部门物品管理

放射诊疗部门的物品管理包括常用物品、药品、医用耗材、胶片等，应指定专人管理，护士应熟悉物品的管理要求，特别是药物的剂量、规格、使用方法、不良反应，以利于检查准确、及时、有效地进行。

学习要求

记忆：物品的管理要求，特别是药物的剂量、规格、使用方法、不良反应。

理解：二级库房、高值耗材、医用胶片等管理方式方法，药品的管理注意事项。

第一节 概　　述

放射诊疗部门除大型设备和仪器需要管理和维护外，还需从医院后勤保障部门领用各种物资以维持日常运转。这些物资包括常用物品（包括医用耗材、胶片、防护用品等）和常用药品。一般来说，从普通材料库领取物品，包括办公用品、医护值班室生活用品、收集医疗废物用品（如医用废物桶、垃圾袋、利器盒等）、清洁用品；从药学部领取药品（如对比剂、急救药品、消毒剂、检查辅助用药等）；从供应室或医学装备部领取医用耗材（如注射器、留置针、一次性医用耗材等）、防护物品（如铅衣等）。放射诊疗部门科室应设二级库房，建立完善、规范的管理制度，通过信息化医院高效运营管理系统进行物品申领、上报，建立出库、入库登记账册，领回物品根据领用部门、用途、无菌原则进行专人管理，分门别类存放，做到物品定位，粘贴标识，定期整理清扫，保持库房清洁美观的工作环境，提高工作效率，降低成本，减少浪费，为科室和医院成本核算、成本分析提供可追溯资料。

（李素兰　肖书萍）

第二节 常用物品管理

一、医用耗材管理

2021年国务院办公厅发布的《关于推动公立医院高质量发展的意见》中要求公立医院要善于运用现代管理理念和管理工具、管理方法、管理技术，将基于人的经验管理与基于制度和标准的循证管理相结合，进一步提升医院管理的精细化、信息化、规范化、科学化水平。医用耗材是进行医疗诊断活动的物质基础，耗材管理包括对耗材的分类、采购、配送、验收、存储和使用等环节，贯穿于医院运营管理的全过程。医院需根据实际运转情况制定相应的制度，优化管理流程，充分利用信息化技术，提高医用耗材的管理水平，为患者提供安全、优质的服务。

放射科常用物品种类较多，科室应设立二级库房，对本科室物资进行严格管理。

（一）二级库房

二级库指各科室在医院物资一级库领用材料后形成的库存，通过设立二级库，将医院物资管理下沉到科室，实现对物资的计划、采购、领用、使用及收费的全过程管理；二级库房：指科室存放物资的房间。

1. 二级库房管理制度

（1）二级库房由专职人员负责管理。

（2）保持库房的干净整洁，产品存放应不靠顶、不靠墙、不靠地；防止材料霉烂变质，库房温度、湿度应当符合所经营医疗器械说明书或者标签标示的要求。一般情况下，库内温度为 0～30℃，湿度为 45%～75%。对有特殊温湿度储存要求的医疗器械，应当配备有效调控及监测温湿度的设备或者仪器，并定期记录。

（3）库房严格按照医用耗材、器械的存放要求进行分类和定位摆放。

（4）库房负责人在入库时必须仔细核对材料的有效期限、灭菌期限、包装情况、质地情况等，确保库存材料的完好无损，定期检查。

（5）将库房材料的品种按名称做好醒目的标记，以方便手术时取用。

（6）每天对库存材料进行盘点核对，根据实际使用情况向医院中心库房申请补充相应材料，做到财物相符。

（7）对出入库情况和相关使用人员，做好相关记录，及时填写。

（8）材料的使用应严格按照"先进先出"的原则，以防过期现象发生，并做好一次性使用无菌医用耗材及植入类医疗器械的使用登记。

（9）无菌物品依据《无菌物品使用安全管理规范》及有关法律、法规，按有效期先后摆放于阴凉干燥的储物柜内。

（10）危化品根据性能分区、分类、分库储存，有目录、定基数，定位放置，标识醒目，两种易燃品不得同柜存放。同一区域储存两种或两种以上不同级别的危险品时，应按最高等级危险物品的性能标识。

（11）每月对库存材料进行核对，并结合月材料消耗情况，做出相应调整，确保手术的正常进行，并使库存数量最低，材料流动最快，不得积压。

（12）库房不许存放私人物品；非工作人员未经允许不能进入。

（13）做好库房的安全保卫工作，防火、防水、防盗。

（14）库管人员不得向外泄露材料的库存情况。

2. 二级库房管理流程

（1）耗材申领：科室物资管理员通过物资申领系统，根据科室对耗材的使用情况，填写耗材计划单，由医院采购部门统一进行采购。

（2）耗材入库及出库：供货商接到医院采购通知后，及时将货物送到医院库房，库房配送员根据科室的申领计划将医用物品送到各科室。科室核对货物包装是否完整、品名、数量、厂家、生产日期、有效期等存放到二级库房并记录数量等相关信息。

（3）耗材领用：遵循"先进先出、效期优先"的领用原则。建立耗材领用登记本，领用时记录领用数量及领用人，便于追溯物品的使用去向，防止滥用和浪费。

（4）耗材库房盘存：每月至少一次对库存物品进行清点盘查，对库中的实有物品逐一清点。对一些特殊医用耗材可不定期、选择性清点，以便掌握时间段内其使用消耗量和确定应有的库存数量。

（5）科室应指定专人管理二级库房，负责库房的物资存放安全，保证产品质量和数目的准确。

（二）高值耗材的管理

1. 高值耗材采用"零库存"和"一物一码"全流程追溯管理方式。使用时进行入库处理，量出而入、按量采购。未使用前不做仓储，这种管理模式可有效控制成本和耗材溢库。

2. "一物一码"全流程追溯：高值耗材从入库开始物流系统会赋予每个高值耗材一个唯一条码，患者使用高值耗材时，使用流程可以通过条码查询相关信息，如产品信息、患者信息、发票号等信息，实现高值耗材的全流程追溯管理。

3. 高值耗材使用后，护士进入医院记账系统，输入患者的住院号后核对患者的姓名、住院号、手术项目等信息，确定无误后用扫描枪扫描耗材上的条形码。扫描结束后进行保存审核后，二级库管理系统与医院记账系统互交汇计费，分别打印相关单据。

二、胶 片 管 理

胶片，即医用打印胶片，是医疗诊断和治疗中用于各种诊疗结果的一种发布媒介，主要用于B超、DR、CT、MRI等医疗影像及图文的打印输出。放射科常用胶片有热敏胶片和新型干式胶片，属于放射科耗材的一种。胶片的管理和使用直接影响到放射科照片的质量，进而影响到疾病的诊断，所以胶片的管理是放射科耗材管理工作的一项重要组成部分。它的管理涉及申领、入库、储存、出库、盘存及质控工作。科室应有专人管理，负责胶片的领取、摆放、储存及库房的管理工作，要有完善的库房管理制度和记录，做到科学管理与储存，合理使用，保证质量，节约成本。

1. 申领 通过物资申领系统填写计划单，准备未来一周胶片的使用量。

2. 入库 与设备处工作人员双向核对胶片的规格、数量、有效期及是否缺损，并做好入库登记记录。

3. 储存 存放胶片的库房应配备空调和除湿机，房间温度保持在 4 ~ 24℃，湿度控制在30% ~ 50%，通风、无阳光直射、防尘、防潮、无水浸和无锈蚀，避免胶片污染、感光和静电现象。按照胶片的批号及有效期的先后顺序摆放。

4. 出库 出库使用时做好领用登记，做到出处有记录，并遵循"先进先出，近期先用"的原则。

5. 盘存 每月底对库存胶片进行清点盘查，便于掌握每月的使用量及库存数量，做到账物相符。

6. 质控 对打印不合格及废弃胶片进行质控，加强成本控制，减少浪费。

（陈冬萍　吴家会　李建英）

第三节　药品管理

放射诊疗部门常用药物包括常用诊断药品（对比剂）、急救药品及检查辅助用药（抗胆碱类、肠道清洁药物、利尿剂、血管扩张剂、降心率药等）。常用于X线显影的有碘类、钡类对比剂，MRI显影常用的钆类、锰类、铁类对比剂；常用的超声对比剂有注射用六氟化硫微泡、注射用全氟丁烷微球和全氟丙烷人血白蛋白微球。护士应熟悉各类药品的管理要求，特别是药物的剂量、规格、使用方法、不良反应，以利于检查准确、及时、有效地进行。

一、对　比　剂

对比剂是影像诊断常用药物。以医学成像为目的，将某种特定物质引入人体，以改变机体局部组织的影像对比度，从而达到提高诊断准确性目的，这种被引入的物质即称为"对比剂"。目前，对比剂已成为医学影像检查和介入放射学操作中最常用的药物之一，主要用于血管、体腔的显示。

（一）X线对比剂

1. 分类 X线对比剂的分类方式有多种，如根据对比剂效果、使用途径、渗透压等进行分类。临床常根据对比剂效果将其分为阴性对比剂和阳性对比剂。

（1）阴性对比剂：是一类密度低、吸收X线少、原子序数低、比重小的物质。X线片上显示为密度低或黑色的影像，一般为气体，常用的有空气、氧气和二氧化碳，其差别主要在于溶解度不同，空气溶解度小、二氧化碳溶解度大，氧气介于二者之间。此类对比剂常用于直接注入体腔形成双重对比，如膀胱双造影、胃肠道双造影等。

（2）阳性对比剂：是一类密度高、吸收X线多、X线衰减系数大、原子序数高、比重大的物质。X线片显示为高密度或白色的影像。阳性对比剂有医用硫酸钡剂和碘对比剂两种。钡剂是胃肠道 X 线检查的理想对比剂。碘对比剂目前使用的主要是有机碘，按照其在溶液中是否电离出离子分为离子型对比剂和非离子型对比剂；按照渗透压不同可分为高渗对比剂、次高渗对比剂和等渗对比剂；按照化学结构分为单体对比剂和二聚体对比剂。临床主要用于血管造影、胃肠道造影与非血管部位的造影检查等。

2. 使用时注意事项

（1）气体：最常用的气体对比剂是空气，虽安全性较高，但若注入压力过大，偶可造成胃肠道破裂；对于时间较长的小儿肠套叠、肠缺血坏死，大量的空气注入可能增加肠道内压力而破裂，应用中需加以注意。

（2）钡剂：钡剂造影一般较安全，但仍需注意以下情况。①禁忌证：食管气管瘘、近期内有食管静脉破裂大出血、肠穿孔风险、明确肠道梗阻等患者禁止吞钡或行钡灌肠、排粪造影检查；②防误吸：吞咽困难、肿瘤所致食管梗阻、食管异物阻塞、胃食管反流、有近期食管手术史、呃逆和呕吐者，以及婴幼儿、老年人等为钡剂误吸高危因素。

（3）碘对比剂：遵循产品说明书中规定的剂量和适应证范围。使用碘对比剂前，建议签署"碘对比剂使用患者知情同意书"，并向患者或其监护人告知对比剂使用的适应证、禁忌证、可能发生的不良反应和注意事项。

1）绝对禁忌证：甲状腺功能亢进尚未治愈者禁忌使用碘对比剂。正在治疗康复者，需咨询内分泌科医生是否可以使用，若可以，则建议使用能满足诊断需要的最低剂量，并注意密切观察。

2）高危人群：①既往使用碘对比剂出现中、重度不良反应者；②不稳定性哮喘者；③糖尿病，特别是糖尿病合并肾病者；④使用肾毒性药物或其他影响肾小球滤过率药物或肾功能不全者；⑤心肺疾病者：高血压、肺动脉高压、充血性心力衰竭等；⑥痛风者；⑦有其他药物不良反应或过敏史者；⑧脱水或血容量不足者；⑨血液疾病者：镰状细胞性贫血、红细胞增多症和多发性骨髓瘤；⑩高胱氨酸尿者。

3）药物使用：注意事项如下。①选择：根据多项研究结果及国际指南推荐，使用非离子型次高渗或等渗碘对比剂；②剂量：在满足成像及诊断的前提下，使用最小剂量的碘对比剂；③过敏试验：原则上不推荐进行，除非产品说明书注明特别要求；④处理：存放条件必须符合产品说明书要求，使用前建议加温至 37℃，并放置在恒温箱中；⑤水化：建议在使用碘对比剂前 4～6 小时至使用后 24 小时内，对患者给予水化，详见第二部分第十一章第二节"药品管理"中的相关内容。

4）不良反应：有以下几种。①急性不良反应：对比剂注射后 1 小时内出现的不良反应。常见的症状有一过性的恶心/呕吐；散发的荨麻疹、支气管痉挛、喉头水肿、低血压及全身过敏样反应。②迟发性不良反应：对比剂注射后 1 小时至 1 周内出现的不良反应。通常为轻度至中度与其他药疹类似的皮肤反应，多为自限性。还可出现各种迟发性症状，如恶心、呕吐、头痛、骨骼肌肉疼痛、发热，但许多症状与对比剂应用无关，临床须注意鉴别；③晚迟发性不良反应：通常在对比剂注射 1 周后出现的不良反应。例如可引起甲状腺功能亢进，偶见于未经治疗的 Graves 病或结节性甲状腺肿患者。

（二）MRI 对比剂

MRI 对比剂根据其在体内分布、磁化强度、组织的特异性及化学结构，可分为多种类型。其中钆螯合物为最常用的对比剂，其作用主要是缩短 T_1 弛豫时间效应，血供越丰富的组织器官对比剂的浓度越高，因此 T_1 增强效应越明显。超顺磁性氧化铁对比剂主要作为肝网状内皮系统的定向对比剂，用于肝恶性肿瘤的诊断。肝细胞特异性对比剂，既能通过细胞外间隙，产生 T_1 增强效应，使肿瘤因血管丰富而增强明显，又能在延后 20～40 分钟被正常肝细胞摄取，从而增加如肝细胞癌等肿瘤的诊断与鉴别诊断信息。

1. 使用注意事项　《磁共振成像安全管理中国专家共识》指出：目前尚没有明确的标准来预判哪些受检者最易出现对比剂不良反应，但以下情况需特别注意。①曾发生过 MRI 对比剂不良反应者；②过敏体质者：是发生钆对比剂过敏的高危人群，与无过敏体质者相比，风险增加 2.0～3.7 倍；③严重肾功能不全者：使用含钆对比剂有发生肾性系统性纤维化的风险；④要进行肝移植、近期完成肝移植术或有慢性肝病者，存在任何程度的肾功能不全，发生肾源性系统性纤维化的风险也大大提高；⑤小儿与老年人，糖尿病、心脏病、肾病与焦虑症患者慎用；⑥一般患者状况极度衰竭、支气管哮喘及重度肝、肾功能障碍，原则上禁用。

2. 钆对比剂 其安全性高，不良反应发生率比碘对比剂低，近来钆对比剂体内沉积的问题日渐受到重视。可造成脑内、骨骼、皮肤中钆沉积，且与总剂量有关。其中线性钆对比剂更易出现脑内沉积。虽然目前尚无证据表明钆沉积有任何的有害风险，但各国放射学界均十分关注，建议应合理、谨慎使用钆对比剂，并重视追踪观察。

（三）超声对比剂

超声对比剂（ultrasound contrast agent，UCA）是一类能显著增强超声背向散射强度的化学制剂。目前市场上使用较广泛的超声对比剂是声诺维，此为瓶装冻干粉，主要由磷脂包裹六氟化硫微泡组成，六氟化硫是一种惰性无害的气体，用无菌 0.9 氯化钠注射液溶解后使用，进入血液循环，其平均直径为 2.5μm，浓度为 8μl/ml，90% 的微泡小于 8μm，硬度是空气气泡的 2～4 倍，渗透压为 290mOsm/kg H_2O，稳定性好，是一种纯血池对比剂，经肺循环 10 分钟左右可完全被代谢掉。

UCA 最常见的不良反应有头痛、恶心、胸痛和胸部不适，皮肤症状如瘙痒、荨麻疹，严重者可发生呼吸、心搏骤停，过敏性休克及意识丧失等。但是其不良反应的发生率与严重性均低于 CT 和 MRI 对比剂，UCA 不通过肾脏排泄，肾功能不全患者可安全应用，注射前不需要进行血液生化指标评估，以六氟化硫微泡为代表的 UCA 安全性高，肝、肾功能不全或甲状腺功能异常者使用无禁忌证。

各类对比剂使用的原则：①确保符合其适应证与适用于该患者；②权衡检查的获益与不良反应的可能性；③提高诊断的精确性和治疗效果；④做好不良反应应对准备。

二、抢救车配备急救药物

抢救车配备急救药物及其剂量、主要作用与用途、用法与用量见表 3-3-1。

表 3-3-1 抢救车配备急救药物的剂量、主要作用与用途、用法与用量

药名	剂量	作用与用途	用法与用量
盐酸肾上腺素	1mg	兴奋心脏，收缩血管、松弛支气管平滑肌。用于心搏骤停，过敏性休克，支气管哮喘	常用量：心搏骤停，静脉注射，每次 1mg，每 3～5 分钟重复 1 次，共 3 次 过敏性休克成人用法：0.5～1mg 皮下或肌内注射，严重时可用 0.9% 氯化钠注射液稀释 10 倍后缓慢静脉注射，注意血压骤升及心律失常。小儿用药：每次 0.01mg/kg，最大剂量每次 0.5mg，皮下注射，若体重 10kg，则注射 0.1mg
去甲肾上腺素	2mg	兴奋心脏，加强心肌收缩力；扩张外周血管；缓解支气管平滑肌痉挛。用于心搏骤停、支气管哮喘、脓毒症休克、房室传导阻滞等	每次 0.5～1mg，加液体缓慢静脉滴注。心腔内注射或静脉注射，一次 1mg
盐酸异丙肾上腺素	1mg	收缩血管与升压作用较强，反射性引起心率减慢。用于抗休克，局部止血	常用量：2mg+0.9% 氯化钠注射液 250ml 慢滴
尼可刹米	0.375g	用于中枢性呼吸抑制剂各种原因引起的呼吸抑制	皮下、肌内或静脉注射常用量：每次 0.25～0.5g
盐酸洛贝林	3mg	兴奋颈动脉体化学感受器、反射性兴奋呼吸中枢。用于新生儿窒息，CO 中毒等引起的呼吸抑制	常用量：皮下、肌内注射每次 3～10mg，小儿静脉注射每次 1～3mg

续表

药名	剂量	作用与用途	用法与用量
盐酸多巴胺	20mg	收缩外周血管，兴奋心脏，升压，增加肾血流量等。用于休克及心脏停搏时起搏升压。	常用量：静脉注射，每次 20mg
地塞米松	5mg	用于过敏性与自身免疫性疾病	静脉注射每次 2～10mg，也可静脉滴注
呋塞米	20mg	利尿剂。用于各种水肿及急性肺水肿	肌内注射或静脉注射每次 20mg，隔日一次
去乙酰毛花苷	0.4mg	增强心肌收缩力，减慢心率。用于充血性心力衰竭	每次 0.4～0.8mg，用葡萄糖稀释后缓慢进行静脉注射，禁与 CA 合用
盐酸利多卡因	100mg	局部麻醉；抗心律失常，抑制心室异位节律。用于室性心动过速及频发性室性期前收缩	局部麻醉：2%～4% 溶液，一次不超过 100mg。抗心律失常：静脉注射每次 1～2mg/kg，每小时不超过 200～300mg
硫酸阿托品	0.5mg	用于各种内脏绞痛、抗心律失常、抗休克、解救有机磷酸酯类中毒及麻醉前给药	皮下、肌内或静脉注射，成人常用量：每次 0.3～0.5mg
葡萄糖酸钙	10ml	钙缺失引起的手足抽搐，过敏症，镁及氟中毒，心肺复苏（高血钾及低血钙）	10% 葡萄糖稀释后静脉推注，每分钟不超过 5ml，不适用于小儿
50% 葡萄糖	20ml	组织脱水，用于腹膜透析	调节腹膜透析时 20ml 可使渗透压提高 55mOsm/kgH$_2$O
5% 葡萄糖注射液	250mg	用于补充能量和体液；用于各种原因引起的进食不足或大量体液丢失	静脉滴注
0.9% 氯化钠注射液	250ml	各种原因所致的等渗失水	静脉滴注

  常用急救药品制作编号目录，按照抢救车的布局图，做到定数量、定品种、定位放置在抢救车固定位置，定专人管理、定期检查更换，做到班班交接登记签名。

三、辅 助 用 药

  放射诊疗部门常用的辅助药品有抗胆碱类、铁制剂、肠道清洁药物、利尿剂、血管扩张剂、降心率药等，用药目的是做好影像学检查前的准备工作，更好更精准地提供诊断信息，提高图像质量，以明确诊断。

四、药品管理制度及注意事项

  1. 科室申请适量药品基数定期领取，尽量避免近效期药品入账，按批号及有效期的先后排列存放，使用药品时严格执行"先进先出，近期先用"的原则。护士长指定专人管理药物。备用药品应与目录相符，建立病区护士长、治疗班护士、交班护士三级管理制度。

  2. 对基数药品进行定期数量、质量检查，做到勤查看、勤登记、勤补充。由专门护士负责，定期对近期药品实行重点检查，对近效期的基数药品可上报药剂科调换。在检查中要注意观察药品的外观及质量的变化，包括药品包装、标签、生产批号、有效期等，如发现过期、浑浊、变色或标签模糊不清的药品，禁止使用。安瓿、输液瓶等有裂缝或瓶口松动，不得使用。

  3. 对比剂建立出入库登记本，做到账物相符。请领流程：清点库房，按使用情况填写请领计划单，护士长签字确认，送请领计划单到药房，药房将对比剂送入科室，影像科签收，入库。或由临床医生开处方，由患者自行到药房领取对比剂后使用。根据药品说明书要求正确存放药物，例如对比剂放置要求：定点存放，距地面不小于 10cm，距墙面不小于 30cm 存放，标识明显。温度在 0～30℃，避光，防 X 线，密闭保存，以防止对比剂效能降低。

  4. 抢救药品管理：科室根据实际工作情况，按照药品种类与性质分别放置、编号定量、定位存放，逐班交接，每日清点，专人管理，定期检查药品质量，防止积压变质。抢救药品必须用原盒安全存放，保证处于备用状态，便于临床应急使用，工作人员不得擅自取用。抢救用药要求快速、准确、及时，抢救患者时更是分秒必争，护士应熟悉常用药的剂量和用法、药理作用与用途、不良反应和配伍禁忌等，以利于抢救配合。抢救药品管理要做到"五定"：定人管理、定量供应、定位放置、定时查对、定期补充。用药时坚持查对制度。做到"三查"：取药时查、用药前查、用药后查。"八对"：核对床号、姓名、药名、剂量、浓度、用法、时间、有效期。如为口头医嘱，护士在执行前应复述一遍，得到认可后再用，每次核对需 2 人以上。抢救结束后，应及时清点、补齐药品，以备后用。

5. 高警示药品应张贴高警示目录，单独存放且有专用标识，确保患者用药安全。

6. 特殊药品，按有关规定管理，并接受有关部门的指导、监督检查。

7. 药品定点存放、标识清楚，专人管理、不同种类、不同规格药品不得混放，药品与非药品不得混放。

8. 根据药品储存要求，储存环境应符合冷藏、阴凉、避光等条件；药品不能直接接触地面，距离地面 20cm，距离侧方墙面 5 ~ 10cm。药品说明书要求阴凉处储存的药品，常温（25±2）℃储存，原则上不低于有效期前 6 个月，药品说明书规定 10℃以下储存的药品，应冷藏于冰箱内，且冰箱及环境应有温、湿度监测及相应记录。

（李素兰　肖书萍）

第四章 放射诊疗部门护理安全管理

放射诊疗部门接触患者多、来源广，急危重患者多、工作节奏快、任务量大，为有效地规避护理不良事件，减少医疗纠纷和差错事故发生，需要放射诊疗部门护理人员时刻保有安全意识、做好护理安全管理。本章详细介绍患者身份识别与核对管理、体位管理和辐射防护管理，并且阐述了在检查过程中常见不良事件的预防及相关应急预案，确保患者检查能够顺利完成。

学习要求

了解： 了解医疗照射的危害及原理，辐射防护用具的作用及使用方法。

理解： 熟悉患者身份识别与核对流程，理解其重要性。理解体位对影像学检查的影响，并掌握各类检查或不同人员检查的体位要求。医疗照射防护的基本原则与基本措施。

掌握： 熟知放射诊疗部门护理不良事件及其预防措施，快速识别放射诊疗部门相关突发事件，记忆并掌握对应应急预案。

第一节 患者身份识别与核对管理

患者身份识别是指医务人员在医疗活动中对患者的身份进行查对、核实，以确保正确的诊疗用于正确患者的过程。它是患者安全管理的重要环节，是确保各项检查、治疗准确执行的基础。正确的患者识别与核对是医疗安全的保障，执行不到位将直接导致医疗差错事故的发生。放射诊疗部门包括 CT、MRI、X 线等，检查项目种类繁多，人员流动性强，工作节奏快，规范患者身份识别与核对，能够避免差错事故的发生，保证检查的顺利进行。

一、基 本 原 则

1. 身份识别与核对内容应包括患者的姓名、性别、年龄、住院号/门诊号、检查项目、检查部位等，并且检查前、中、后均需核对。

2. 进行患者身份识别与核对前，应先对患者进行全面评估，根据患者的语言、行为能力，采取恰当的方式，准确获得患者的信息。

3. 正确核对患者身份：识别患者身份时，至少同时使用两种核对方式，如姓名、性别、住院号/门诊号、患者出生日期等，禁止使用床号作为核对的唯一方法。

4. 在核对过程中，如发现患者的回答与记录资料不符，应停止操作，重新核对，确保资料相符后，再进行检查。

5. 对于冒用他人身份检查的患者，应及时制止，并告知其危害性。

二、识 别 与 核 对 方 法

1. 放射科登记员在患者或家属进行预约登记时，仔细查对申请单检查项目，将其录入电脑并计费，生成检查 ID 号码。

2. 分诊护士为患者做检查前准备时，核对患者姓名、年龄，并核对申请单内容。住院患者可核对手腕带信息。

3. 患者前往检查室检查时，技术员再次核对患者基本信息，以及申请单检查项目，协助患者进行检查。

4. 检查结束后，再次核对患者基本信息是否正确后，患者方可离开。

三、识别与核对流程

1. 检查前　分诊护士询问患者姓名、性别、年龄、住院号/门诊号，核对申请单内容，核对无误后，协助患者做好检查前准备，如留置针注射（增强检查），去除金属类物品（MRI 检查）等。

2. 检查中　广播呼叫患者后，患者进入检查室，由放射科技术员对申请单内容，患者姓名、性别、年龄、住院号/门诊号进行核对，并在电脑上进行到检确认，核对无误，再对患者进行检查。

3. 检查结束后　技术员再次核对患者信息，告知检查后的注意事项，取结果的时间地点等。

四、注意事项

1. 能有效沟通的患者，实行双向核对法，即除核对申请单所填姓名、性别、年龄等基本信息以外，还要求患者自行说出本人姓名和出生日期，确认无误后，方可进行检查。

2. 对于无法有效沟通的患者，如昏迷、意识不清、语言沟通障碍者，应由患者陪同人陈述患者姓名、年龄等基本信息。住院患者存在无法有效沟通的查看手腕带予以核对。

3. 急诊检查患者，由陪同医生或家属说出患者基本信息，切勿因时间紧急而忽略核对。

（陈冬萍　葛　艳　张华珍）

第二节　患者体位管理

放射检查中患者体位管理是指医务人员在医疗活动中依照检查部位对患者进行体位安置并限定一段时间的过程。它是确保检查图像质量的关键，也是患者安全管理的重要环节。不当的体位安置，不仅造成图像伪影的形成，从而导致患者检查时间延长、二次曝光风险增加，还会增加患者跌倒、坠床、脱管等意外情况的发生。因此放射科规范化的患者体位管理是保证患者高效、安全检查的基础。

一、安置的原则

1. 患者安全舒适。

2. 图像清晰无伪影。

3. 管道固定牢固。

4. 保护患者隐私。

二、普通患者体位安置与护理方法

1. 根据患者检查目的与部位，协助患者摆放合适体位，必要时使用体位辅助器（手臂支架、软垫、沙袋等）及约束带，X 线及 CT 检查，为患者提供合适的铅衣进行辐射防护，以保证患者的检查舒适与安全。

2. 告知患者保持正确体位，不随意移动，以免产生伪影，影响图像质量。

3. 妥善固定患者各种管道，预防管道滑脱。

4. 保护患者隐私，给予隔帘或屏风遮挡。

三、常见检查体位并发症及护理

1. 仰卧位　适用于常规 CT 及 MRI 检查。患者仰卧于检查床，保持正中位，人体长轴与床面（及线圈）长轴一致，根据检查部位，选择头先进或足先进的方式、双手置于身体两旁或双手上举。

（1）疼痛：与患者长时间双手上举有关，常发生于腹部 MRI 检查。可在患者双臂下垫高软垫支撑。

（2）烧伤：常发生于 MRI 检查，与患者裸露皮肤直接接触线圈、裸露皮肤相互接触形成电回路有关。检查前查看并确保患者无裸露皮肤与线圈接触，并嘱患者双手不交叉放在一起，避免电回路形成。

（3）管道脱落：与检查床移动有关，常发生于 CT 检查。检查前妥善固定患者的各种管道，避免管道悬落于检查床两侧，可根据检查部位放置于患者头顶处或双腿之间。

2. 俯卧位　适用于乳腺 MRI 检查。患者取俯卧位，保持正中位，人体长轴与床面及线圈长轴一致，将头置于专用海绵圈内，双乳自然悬垂入线圈内，双手平行前伸，膝部、足部垫软枕支撑。

（1）疼痛：与乳腺过度受压有关。患者采取俯卧位的同时，把乳腺线圈的头侧垫高 15°～30°以缓解乳腺过度受压。

（2）烧伤：同仰卧位。

3. 站立位　适用于胸部及腹部 X 线，食管吞钡（碘水）、上消化道或全消化道钡剂（碘剂）造影检查。患者取站立位，根据检查要求，随检查床翻转体位。

（1）跌倒：与患者站立不稳有关，常发生于腹部 X 线检查。对于虚弱或站立不稳的患者，提供支撑物，辅助其站立。

（2）坠床：与检查床翻转有关，常发生于上消化道或全消化道钡剂（碘剂）造影检查。嘱患者后背紧贴检查床站立，必要时采用约束带固定患者身体。

4. 左侧屈膝卧位　适用于钡灌肠、排粪造影检查。患者取左侧卧位，臀下垫治疗巾，脱裤至膝部，将臀部移至床沿，双膝屈曲。

（1）隐私暴露：与检查操作有关。患者脱裤后，可用床单遮盖患者其他裸露部位，仅暴露操作部位，既保暖又保护患者隐私。

（2）坠床：与患者衣裤牵绊有关。嘱患者平躺于检查床穿脱衣裤，避免上下床时穿脱衣裤。

5. 截石位　适用于子宫输卵管及膀胱造影检查。患者取仰卧位，褪去一侧裤腿，屈膝并双腿打开。

（1）隐私暴露：与检查操作有关。患者检查时，给予屏风遮挡，检查结束，待患者穿好衣服后，再进入下一位患者。

（2）坠床：与患者衣裤牵绊有关。患者上下床时给予搀扶等协助。

四、特殊患者体位安置与护理方法

1. 老年人　老年人在生理和心理上，常表现为反应迟缓、思维能力衰退、易产生消极情绪等，因此体位安置时，应做到足够的耐心和细心。详细讲解体位安置的目的及意义以取得其最大化的配合；体位转化时遵循"三部曲"，即平躺 30 秒，坐起 30 秒，站立 30 秒，避免突然改变体位引发不适导致跌倒、坠床等事件发生；老年人代谢及体温调节功能降低，易着凉，体位安置时注意保暖。

2. 婴幼儿　婴幼儿生理及心理未发育完善，表达能力、自制力、理解能力不足，因此体位安置时常需要家属陪同或辅以镇静剂。无特殊要求时，采取平卧位，检查开始前 20 分钟内禁止喂奶或水，有胃肠动力减弱的患儿，还应适当延长时间，以免检查过程中出现呕吐引起窒息；3 月龄前患儿，枕部与背部呈直线，不宜用枕头；使用镇静剂的患儿，可肩下垫薄枕，头偏向一侧，全程家属或医务人员陪护，注意保暖。

3. 幽闭综合征　是单一恐惧中较常见的一种，主要指针对封闭狭小空间的一种焦虑症。其主要发生于 MRI 检查。体位安置时，尽量采取足先进的体位；给予患者耳塞或棉球塞紧耳朵，减少噪声刺激，从而缓解患者恐惧感；将磁体间照明亮度调到最大，必要时为患者准备反光镜，或给患者佩戴眼罩，让患者不知道自己处于密闭环境中，以减轻患者的空间狭小感；检查过程中，家属陪同，握住其双手，增加患者安全感；若上述护理措施无效，可遵医嘱使用镇静剂，但必须家属陪同，以防跌倒和坠床。

4. 急危重症　急危重症患者特指病情紧急、危重，需要一级或特级护理的患者。此类患者具有生命体征不稳定、难以自主活动、意识障碍等特点，检查时常携带各种仪器设备和管道。体位安置时，注意动作轻柔，尤其是多发伤的患者，避免二次损伤；妥善固定患者随身携带的各种仪器设备及管道，防止意外脱管和仪器坠落等，行 MRI 检查的患者，需在检查前替换 MRI 专用仪器设备、塑料气管导管或套管等，并启用 MRI 心电门控和专用指夹式脉搏血氧仪监测患者病情变化；注意保暖，避免患者受凉诱发打喷嚏、咳嗽等影响图像质量；气管切开及机械通气的患者，应保证人工气道通畅，呼吸道分泌物增多时，应将头偏向一侧，及时清理呼吸道；对于躁动的患者，遵医嘱使用镇静剂并密切关注呼吸情况，镇静后深度睡眠者，应保持头偏向一侧，以防舌后坠影响呼吸或过度镇静所造成的呼吸抑制，静脉镇静者，必须医生陪同与监护。

（李　琴　陈冬萍）

第三节　辐射防护管理

一、概　　述

自放射线被发现以来，其已广泛应用于安检、诊疗、检测等多个领域，其中医疗领域的应用尤为深入。放射线技术的应用，一方面提高了诊断治疗的准确率，另一方面由此产生的电离辐射会给人体造成机体损伤，如白细胞减少、不良生育结果、放射病、致癌、致畸等。我国早在 1960 年就制定了"放射性工作卫生防护规定"，2003 年又出台了《中华人民共和国放射性污染防治法》，因此加强辐射防护管理就显得至关重要。为了保障工作人员和患者的健康与安全，促进放射诊疗事业的健康发展，必须充分重视放射诊疗部门的辐射防护，预防放射性疾病的发生，从事放射诊疗工作的医护人员必须加强自我防护意识，深入了解放射线的危害性，掌握防护原则和具体防护措施。

二、辐射损伤

（一）辐射损伤原理

辐射损伤是指一定量的电离辐射作用于机体后，受照机体所引起的病理反应。其发病机制和其他疾病相同，致病因子作用于机体之后，引起分子水平、细胞水平的变化，产生一系列的继发作用，最终导致器官水平的障碍乃至整体水平的变化，在临床上便可出现放射损伤的体征和症状。放射线是一种穿透能力较强的电磁波。一方面，它照射机体时，会与机体细胞、组织、体液等物质相互作用，引起物质的原子或分子电离和激发，因而可以直接破坏机体内某些大分子的结构和生物活性；同时不稳定的电离和激发后的分子为了形成稳定的分子会重新排列组合，此过程中可能使分子分解，改变结构，进而导致生物功能丧失。另一方面，射线可以通过电离机体内广泛存在的水分子，形成一些自由基和过氧化物，它们会作用于生物大分子使其产生分子结构和功能的变化，进而引起功能障碍和系统病变。

（二）辐射损伤分类

按辐射损伤出现的个体分类，其可分为躯体效应和遗传效应。射线对躯体细胞的损伤，只限于个体本身，引起躯体效应；而对生殖细胞的损伤，则影响受照个体的后代而产生遗传效应。按辐射损伤出现的时间分类，其可分为近期效应和远期效应。在受到辐射照射后 60 天内出现的变化称为近期效应；在受到照射几个月、几年或更久才出现的变化称为远期效应。按辐射损伤的发生与剂量关系分类，其可分为确定性效应（亦称必然性效应）和随机性效应。确定性效应有吸收剂量阈值，达到或超过某一数值才会发生，在阈值之下则不发生，其严重程度随着吸收剂量的变化而改变。随机性效应是指损伤发生的概率（而非严重程度）与剂量的大小有关的效应，这种效应不存在剂量阈值，任何微小的剂量也可引起，只是发生的概率极其微小而已。在辐射防护所涉及的剂量范围内，遗传效应和致癌效应为随机效应。

（三）辐射损伤影响因素

辐射损伤的程度与射线种类、照射剂量、持续时间、照射面积以及受照个体或部位的放射敏感性相关。不同种类的射线，因其电离能力和穿透能力不同，产生的生物效应是截然不同的。α射线在外照射时仅能损伤机体的表皮；但因其电离能力强，就内照射而言，危害性最大。X、γ射线电离能力弱而穿透性大，从外照射角度而言，辐射生物效应大。辐射生物效应与照射剂量之间总的规律是照射剂量愈大，生物体的吸收剂量就越大，进而产生的生物效应愈显著。然而在总的吸收剂量相同的前提下，分次给予照射，其产生的生物效应会低于一次性照射的效应。分次越多，间隔时间越久，产生的生物效应越小。照射的其他条件相同时，受照面积越大，生物效应越明显。受照个体放射敏感性与年龄、性别、生理和健康状况等有关。幼儿、老人、妊娠、慢性疾病、饥饿、过冷过热等情况下可使放射敏感性增强。同时，不同部位的放射敏感性在吸收剂量和吸收剂量率相同时也不尽相同，其中腹部最严重，其次为盆腔、头颈、胸部及四肢。

三、防护原则

1. 实践正当性　对受检者的具体情况权衡利弊，使每次照射均具有正当的理由。在可获得同样诊疗效果的前提下应优先选择损害性较小、患者受照剂量较低和经济的检查方法，只有利益大于危害时才是正当的。

2. 辐射防护最优化　对放射诊疗工作所采取的防护措施，要做到使受照剂量降到可以合理做到的尽量低的水平。

3. 个人剂量限值　个人剂量限值旨在防止发生确定性效应，并将随机性效应限制在可以接受的水平。个人剂量限值不适用于医疗照射。我国《电离辐射防护与辐射源安全基本标准》（GB 18871—2002）规定，放射工作人员连续5年平均每年受照剂量不高于20mSv，任何一年有效剂量不得超过50mSv；对于公众，连续5年年平均剂量不得超过1mSv。

4. 医务人员与患者防护兼顾　在进行放射诊疗时医务人员和患者都要受到射线的照射，既要考虑医务人员的防护，也不能忽视对患者的防护工作。

5. 固有防护和个人防护相结合　固有防护包括放射机器本身的防护性能以及与其配套的防护装置，是主要的防护措施。而个人防护是指由医务人员和患者可以穿戴的个人防护用品，二者结合方可达到较为理想的防护效果。

四、防护管理措施

1. 设置电离辐射警示标识，提醒非工作人员不得擅自进入辐射管控区域。特殊人群（如孕妇）进行X线检查前应告知其危害，慎重检查。

2. 设置工作状态指示灯，检查室进行照射时，指示灯应显示"射线有害健康，灯亮请勿靠近"。

3. 依据《放射诊断放射防护要求》GBZ130—2020标准，为受检者、陪检者及医护人员准备防护用品，如铅衣、铅围裙、铅帽、铅围脖等。

4. 做好医务人员个人剂量监测与个体健康监测，通过佩戴个人剂量牌，定期进行工作环境中累积接触的剂量监测，建立个人剂量档案，根据监测结果合理排班、休假；同时新上岗员工应进行岗前体检，员工在岗期间每两年接受放射工作人员职业健康体检，并建立个人健康档案，监测档案应终身保管。

五、防护方案

放射线技术存在着一定的辐射损伤，患者和医务人员均是射线的受照者。因此，加强辐射防护是保证医患双方健康的前提。

（一）工作人员的防护

1. 工作人员不得将身体敏感部位暴露在原发 X 线之中，尽可能避免直接用手在透视下操作。

2. 正确使用各种防护器材，如铅衣、铅手套、铅围裙及铅玻璃眼镜等，避免接触射线。

3. 工作人员应佩戴辐射剂量监测牌，每 3 个月报告 1 次个人接触的辐射剂量，介入工作人员每年接触的剂量不应超过医院制定的管理目标值（一般为 5mSv/a），条件允许的情况下，还应监测眼晶状体和手部皮肤剂量，定期进行健康体检，体检结果异常时暂时调离放射岗位。

4. 工作人员的配置应符合相关规定要求，所有人员均应参加专业放射防护知识培训，取得"放射工作人员证"后持证上岗。

5. 保证各机房通风设施的正常运行，以降低射线与空气作用产生的臭氧和氮氧化物等有害气体，保护人员健康。

6. 在设备正常运行状态下，对安全联锁装置每月进行检查，除常规性自主监测外，每年应委托有资质的第三方进行放射诊疗设备防护性能和工作场所辐射水平监测，确认其在安全有效范围之内。

（二）患者的防护

1. 距离防护 增大与辐射源之间的距离。照射距离增加 1 倍，X 线剂量会衰减到原来的 1/4。在进行介入手术时焦皮距不能 < 35cm，以减少患者受照部位的皮肤照射量。

2. 时间防护 减少受照时间。工作人员熟练操作，减少曝光次数与时间，降低透视脉冲频率，可以有效地减少辐射剂量。

3. 屏蔽防护 球管管套、遮光器应不漏射线，窗口装有铝滤过板，确保受检者入射体表空气比释动能率最大值不超过 88mGy/min。对于辐射敏感部位（如甲状腺、性腺）给予屏蔽防护。常用的屏蔽物有铅围裙、铅衣、铅围脖、悬挂式防护屏等，铅当量不低于 0.25mmPb。

4. 控制照射次数及部位，避免患者短期内反复多次检查及不必要的复查。

5. 加强 X 线检查的预防宣传，要求受检者积极配合医务人员做好防护工作，规范受检时自身行为。

六、防护用具管理

详见本书第二部分第十二章第三节辐射防护管理相关内容。

（吴家会 李建英 肖书萍）

第四节 护理不良事件预防

护理不良事件是指在临床诊疗活动中以及医院运行过程中，任何可能影响患者的诊疗结果、增加患者的痛苦和负担并可能引发医疗纠纷或医疗事故，以及影响医疗工作的正常运行和医务人员人身安全的因素和事件。中国医院协会的医疗安全（不良）事件报告系统将不良事件级别划分以下四级。Ⅰ级事件（警告事件）：是指患者非预期的死亡，或是非疾病自然进展过程中造成永久性功能丧失的事件；Ⅱ级事件（不良后果事件）：在疾病医疗过程中是因诊疗活动而非疾病本身造成的患者机体与功能损害的事件；Ⅲ级事件（无后果事件）：是指虽然发生了错误事实，但未给患者机体与功能造成任何损害，或轻微损害不需处理可完全康复的事件；Ⅳ级事件（隐患事件）：是指由于及时发现错误，而未形成事实的事件。本节主要阐述药物相关、意外、职业暴露等在放射检查过程中常见的不良事件。

一、药物安全不良事件预防

（一）对比剂不良反应预防

CT 增强是临床检查不可或缺的重要辅助检查手段。因此，碘对比剂的使用亦显著增多，碘对比剂的相关不良反应如下。

1. 特异性反应 / 变态反应　急性不良反应指注射对比剂后 1 小时之内发生的不良反应。一般发生于注射后 30 分钟内，多数反应发生在注射后 5～10 分钟。70% 速发型反应表现为瘙痒和轻度荨麻疹，过敏症状出现得越早，病情越严重，大部分致命的重度反应也为速发型，按严重程度可分为轻度、中度和重度不良反应。

（1）轻度不良反应：咳嗽、打喷嚏、一过性胸闷、结膜炎、鼻炎、恶心、全身发热、荨麻疹、瘙痒、血管神经性水肿等。

（2）中度不良反应：严重呕吐、明显的荨麻疹、面部水肿、咳嗽、呼吸困难、血管迷走神经反应等。

（3）重度不良反应：喉头水肿、震颤、抽搐、意识丧失、休克等，甚至死亡或其他不可预测的不良反应。

2. 迟发性不良反应　是指对比剂注射后 1 小时到 1 周内出现的不良反应，多发生在检查后 1～24 小时。对比剂引起的迟发性不良反应绝大多数情况下为皮肤相关不良反应，症状多为头痛、眩晕、瘙痒、恶心、呕吐、腹泻、发冷和流感样症状与皮肤过敏反应等。

3. 物理化学反应 / 毒性反应

对比剂肾病：一般在血管内注射碘对比剂后血清肌酐值 24 小时内开始升高，4 天内达到峰值，多数患者肾功能可于 7～10 天恢复。多为轻型或亚临床型，易被忽略。临床可表现为无症状、非少尿型肾功能减退及少尿型肾衰竭。少尿型肾衰竭的病死率明显高于非少尿型肾功能减退的患者。

4. 碘对比剂全身反应的预防

（1）碘对比剂使用前的准备：①准备抢救环境，完善抢救设施，配备急救车、各种急救物品及药品；放射科的医护人员要掌握对比剂的理化性质、用量、禁忌证以及不良反应的处理方法；②提高影像科医务人员的急救意识和急救技能，加强对比剂理论知识学习，制订对比剂不良反应抢救流程，进行不良反应抢救演练；③护士履行告知义务或询问患者的内容。

（2）健康教育：告知患者或其监护人或患者授权者关于对比剂使用的适应证、禁忌证、可能出现的正常反应（如全身发热、会阴部热感、口腔金属异味等，嘱其不必紧张，药物注射完毕后会自行缓解）和不良反应，交代注意事项；向患者解释检查过程及其存在的风险。

（3）评估、询问患者：认真阅读检查单，询问病史，是否有使用碘对比剂全身不良反应的既往史（症状包括荨麻疹、支气管痉挛、明显的血压降低、抽搐、肺水肿）、哮喘病史，有无与治疗现疾病有关药物引起的过敏反应、糖尿病肾病、肾疾病、使用肾毒性药物等。对曾经发生过碘对比剂不良反应的患者尽量选择其他的检查方法。

（4）需高度关注的相关疾病：甲状腺功能亢进症、糖尿病肾病的患者是否可以注射碘对比剂，需要咨询内分泌专科医生；肾功能不全患者使用对比剂需要谨慎和采取必要措施。

（5）告知服用二甲双胍类药物的糖尿病患者注射碘对比剂后，要根据肾功能情况决定是否停二甲双胍类药物。使用肾毒性相关药物如氨基糖苷类、非甾体抗风湿药、两性霉素 B、顺铂、头孢类抗生素者，需停用至少 24 小时再使用碘对比剂。

（6）无须行碘过敏试验：使用碘对比剂前是否行碘过敏试验，目前国内各单位尚不统一，《中国对比剂使用指南》中叙述"一般无需碘过敏试验，除非产品说明书注明特别要求"。

（二）对比剂血管外渗预防

对比剂血管外渗是指 CT 检查中高压注射碘对比剂因各种原因导致对比剂外渗于血管外周组织，组织间隙因渗透压梯度改变，使细胞内水分转移至组织间隙而引起一系列生理、病理改变。

1. 碘对比剂血管外渗的原因

（1）使用高压注射器和钢针。

（2）注射护士的原因：评估患者血管不充分，盲目穿刺；穿刺技术欠缺，同一根血管反复多次穿刺；未根据患者检查要求选择大小、位置合适的血管和留置针；与患者沟通不到位，未交代注射时如有疼痛感，应示意，不能忍耐；对于血管条件差的患者与体位摆放技师沟通不到位。

（3）患者的原因：婴儿、低龄儿童和昏迷等不能有效沟通的患者，不能及时准确主诉注射部位疼痛；配合能力差，等待检查过程中导致针头滑出血管；被穿刺血管情况不佳，如高龄、放疗、化疗、糖尿病、消瘦等患者，导致血管弹性降低、硬化、呈条索状，不能承受高压注射；体质差的患者，血管充盈度降低，反复穿刺损伤血管；淋巴和/或静脉回流受损，导致局部压力增加。长期服用硫酸氢氯吡格雷等抗凝药，使血管通透性增强。

（4）体位摆放的原因：摆放体位时手放置不到位，手弯曲，形成阻力；高压管道连接时操作不当，牵拉导致针头滑出；注射对比剂前试水不充分或未试水，未及时发现渗漏先兆。

（5）技师的原因：申请单上带有高风险标识的患者未重视；未根据患者具体情况选择合适的注射速率和注射剂量，未调整扫描监测方式；扫描过程中动态观察不到位。

2. 碘对比剂血管外渗的预防

（1）加强对比剂外渗的高危患者（婴儿、老年人及不配合、化疗、放疗、糖尿病、体质虚弱等患者）检查前告知。

（2）预防措施

1）CT 增强留置针建议由放射科专科护士进行统一穿刺，全院做到同质化管理，避免临床护士在穿刺技术、留置针型号的选择上存在问题。

2）静脉穿刺前认真进行血管评估，选择合适的血管，首选注射位置为肘前或前臂的大静脉，避开手背、足背或踝部血管，细致操作。

3）使用高压注射器时，选用与注射流率匹配的留置针和连接管，尽量避免使用金属针。

4）确定穿刺成功后进行恰当固定。加强与患者沟通，取得配合。

5）必要时使用渗漏风险标识，加强与技师的沟通，选择合适的注射剂量和速度。

6）必要时可以使用耐高压中心静脉导管或颈外静脉通路，但检查前必须确认导管是通畅的。

7）连接高压管道前观察导管内有无血液回流，确定后再连接高压管道并试注水，监测注射部位，做到"一看二摸三感觉四询问"，确保血管通畅。

8）对比剂注射前可加热至 37℃，降低黏稠度，减少碘对比剂外渗的发生率。

9）注射中动态观察增强图像，监测对比剂进入情况，发现渗漏立即停止注射。

10）静脉穿刺前预防

A. 心理干预：患者因担心自身病情，恐惧碘对比剂过敏反应，在接受 CT 增强检查时，紧张、身体僵硬，甚至发生颤抖，不仅影响穿刺，还可能导致针头脱出发生对比剂渗漏。因此，穿刺前需给予适当心理护理，讲解操作方法，告知其放松，并解释注射对比剂时身体反应，可提升其配合度，减少对比剂渗漏发生风险。

B. 患者评估：包含患者合作程度、治疗情况、全身状况、患者病情、穿刺部位袖口的松紧程度等，疑似存在血栓形成、长期化疗、缺血性疾病、静脉炎等患者，需高度重视，提高警惕，因其血管弹性差，血管变硬变细，穿刺稍有不慎易刺破血管。

二、患者坠床 / 跌倒不良事件预防

1. 提供安全环境，提供足够灯光，环境明亮、保持候诊区域及卫生间地面干燥，无障碍物，湿滑的地面应放置"小心滑倒"的警示标识。各种安全警示标识醒目，检查的就诊流程标准规范。

2. 建立放射科坠床 / 跌倒防范制度，明确高风险跌倒患者的具体处理流程；增设导诊护士，能够正确使用辅助用具（轮椅、平车、助行器等），做好患者及其家属预防跌倒的健康宣教。

3. 检查前预防

（1）健康宣教：告知患者及其家属跌倒 / 坠床的危害性、预防的重要性，使用轮椅、推床患者用好安全带。

（2）跌倒 / 坠床的风险评估：服用药物（散瞳剂、镇静安眠药、降压利尿剂、镇挛抗痫剂、麻醉止痛剂、降糖药）的患者，更要注意防范跌倒的发生，采取相应的防范措施。

（3）特殊患者预防：头晕、虚弱或头痛的患者，告知不要随意下床以免跌倒。意识不清、躁动不安或有精神症状的患者，应有家属陪同保护，并使用保护性约束带或床栏。儿童、老年人、孕妇、行动不便及残疾人士和意识不清、特殊治疗的患者应主动搀扶或帮助。

4. 检查过程中预防　患者在上或下检查床时，操作人员首先要锁定检查床并站在患者旁，一旦发现检查床移动或患者有跌倒迹象时，要及时稳住检查床或扶住患者。当患者在检查床上时，首先要锁定检查床，尽量让患者躺在检查床中间位置，叮嘱患者在检查过程中要注意安全，防坠床。

5. 多部门协作，落实患者防滑相关措施及防滑设施的修建。

三、管路安全（非计划性拔管）不良事件预防

非计划拔管指为患者治疗需要而留置在患者体内的各种导管，未经医护人员同意，患者将插管自行拔出，或其他原因（包括医务人员操作不当）造成的插管脱落，又称意外拔管。

1. 检查前预防

（1）健康教育：检查之前详细告知置管的重要性，如自行拔管可能会产生严重不良影响，延长住院时间。检查中尽可能将导管放在患者难以接触到的位置，防止受检过程中发生自主拔管。

（2）导管脱落风险评估：确定是否存在导管脱落的危险及危险的程度，采取相应的防范措施。

（3）有效固定导管：放置预防非计划性拔管警示标识，选择合适的胶布、正确的固定流程，做到有效固定管道。

2. 检查过程中预防

（1）检查中尽可能将导管放在患者难以接触到的位置，妥善固定，防止患者自主拔管。

（2）检查过程中翻身、搬动、上下检查床时应正确保护导管及接口，避免牵拉导致导管脱落。

（3）对有烦躁、谵妄、精神行为异常的患者，遵医嘱给予镇静镇痛治疗，进行保护性约束，防止导管意外脱落。必要时留家属做好防护后在检查室陪同检查。

四、职业暴露预防

职业暴露是指由于职业关系而暴露在危险因素中，从而有可能损害健康或危及生命的一种情况。医务人员职业暴露，是指医务人员在从事诊疗、护理活动过程中接触有毒、有害物质，或传染病病原体，从而损害健康或危及生命的一类职业暴露。而医务人员职业暴露，又分为感染性职业暴露、放射性职业暴露、化学性（如消毒剂、某些化学药品）职业暴露及其他职业暴露。相关统计数据显示，国内外的医务人员职业暴露发生率分别为 62.8% ～ 98.0%、22.5% ～ 73.0%。因此，应制定相应的预防措施，减少相关职业暴露的风险。

（一）针刺伤或血液、体液直接暴露预防

1. 不断提升自我防护意识　护理部应对全院护理人员进行职业暴露防护培训，并定期组织护理人员进行安全警示教育，不断提高护理人员的安全意识与风险防范意识。

2. 严格执行标准预防　认定患者的排泄物、分泌物、体液以及血液存在传染性，应隔离处理，在接触了以上物质后也应进行有效防护处理，是预防职业暴露的重要对策。

3. 规范护理操作　回套针帽是出现针刺伤的主要原因之一，所以应对该现象进行严格禁止。对护理操作流程应熟练，针头在使用之后应规范处理，严禁折弯或摆弄针头等锐器。锐器在使用后应放入利器盒内，摆放利器盒的位置应固定，并有警示标识。

4. 严格执行手卫生　按六步洗手法进行洗手或进行手消毒。接触血液、体液、排泄物、分泌物或皮肤黏膜有破损时须戴手套，脱手套后严格洗手。

5. 合理安排工作强度　长时间高强度的临床工作可能会导致操作失误而发生职业暴露。因此，合理排班，减轻工作负担，保障必要休息，可减少职业暴露的发生。

6. 建立职业暴露的管理组织　成立护士职业防护质量控制小组，定期督查护理人员执行职业防护措施的执行情况，对存在的问题进行分析、反馈，提出改进意见并进行追踪评价，从而降低职业暴露的发生率。

7. 健全职业暴露防护管理机制　要求各科室配备职业防护应急箱，确保发生职业暴露时能够及时、准确地给予应急处理，保障护理人员的人身安全。

（二）放射性污染事件预防

放射性污染，是指由于人类活动造成物料、人体、场所、环境介质表面或者内部出现超过国家标准的放射性物质或者射线而造成的污染。为防治放射性污染，保护环境，保障人体健康，我国制定了《中华人民共和国放射性污染防治法》，要求实行预防为主、防治结合、严格管理、安全第一的方针。

1. 建立健全安全保卫制度，进行放射性安全教育、培训，使医护人员及患者了解放射性污染防治的有关情况和科学知识，并采取有效的防护安全措施。

2. 对相关从业人员实行严格的资质管理。

3. 运输放射性物质和含放射源的射线装置，应当采取有效措施，防止放射性污染。

4. 放射性物质和射线装置应当设置明显的放射性标识和警示说明。

5. 使用、储存、处置放射性物质和射线装置的场所，以及运输放射性物质和含放射源的射线装置的工具，应当设置明显的放射性标识。

6. 含有放射性物质的产品，应当符合国家放射性污染防治标准。

7. 患者进行放射性检查及治疗时，护理人员应详细讲解检查方法、注意事项、行为与安全制度，宣教重点为检查前后患者的活动区域、饮食、环境标识，避免患者配合不当或显像不理想，重复多次出入候诊区。

五、其他不良事件预防

（一）检查中患者突发癫痫预防

癫痫即俗称的"羊角风"或"羊癫风"，是大脑神经元突发性异常放电，导致短暂的大脑功能障碍的一种慢性疾病。其病因复杂多样，包括遗传因素、脑部疾病、全身或系统性疾病等。对这些患者应由临床医生根据情况给予药物治疗，预防检查过程中突发癫痫。

1. 卒中患者多次早期发作、脑出血或出血转化后出现的单次早期发作、单次晚期发作、自发性非诱发发作可以考虑规范的抗癫痫药物治疗。

2. 重度颅脑损伤患者伤后早期（7天内）应用镇静药物情况下无须再预防性加用抗癫痫药物，无应用镇静药物时则需加用抗癫痫药物。

3. 脑血管病患者出现以下情况应使用预防癫痫药物：①近皮质的海绵状血管瘤或动静脉畸形（尤其是颞叶）；②动脉瘤破裂合并脑内血肿或大脑中动脉瘤；③自发性脑内血肿；④术中损伤引流静脉或皮质供血动脉，预期会有明显脑水肿或皮质脑梗死。卒中后没有抽搐发作或没有亚临床发作的患者不需要进行抗癫痫药物的预防性治疗。对于有抽搐史，脑实质血肿或大脑中动脉瘤的患者应给予抗癫痫药物预防。

4. 对中枢神经系统感染患者，应积极控制感染，若患者出现癫痫发作可采用静脉注射地西泮，肌内注射苯巴比妥或苯妥英钠等措施。癫痫持续状态时可选用静脉滴注丙戊酸钠。患者退热后，抗癫痫药即可逐渐停用。如再次癫痫发作，可重复给药。

5. 既往有癫痫发作病史患者应待病情稳定后再行检查。

（二）检查中患者发生躁动预防

1. 保持环境安静，减少声音对患者的不良刺激。

2. 当患者突然发生躁动时，立即制动约束患者，防止意外发生，并通知医生。对于躁动患者实施保护性约束时，注意动作轻柔，以免对患者造成损伤。

3. 针对 MRI 检查的患者，因 MRI 检查过程中时间比较长、空间比较密闭，而且容易产生巨大噪声，以上因素都会导致患者出现恐惧心理而出现躁动。

（1）向患者介绍 MRI 检查过程及可能出现的身体感受，减轻患者心理上对 MRI 设备的恐惧和忧虑。

（2）特殊患者可在扫描过程中，保持与患者对讲等通信联系，避免患者恐惧心理。

（3）可提供 MRI 兼容耳机并播放音乐分散患者注意力，缓解紧张情绪。

4. 婴儿及躁动的患者，应在临床医生指导下适当给予镇静处理。

5. 必要时可留一人陪同检查，保证患者的检查安全。

（三）金属异物吸入磁体预防

金属异物吸入磁体是指检查前未严格执行操作规程，使金属异物被带入磁体间，导致金属异物吸入磁体而引起的一系列后果，轻者影响图像质量，重者造成设备损坏。

1. 检查室放置"禁止金属入内"警示标识。磁性金属物品如手机、磁卡、钥匙、手表、硬币、发卡、打火机、义齿、剪刀、别针、电子产品、存折、项链、耳环、戒指等，尤其是轮椅、平车、担架、监护仪、输液泵、氧气筒等仪器设备禁止入内。

2. 体内有任何生物电子装置（如心脏起搏器、助听器）的患者及其家属，禁止进入 MRI 室。

3. 患者进行检查前，严格进行安全检查：禁止患者携带上述金属物品进入候诊室；协助候诊患者去除金属物品、电子产品及其他磁性物品。

4. 生命体征不稳定的危重患者（如婴幼儿及躁动、精神异常、幽闭恐惧症患者）慎重进行 MRI 检查，必要时给予镇静剂，由专人陪同患者完成检查。

5. 无法行走或推床检查的患者，协助其转移至无磁检查床或轮椅等候检查。

6. 协助患者将无法带入检查室的物品存入储物柜。

（四）磁共振设备失超事故预防

在励磁或工作过程中，超导体因某种原因突然失去超导特性而进入正常态，即引起失超。此时磁体温度急剧升高，液氦大量挥发，磁场强度迅速下降造成设备的损坏。

1. MRI 技师每日检查并记录水冷系统的各种技术参数，包括液氦压力、容量、氦压机压力、氦压机水冷温度。

2. 液氦压力设定为 4psi（1psi ≈ 6.89kPa），正常情况下每季度消耗液氦 0.2% 左右。若压力超出范围（3.8 ～ 4.5psi）则表明故障，液氦容量应大于 60%，低于 60% 应及时加液氦。

3. 当遇到停电及水冷机、氦压机、冷头故障时，液氦挥发加剧，此时要及时检修，否则有失超的危险。

4. 定期清洗水冷机组内的过滤网，及时清洗室外机组过滤网以避免堵塞。

5. 磁体上方各排气管路保持通畅，避免杜瓦容器内压力升高而导致失超；各输液管口应密封完好，发现结冰要立即处理；通向室外的失超管应有防尘措施，每月定期清理，防止堵塞。

（陈冬萍　张久霞　王　勤）

第五节　应急预案

一、突发事件应急预案与处理流程

（一）检查中发现火警的应急预案与处理流程

1. 应急预案

（1）患者检查中发现火警，立即通知技师停止检查。立即拨打院内火警电话，通知上级领导。

（2）评估火情，若可扑灭，使用现场灭火设备灭火，安抚并转移患者，保管好医疗文件及财产，切断电源，关闭邻近火源门窗，通知技师长协调工作，协助患者完成检查。

（3）若无法扑灭，立即组织患者及其家属从安全通道撤离。救护危重病员。

（4）保护现场，积极配合调查火警原因。

2. 处理流程　见图 4-5-1。

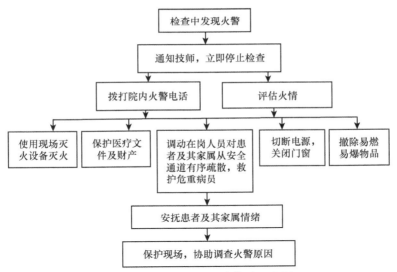

图 4-5-1　检查中发现火警处理流程

（二）检查中突发停电应急预案与处理流程

1. 应急预案

（1）检查中突然停电时保持镇静。安抚患者，就地等待，防止跌倒。

（2）评估为照明设备停电，可使用应急替代照明，做好解释工作，继续完成检查。

（3）若为检查设备故障，向患者做好解释工作，联系维修部门，及时检修。若等待时间较长，通知上级协调工作安排，继续完成检查。

（4）注意保护患者及财产安全，做好安慰解释工作。

2. 处理流程　见图 4-5-2。

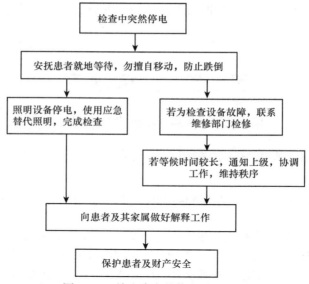

图 4-5-2   检查中突然停电处理流程

二、常用仪器、设备故障应急预案与处理流程

（一）高压注射器故障应急预案与处理流程

1. 应急预案

（1）高压注射器出现故障，立即通知技师，停止检查，向患者做好解释工作。

（2）立即进行故障排除，可先安排平扫患者进行检查。

（3）若故障排除，继续完成检查；若故障无法排除，通知护士长及技师长，协调工作，将需要增强检查的患者安排至其他检查室。安抚患者情绪，维持好秩序。

（4）协助有需要的患者调整检查时间。

（5）联系设备科进行维修。

2. 处理流程   见图 4-5-3。

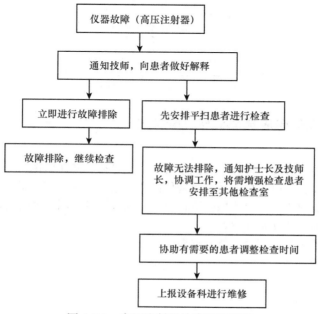

图 4-5-3   高压注射器故障处理流程

（二）机器故障应急预案与处理流程

1. 应急预案

（1）机器出现故障，立即暂停检查，向患者做好解释，保证患者安全。

（2）通知医学工程师紧急检修。

（3）若30分钟内能恢复，维持现场秩序，安排候检患者到安全区域耐心等待，完成检查。

（4）若等待时间较长，通知上级，协调工作。协助患者到其他检查室完成检查。

（5）通知设备科维修。

2. 处理流程　见图4-5-4。

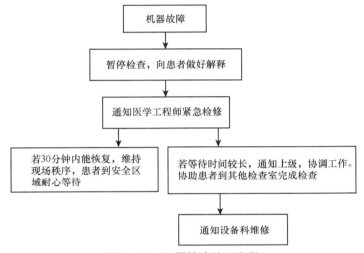

图 4-5-4　机器故障处理流程

（三）智能叫号系统故障应急预案与处理流程

1. 应急预案

（1）硬件故障：立即通知仪器组维修，采取人工叫号，维持好现场秩序，等待系统恢复。

（2）软件故障：向等待患者及时做好解释工作，安抚患者情绪，尝试恢复数据，若30分钟无法恢复数据，通知上级领导，联系网络中心，采取人工叫号，维持好现场秩序。

2. 处理流程　见图4-5-5。

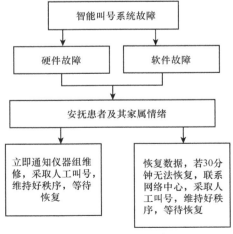

图 4-5-5　智能叫号系统故障处理流程

三、不良事件应急预案与处理流程

（一）对比剂不良反应（过敏性休克）的应急预案与处理流程

1. 病情评估

（1）呼吸道阻塞症状：对比剂使用后 1 小时内主要表现有喉头堵塞感、声音嘶哑、心悸、胸闷、气促、憋喘、呼吸困难等，部分患者伴有窒息感、头晕、面部四肢及口唇麻木、口干等，通常是因为喉头水肿、支气管痉挛及肺水肿等引起。

（2）循环衰竭症状：面色苍白、四肢湿冷、脉搏细速、烦躁不安、血压急剧下降以至晕倒，甚至意识丧失等。

（3）皮肤黏膜改变：皮肤潮红、瘙痒并伴有不同程度的皮疹。重者可见皮下血管神经性水肿，颜面部乃至全身皮肤水肿，也可伴有食管发堵、腹部不适、恶心呕吐等。

2. 应急预案

（1）患者对比剂使用过程中突发疑似过敏性休克时：立即停止用药，就地抢救。协助患者取平卧位，头偏一侧，保暖。

（2）立即通知责任医生评估患者，根据具体情况采取抢救措施。

（3）建立静脉通路 ≥ 2 条，补液扩容。开放气道，持续吸氧，气囊辅助呼吸，喉头水肿行气管插管。

（4）立即肌内注射肾上腺素 0.2 ～ 0.5mg，地塞米松 5 ～ 10mg 等抗过敏抗休克药物。

（5）窒息、心跳呼吸停止者立即行心肺复苏：人工呼吸、胸外按压。呼叫麻醉科参与抢救。

（6）安抚家属情绪，做好解释工作。

（7）密切观察生命体征变化，详细记录抢救过程。

（8）症状缓解后送监护室或相应科室继续处理，做好交接工作。

（9）上报技术部主管、科主任及相关科室；上报药物不良反应事件、护理不良事件，填写科室不良反应登记本。

3. 处理流程　见图 4-5-6。

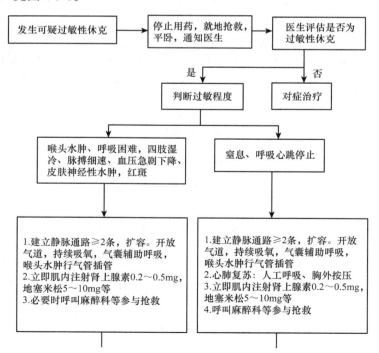

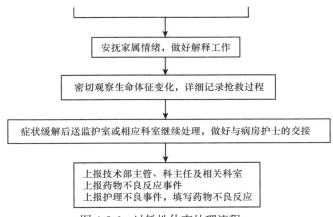

图 4-5-6 过敏性休克处理流程

（二）对比剂外渗的应急预案与处理流程

1. 病情评估

（1）轻度渗漏：对比剂外渗量较少，局部穿刺点周围肿胀较为局限，范围不超过 5cm，伴或不伴疼痛。

（2）中、重度渗漏：对比剂外渗量较多，疼痛明显，肿胀范围超过 5cm，皮肤紧绷，变色，肿胀面积是原来对比剂渗出面积的 2 倍以上。

2. 应急预案

（1）出现对比剂外渗，立即停止注射对比剂，尽量回抽液体。观察动态增强图像，查看增强效果，检查剩余的药量，评估外渗剂量，安抚患者，通知医生及护士长。

（2）若为轻度渗漏，无须处理，注意观察。若需重新检查，安排患者继续完成检查。告知患者 24 小时内禁止热敷，如外渗加重，应及时就诊。对个别疼痛明显者，局部给予普通冷敷、湿敷。

（3）若为中、重度渗漏，嘱患者将患肢抬高处于心脏水平以上，做松、握拳动作，使静脉回流顺畅，观察末梢血运及桡动脉的搏动。遵医嘱将纱布浸入硫酸镁溶液 20ml、地塞米松 10mg 与利多卡因 10ml 的混合液中，然后将纱布敷于患处，再用保鲜膜包裹。持续冷湿敷 24 小时，观察肿胀是否消退。

（4）对于外渗严重的患者，可请伤口小组会诊或请医生采取综合治疗措施，慎用局部封闭和手术治疗。

（5）详细记录与交接：填写对比剂外渗记录单、住院患者与临床科室医生及护士联系，详细告知渗漏的药量、注意事项、早期的处理方法，定期随诊。门诊患者需告知其护理方法和观察病情变化的方法，如有特殊情况随时就医。

（6）上报护理不良事件，及时组织讨论，分析原因，提出整改措施。

3. 处理流程 见图 4-5-7。

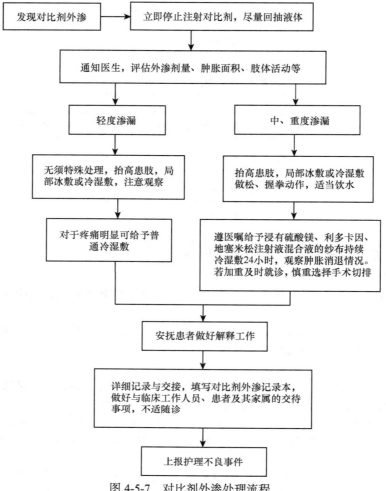

图 4-5-7　对比剂外渗处理流程

（三）职业暴露的应急预案与处理流程

1. 应急预案

（1）若发生锐器伤，立即从近心端向远心端将伤口周围血液挤出。

（2）用流动水冲洗伤口 2 ～ 3 分钟。

（3）用 75% 的乙醇或 0.5% 聚维酮碘消毒伤口，如有必要需做包扎处理。

（4）若皮肤或乙醇接触患者的血液、体液时，立即用流动水冲洗污染皮肤，用 0.9% 氯化钠注射液冲洗黏膜。

（5）发生职业暴露后应立即报告护士长或科主任，到医院感染管理科进行危险性评估，上报护理部，填写职业暴露登记表。

（6）尽可能追寻利器源，根据利器源情况确定跟踪检查项目及观察时间。

（7）上报院护理不良事件平台，及时组织全科人员进行讨论，查找原因，采取针对性整改措施，杜绝再次发生。

2. 处理流程　见图 4-5-8。

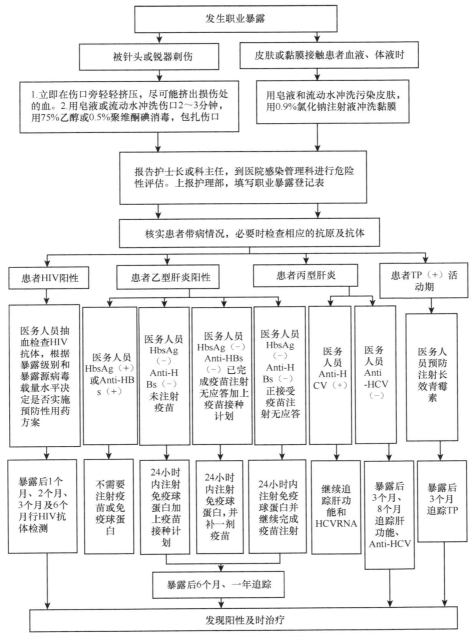

图 4-5-8 职业暴露处理流程

（四）患者发生坠床/跌倒的应急预案与处理流程

1. 应急预案

（1）患者发生坠床/跌倒，勿立即搬动患者，就地抢救，通知医生。

（2）立即评估患者病情及损伤情况。

（3）轻者，扶患者至移动平车上，转运至观察室，安抚患者情绪。

（4）重者，就地抢救，通知管床医生，遵医嘱给予相应处理，严密观察病情变化，及时做好交接与记录。通知家属。待患者病情稳定后，医生评估病情允许后可转运观察室或病房。

（5）详细记录，做好与病房护士的交接工作。

（6）向家属及其他患者做好解释工作。

（7）通知上级，合理安排检查室工作，维持正常秩序。

（8）填写科室不良事件登记本，按照跌倒/坠床不良事件上报。

2. 处理流程 见图 4-5-9。

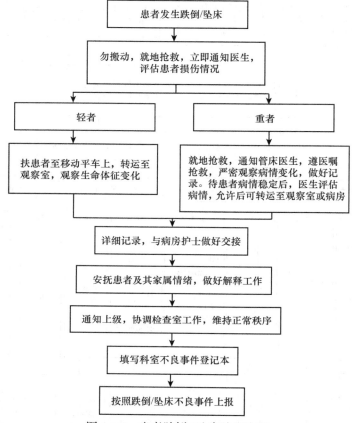

图 4-5-9 患者跌倒/坠床处理流程

（五）检查中引流管不慎脱出的应急预案与处理流程

1. 应急预案

（1）检查中引流管不慎脱出，立即停止检查，通知放射科及临床医生。

（2）评估患者病情，若为负压引流管，如胸腔闭式引流管、"T"形管、脑部引流管等时，首先用无菌纱布或棉垫封闭伤口。

（3）若病情允许，快速完成扫描，安慰患者，避免患者紧张和情绪激动。若病情危重，立即抢救。

（4）根据患者病情及引流量的状况，决定是否需要重新置管。

1）病情稳定，引流量少，不需重新置管。

2）病情重或不稳定，引流量大，需要重新置管，协助医生迅速准备好置管所需物品及药品，并做好配合抢救工作，必要时送手术室紧急处理。

（5）详细记录，观察患者生命体征变化，与病房护士做好交接。

（6）上报护理不良事件，填写不良事件登记本。

2. 处理流程 见图 4-5-10。

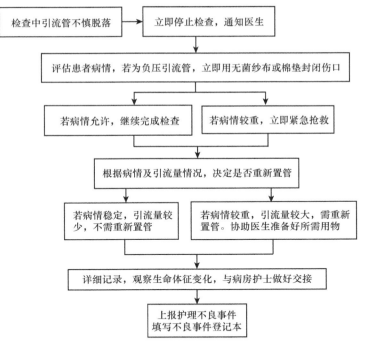

图 4-5-10 检查中引流管不慎脱落处理流程

（六）金属异物吸入磁体的应急预案与处理流程

1. 应急预案

（1）立即停止检查，通知医生看患者。

（2）通知护士长和科主任。通知医学工程师查看现场，排除隐患。

（3）评估现场情况，观察患者情况，快速将患者从磁体间转移到抢救室。

（4）患者受伤时立即通知影像科医生、管床医生进行对症处理，给予心电监护，观察患者生命体征变化。必要时协助转运患者至重症监护室或普通病房。

（5）向患者及其家属做好解释工作。

（6）详细记录，与病房护士做好交接。

（7）上报科室工程师，工程师无法解决时上报设备科，通知维修部。协调工作，维持秩序。

（8）上报院护理不良事件，及时组织技师与护士讨论，查找原因，采取针对性整改措施，杜绝再次发生。

2. 处理流程 见图 4-5-11。

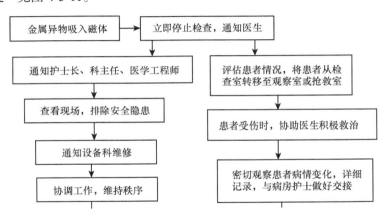

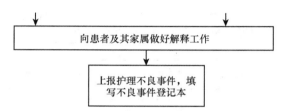

图 4-5-11   金属异物吸入磁体处理流程

（七）检查中患者突发癫痫的应急预案与处理流程

1. 应急预案

（1）检查中患者突发癫痫，立即停止检查。

（2）通知医生，护士立即进入检查间，保护患者，防止坠床，将床调至适合实施抢救的高度。

（3）就地抢救，必要时将患者转移至抢救室或观察室。

（4）备急救车，防止舌咬伤，遵医嘱给予镇静药物，观察患者呼吸。

（5）遵医嘱给予心电监护，氧气吸入，保持静脉通畅，密切观察病情、生命体征变化。

（6）向患者家属做好解释工作，安抚紧张焦虑情绪。

（7）病情好转，能配合检查者，继续完成检查；病情未好转，不能配合检查者，调整检查时间，与临床护士做好交接。

（8）上报护理不良事件，填写不良事件登记本。

2. 处理流程   见图 4-5-12。

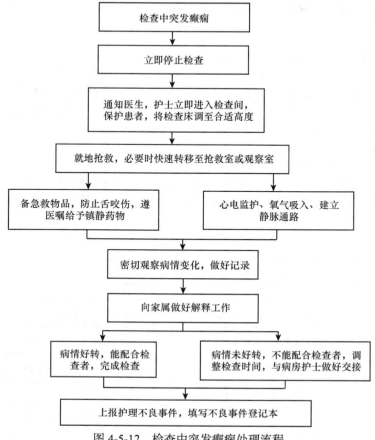

图 4-5-12   检查中突发癫痫处理流程

（八）检查中患者发生躁动的应急预案与处理流程

1. 应急预案

（1）立即停止检查，通知医生。

（2）通知技师将床调至最低，以免坠床。同时护士快速进入房间保证患者安全。

（3）通知家属，给予约束制动，防止意外发生，保护患者安全。

（4）向患者及其家属做好解释工作，若患者配合，在护士的陪同下完成检查；若患者不能配合，报告临床医生，调整检查时间。

（5）若患者病情变化，就地抢救，备好抢救用物。

（6）详细记录患者生命体征及病情变化。与病房护士做好交接。

（7）上报护理不良事件，填写不良事件登记本。

2. 处理流程 见图 4-5-13。

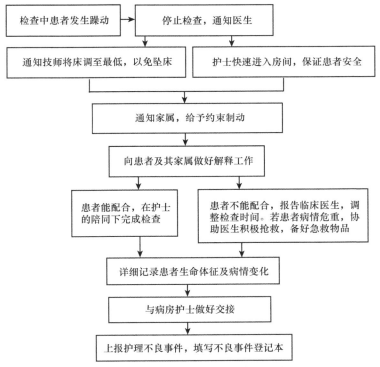

图 4-5-13 检查中患者发生躁动处理流程

（九）设备失超事故的应急预案与处理流程

1. 应急预案

（1）停止检查，紧急撤离患者，同时要求所有人员立即离开磁体间，并安排其他等候者到安全区域。打开所有通风装置、门和抽风机。

（2）立即通知护士长和科主任及工程师、安保、电工等相关人员到达现场。

（3）安保人员立即对事故现场进行围蔽处理，控制人员进入，避免喷发的超低温液氮冻伤附近人群。同时，工程师检查现场环境，检查通向室外的失超管，保证通畅，确认氧检测装置无报警，进一步排除安全隐患。

（4）向患者及其家属做好解释工作。

（5）协助安排患者到其他检查室完成检查，对危重患者进行积极救治，维持秩序。

（6）详细记录，上报相关部门。

（7）协助查找原因，提出整改措施。

2. 处理流程　见图 4-5-14。

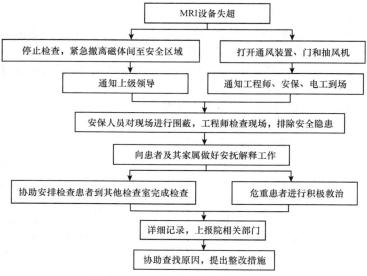

图 4-5-14　MRI 设备失超处理流程

（十）放射性污染事件的应急预案与处理流程

1. 应急预案

（1）当医务人员发生超剂量照射时，应立即转移受照射人员，更换衣物，清洗体表暴露部位。

（2）上报有关部门，检测随身剂量牌，经评估后送指定医院进行检查和治疗。

（3）定期随访和参加专项体检。

（4）应急小组召集专业人员，迅速制订事故处理方案。

（5）配合相关部门调查原因，提出整改措施。

2. 处理流程　见图 4-5-15。

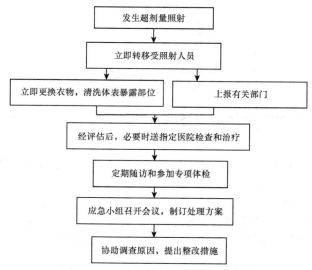

图 4-5-15　发生超剂量照射处理流程

（陈冬萍　李静萍　张华珍）

第五章　放射诊疗部门环境及感染控制管理

放射科是一个集检查、诊断、治疗于一体的科室，临床许多疾病都须通过放射科设备检查达到辅助或明确诊断的目的，因此放射诊疗室的楼层和位置应方便门诊、急诊和住院患者检查以及大型设备的搬运、安装与维修。建筑布局和必要设施应符合国家环境保护标准、职业卫生标准、医院感染控制和放射防护的要求。同时，由于放射科患者人流量大、病种复杂，是医院交叉感染的高发场所。为避免发生医院内交叉感染，环境卫生学质量管理显得尤为重要。

学习要求

了解：了解放射诊疗部门环境布局，并熟知环境卫生学要求。

掌握：环境、物品、器械与设备等消毒方法、频率以及合格标准。工作人员、患者感染控制管理措施。

第一节　环境布局要求

一、诊疗区域设置的环境要求

1.放射科宜与急诊、门诊和住院部邻近布置，便于患者检查、治疗，提高工作效率。

2.工作人员通道与患者通道分开设置，相对独立，避免交叉感染。

3.诊疗区域温、湿度适宜，应具备自然通风能力，维持定向的空气流动，使空气从清洁区流向污染区。

4.环境布局设置

（1）设备用房：MRI检查室、CT检查室、X线检查室、操作室。

（2）辅助用房：登记室、患者更衣室、候诊室、放射科专用注射室、留观（急救）室。

（3）办公用房：诊断室、值班室、会议室、办公室、更衣和盥洗室。

5.胃肠透视室应设调钡处和专用卫生间。

6.设置叫号系统和可视健康宣教系统。

二、诊疗环境的区域划分

（一）按照功能分区设置

1.患者通道及候诊区　患者通道应设有无障碍通道、急诊绿色通道；消防通道通畅，应急钥匙定点放置，人人知晓。候诊区包括患者登记室、更衣室、准备室、候诊室和卫生间等。

2.医生通道及医辅区　为医生内部联系的通道及医疗管理教学等区域，包括示教室、机修室、办公室、更衣室、卫生间、库房等。

3.诊断医疗区　包括设备机房、控制室、数据处理室、诊断室、独立的读片室等。

（二）按照医院感染防控要求设置

1.根据放射科不同来源患者、感染暴露风险划分检查区域。

（1）低风险区：如普通门诊患者，住院患者。

（2）中风险区：如急诊患者。

（3）高风险区：如发热门诊患者及特殊感染患者。

2. 在每个诊疗区域内明确区分污染区、潜在污染区和清洁区，严格按照区域要求执行消毒、隔离与防护措施。

三、不同区域的建筑要求

1. 需根据医院感染管理模式设置，并充分考虑放射防护安全设计。放射诊疗用房应集中设置，放射设备自重较大，推荐放置于底层，并应自成一区。

2. 机房内地沟深度、地面标高、层高、出入口、室内环境、机电设施等，应根据医疗设备的安装使用要求确定。

3. 水、电要求

（1）每个区域均须设有流动水，便于医务人员消毒，执行手卫生。

（2）放射科大型医疗设备的电源，应采用双路电源供电，设备电源的容量、内阻、频率、电压等符合国家要求，与地线连接，房屋建筑安装避雷装置。

4. 房屋建筑要求

（1）室内应干燥、防尘、防鼠，设有空调或暖气。

（2）电源配电箱和穿线孔预留在合适的位置。

（3）机房面积根据设备要求设置，每个机房内均应按照标准安装空气消毒设施及新风系统或换气装置。

（4）X线机房设置要求

1）隔室操作室与机房间的观察窗有足够防护厚度，且门窗、通风口、穿线孔、传片箱、观察窗等都要有防护措施。

2）检查入口处设置安全和防护设施、明显的放射性标识以及必要的防护安全连锁、报警装置或者工作信号指示灯。

3）每个X线辐射机房应配备工作人员和患者个人防护用品，包括铅衣、铅布、铅围脖和铅眼镜。

（5）磁共振机房设置要求

1）尽可能避免与电梯、发电机、直线加速器及汽车频繁经过的车道相邻，还要充分考虑磁体的运送通道。

2）地面、门窗、洞口、嵌入体等所采用的材料与构造均应按设备要求和屏蔽专门规定采取屏蔽措施。

3）扫描室门及观察窗净宽与净高符合国家要求。

4）检查入口处设置小心磁场及磁共振安全警示标识。

（付　玲　肖书萍）

第二节　环境卫生学监测

放射科环境卫生学监测参考《医院消毒卫生标准》（GB15982—2012）中Ⅳ类环境卫生标准，包括空气、物体表面、医护人员手等项目监测。

一、空气监测

（一）采样时间与频率

1. 采样时间　在消毒或规定的通风换气后，从事医疗活动前采样。采样前应关好门窗，无人走动的情况下，静止10分钟进行采样。

2. 采样频率　每季度或根据感染要求合理安排采样时间。

（二）采样方法——平板暴露法

1. 布点方法　机房面积＞30m² 设 4 角及中央共 5 点，4 角的布点位置距墙壁 1m 处；机房面积≤ 30m² 设内、中、外对角线 3 点，内、外点位置距墙壁 1m 处。

2. 采样方法　将普通营养琼脂平皿或血平板放置各采样点处，采样高度距地面 0.8 ～ 1.5m；采样时将平皿盖打开，扣放于平皿旁（切忌平皿盖向上暴露空气中），暴露 5 分钟后盖上平皿盖，及时送检。

3. 合格标准　空气消毒合格标准值菌落总数为≤ 4.0CFU/ 皿（5 分钟）。

二、物体表面监测

1. 采样时间与频率　根据采样目的选择采样时间，如进行常规物体表面监测，选择消毒处理后采样，每季度 1 次；若是暴发流行时的环境微生物学检测，则尽可能对未处理的现场进行立即采样。

2. 采样部位与面积　采样部位为易发生院内感染处，如高频接触物体表面、检查床、探测器、控制面板、磁体、出风口等位置；常规检测时，被采面积＜ 100cm²，取全部表面；面积≥ 100cm²，取 100cm²，暴发流行时采样不受此限。

3. 采样方法

（1）棉拭子法

1）对于平面物体，用 5cm×5cm 标准灭菌规格板，放在被检物体表面，用浸有缓冲液的棉拭子 1 支，在规格板内横竖往返各涂抹 5 次，并随之转动棉拭子，连续采样 1 ～ 4 个规格板面积，减去手接触部分，放入装 10ml 采样液试管内，及时送检。

2）门把手、金属、控制面板等曲面小型物体则采用棉拭子直接在物体表面按一定顺序涂抹采样。

（2）压印法：将平板上培养基表面压贴在物体上 10 ～ 20 秒，及时送检。

4. 合格标准　物体表面细菌菌落总数合格为≤ 10.0CFU/cm²。

三、医务人员监测

（一）手部采样

1. 采样时间　手卫生后、接触患者或从事医疗活动前；特殊监测随时采样。

2. 监测频率　常规采样每月 1 次，若是暴发流行或高度怀疑或确定与医务人员手的污染有关时，随时监测。

3. 采样方法

（1）直接压印法：将平皿上的培养基表面直接压贴在手掌根部指端曲面 10 ～ 20 秒后送检。

（2）棉拭子涂抹法：被检人 5 指并拢，用浸有缓冲液的棉拭子在双手指曲面从指跟到指端往返涂擦 2 次（一只手涂擦面积约 30cm²），并随之转动采样棉拭子，剪去操作者手接触部位，将棉拭子头投入 10ml 采样液试管内，及时送检。

（3）洗脱法：取无菌 0.9% 氯化钠溶液 200 ～ 300ml，倒入适当的灭菌容器内，将待查的手放入溶液中，反复冲洗 1 ～ 2 分钟。

4. 合格标准　卫生手消毒后医务人员手表面的菌落总数应≤ 10CFU/cm²；外科手消毒后医务人员手表面的菌落总数应≤ 5CFU/cm²。

（二）个人监测

1. 放射科工作人员应接受职业健康监护和个人剂量检测管理；从事医疗活动时医、技、护应当佩戴个人剂量牌。

2. 应配合感染防控要求，进行流行性病学、体温、症状监测，并按规定上报。

（付　玲　肖书萍）

第三节　环境卫生学管理

一、感染小组设置

（一）组织机构

医院感染管理设置三级组织机构：医院感染管理委员会、院内感染管理办公室、科室医院感染管理小组。

（二）成员设置

放射科需成立医院感染管理小组，全面负责本科室医院感染管理工作，确保本科室感染管理工作规范化；医院感染管理小组成员应参照《医院感染管理专业人员培训指南》（WS/T525—2016）进行规范化培训及考核。

1. 组长　由科室主任担任。

2. 副组长　由技师长或护士长担任。

3. 兼职感染控制医生　由科室医生秘书担任。

4. 兼职感染控制技师　由科室技师组长或骨干担任。

5. 兼职感染控制护士　由护理组长或骨干担任，可设置 1～2 人。

（三）工作职责

1. 科室感染管理小组工作职责

（1）根据法律法规及技术规范、标准和医院相关制度结合放射科的医院感染防控工作特点，制定本科室相应的医院感染管理制度，并组织实施。

（2）协调组织科室定期召开专题会议，对本科室医院感染管理现状进行分析，及时发现医院感染潜在风险，发现问题及时反馈，提出改进意见，协调、指导各项控制措施的落实，及时整改。

（3）针对放射科医院感染特点，建立在岗人员医院感染及防控知识培训考核制度，放射防护培训制度纳入全体工作人员的专业性培训目录，并将考核结果纳入执业资质（准入）、执业记录；重点加强对新入科的规培医、技、护、进修生、保洁人员的培训，培训合格后方可上岗。

（4）做好本科室医务人员职业暴露与职业防护，一旦发生职业暴露应立即按应急处置流程进行现场处置，并及时填报本科室医务人员职业暴露报告卡。

（5）规范科室医疗废物的分类、收集、交接登记，避免医疗废物的泄漏和流失。

2. 科室感染管理小组组长工作职责

（1）负责组织协调科室内医院感染管理工作。

（2）督促落实医院感染各项规章制度。

（3）是感染暴发或疑似暴发时的报告人和感染控制措施落实的责任人。

3. 科室感染管理小组副组长工作职责

（1）是科室与医院感染管理部门的联络员，贯彻并落实医院感染管理规章制度。

（2）定期组织小组成员会议，针对本科室医院感染管理中存在的问题提出整改措施并保证落实。

（3）制订本科室医院感染知识培训计划并督促小组成员落实。

4. 科室感染管理小组感染控制医生、技师、护士工作职责

（1）在科主任、技师长、护士长的领导下和院内感染管理办公室专职人员业务指导下进行工作。

（2）执行医院感染各项规章制度，负责本科室医院感染疾病的监控工作及资料收集上报，积极参加医院感染控制质量分析会议、医院感染管理知识培训，掌握医院感染预防和控制的相关知识。

（3）检查、督促与感染控制相关制度的落实，如消毒隔离制度、无菌操作、穿脱隔离衣、手卫生的实施情况。

（4）配合医院感染管理部门进行本科室感染环境卫生学监测，包括空气微生物、物体表面微生物、医务人员卫生手消毒、消毒液、医疗器材等微生物的培养。对监测结果认真分析，发现问题及时改进，并做好相应记录。

（5）负责科室医疗废物的分类、收集、交接登记，避免医疗废物的泄漏和流失。

（6）负责本科室医院感染知识和健康知识的宣传教育，积极开展医院感染科研工作。

（7）配合护士长监督保洁人员工作，每季度考核保洁员的医院感染管理相关知识，如医疗废物处理、清洁与消毒、手卫生、个人防护等，确保环境消毒卫生质量。

二、科室感染控制管理

（一）环境

检查室建筑设计和工作流程应符合医院感染控制需要，空气、物表符合《医院消毒卫生标准》（GB15982—2012）中Ⅳ类环境卫生标准。

1. 空气消毒 各检查室定时开门通风，保持室内空气流通和新鲜，减少空气污染。每日空气消毒，并建立消毒登记本。CT/普放检查室可配置空气消毒机，工作状态下持续使用，或采用紫外线照射消毒，每天2次，每次1小时以上。MRI室使用无磁紫外线，也可安装换气系统。

2. 物表、地面消毒 应在每天患者检查后采用400～700mg/L含氯消毒液湿式拖地，作用10分钟，每日2次；一次性消毒湿巾或75%乙醇进行擦拭消毒桌面，每日至少2次。如有血液、粪便、体液污染时随时消毒，应先用吸湿材料去除可见的污染，然后再清洁和消毒。

（二）设备

参考仪器设备说明书，选择符合国家相关要求、合适浓度的消毒剂。

1. 检查床消毒 选用一次性检查床单、一人一换；每日用一次性消毒湿巾擦拭检查床，如遇患者的血液、体液、排泄物污染随时消毒、清洁，如用500～1000mg/L含氯消毒液消毒检查床；消毒完成后再行下一位患者的检查。

2. 线圈 应定期对检查线圈进行保养及消毒处理，每天检查患者后用75%乙醇擦拭线圈，防止交叉感染。特殊感染患者污染后用1000mg/L含氯消毒液擦拭后再用清水擦拭。

3. 高压注射器装置 每日清洁擦拭1次，高压注射装置每天用50～60℃热水擦拭，如不慎被血渍污染应及时消毒处理后擦拭干净再用。

4. 防护用品 有专人负责，定期清洁消毒，有污渍时应尽快清洗掉，可用凉水或柔性清洗剂擦洗，不可高温消毒处理。

5. 安装手卫生装置 各检查室要配备感应的手卫生装置，并安排专人负责，定期更换手消毒液。

（三）终末消毒

为了避免院内交叉感染，每日工作结束后，以及各类患者分时段检查后需进行终末消毒。普通检查机房和特殊感染检查机房，应按不同标准，进行终末消毒，严格执行消毒流程，并认真填写消毒记录。完成环境消毒、设备消毒、地面消毒，最后紫外线消毒1小时。

1. 空气消毒 房间密闭，可采用紫外线消毒、3%过氧化氢按照20ml/m³或5%过氧乙酸2.5ml/m³进行喷雾消毒，作用时间1小时，然后开门窗通风。

2. 织物处理 医用织物洗涤消毒应严格遵循《医院医用织物洗涤消毒技术规范》（WS/T 508—2016）的要求，使用后的织物装入一次性水溶性包装袋，外贴标识，由专人收集清洗。

3. 物体表面、地面及仪器设备消毒

（1）物体表面、地面消毒：日常清洁消毒使用 400～700mg/L 含氯消毒液擦拭、拖地，作用 10 分钟，每日 2 次；有肉眼可见污染物时，先完全清除污染物再消毒，可用 1000mg/L 的含氯消毒液擦拭与清洗。

（2）仪器设备消毒：使用 75% 乙醇纱布或季铵盐一次性消毒湿巾进行擦拭消毒，表面有肉眼可见污染物时，先完全清除污染物再消毒。

4. 医疗废物处理

（1）医疗废物严格分类放置，对具有传染性患者产生的废弃物，包括医疗废物和生活垃圾，均应按照感染性医疗废物进行收集。

（2）污染区产生的医疗废物，在离开污染区前应对包装袋表面采用 1000mg/L 含氯消毒液均匀喷洒消毒或在其外面加套一层医疗废物包装袋。

（3）使用后的一次防护物品扔入垃圾袋时严禁挤压。

（4）每个包装袋、利器盒均应贴标签，标签内容包括医疗废物产生单位、产生部门、产生日期、类别等。

5. 特殊感染机房终末消毒完成后需填写"医院终末消毒核查表"，相关人员检查合格签字后，方可继续检查接诊患者。

（四）应急消毒

为避免院内发生交叉感染，当出现疑似或确诊传染病 [如新型冠状病毒感染、严重急性呼吸综合征（SARS）、气性坏疽、甲型 H1N1 型流感等] 时，应迅速、有效、有序地展开应急消毒。

1. 普通 CT 室发现特殊患者，及时进行应急消毒，即采用 1000～2000mg/L 含氯消毒剂擦拭消毒，75% 乙醇或专用消毒湿巾擦拭消毒设备，再用紫外线照射 1 小时或 3% 过氧化氢按照 20ml/m³ 或 5% 过氧乙酸 2.5ml/m³ 进行喷雾消毒，作用时间 1 小时，然后开门窗通风，消毒人员着二级防护。

2. 普通 MRI 室发现特殊患者，及时进行应急消毒，即采用 1000～2000mg/L 含氯消毒剂擦拭消毒地面，75% 乙醇或专用消毒湿巾擦拭消毒设备，再用无磁紫外线灯照射，消毒人员着二级防护。

3. 发热 CT 室：①空气消毒。宜配置空气消毒机，工作状态下持续使用；未配备消毒机的，每个患者检查完后紫外线照射消毒 30 分钟以上。②环境物体表面消毒。宜采用消毒纸巾"一人一用一消毒"，一次性床单每人更换；其他物体表面有肉眼可见污染物时，应先完全清除污染物再消毒，消毒方式为 75% 乙醇或专用消毒湿巾擦拭消毒。③地面消毒。采用 1000～2000mg/L 含氯消毒剂擦拭消毒，每日 2 次，遇污染随时消毒。④终末消毒。每日工作结束后须进行终末消毒：先进行环境消毒、设备消毒、地面消毒，最后紫外线消毒 1 小时或 3% 过氧化氢按照 20ml/m³ 或 5% 过氧乙酸 2.5ml/m³ 进行喷雾消毒，作用时间 1 小时，然后开门窗通风。

（五）患者管理

放射科对患者疾病检查与诊断有着至关重要的作用，但患者多、流动性大、病种复杂，成为医院感染高发科室；放射科应针对不同来源、不同感染风险患者，划分检查区域，检查机房；技师长统一对放射科全体技术组技师及设备统一管理，优化投照流程，降低放射科院内感染发生的概率。

1. 普通患者　对于门诊、病房的患者要分时段检查，合理划分时间，避免交叉感染。

2. 急诊患者　须经预检分诊后再行检查，设专用检查设备，不与普通门诊、病房交叉。

3. 发热门诊患者　发热门诊的患者要配备专用的检查设备，独立的检查区域，医务人员按医院感染隔离要求穿戴防护用品。按照相关感染控制要求消毒管理。

4. 特殊感染患者　对于特殊感染患者应安排专属检查机房设备，检查床铺双层一次性床单；隔离患者必须在申请单上注明隔离种类，检查结束后，机房按感染控制要求进行终末消毒处理。

（六）工作人员管理

1. 理论知识

（1）掌握与本职工作相关的医院感染防控规章制度、仪器设备管理、消毒流程、不同感染风险患者个人防护要求。

（2）定期接受医院感染相关新知识、指南、标准、培训考核。

2. 职业暴露

（1）掌握职业卫生安全防护原则和方法，预防是职业暴露的最佳处置方式。

（2）发生职业暴露后，根据暴露源、暴露风险，立即实施处理措施。

3. 掌握防护措施和隔离技术

（1）严格执行标准预防，按院感要求着装。

（2）在检查、护理操作过程中，严格执行手卫生和隔离技术规范。

（3）对于特殊感染患者，在标准预防的基础上，根据传播疾病传播途径进行额外防护。

（4）工勤人员应掌握有关预防和控制医院感染的基础卫生学和消毒隔离知识，并按规定严格执行消毒隔离制度。

（七）医疗废物处理

1. 医疗废物的处理原则

（1）减量、无害化处理。

（2）做好分类收集、分类处理。

（3）处理过程中严防扩散，以免造成二次污染。

（4）专人负责，责任明确。

（5）日产、日收、日处理，防止积压。

2. 医疗废物的分类和收集

（1）分类

1）医疗废物的分类：严格按照《医疗废物分类目录》分类处置。医疗废物如感染性废物、病理性废物、损伤性废物、药物性废物、化学性废物。

2）污物袋的区分：黑色袋装生活垃圾；黄色袋装医疗废物；红色袋装放射性及其他特殊标准的废物。

（2）收集

1）盛装前，应对包装袋或锐器盒进行认真检查，确保无破损、渗漏和其他缺陷。

2）感染性废物、病理性废物、损伤性废物、药物性废物及化学性废物不能混合收集。少量的药物性废物可以混入感染性废物，但应当在标签上注明。

3）医疗废物中病原体的培养基、标本和菌种、毒种保存液等高危险废物，应当首先在产生地点进行压力蒸汽灭菌或者化学消毒处理，然后按感染性废物收集处理。

4）隔离的传染病患者或疑似传染病患者产生的医疗废物应当使用双层包装物，并及时密封。

5）放入包装物或者容器内的感染性废物、病理性废物、损伤性废物不得取出。

6）医疗废物达到专用包装物或者容器的3/4容量时，用专用封扎带进行有效封口，要求封口紧实、严密。

7）包装物或者容器的外表面被感染性废物污染时，应当对被污染处进行消毒处理或者增加一层包装。

8）盛装医疗废物使用医疗废物专用包装袋、容器，应当有明显的警示标识和警示说明；每个包装物、容器上应当系中文标签，中文标签的内容应当包括医疗废物产生单位、产生日期、类别及需要的特别说明等。

9）感染性废物和病理性废物应立即丢弃至黄色医疗废物专用包装袋内，损伤性医疗废物应立即丢弃至医疗废物专用锐器盒内。

10）废弃的麻醉、精神、放射性、毒性等药品及其相关的废物的管理，依照有关法律、行政法规和国家有关规定、标准执行。

11）化学性废物中批量的废化学试剂、废消毒剂应当交由专门机构处置。

12）批量的含有汞的体温计、血压计等医疗器具报废时，应当交由专门机构处置。

13）隔离的传染病患者或者疑似传染病患者产生的具有传染性的排泄物，应当按照国家规定严格消毒，达到国家规定的排放标准后方可排入污水处理系统。

3. 医疗废物的运送

（1）运送人员每天从医疗废物产生地点将分类包装的医疗废物按照规定的时间和路线运送至内部指定的暂时储存地点。

（2）运送人员在运送医疗废物前，应当检查包装物或者容器的标识、标签及封口是否符合要求，不得将不符合要求的医疗废物运送至暂时储存地点。

（3）运送人员在运送医疗废物时，应防止造成包装物或容器破损和医疗废物的流失、泄漏和扩散，并防止医疗废物直接接触身体。

（4）运送医疗废物应当使用防渗漏、防遗撒、无锐利边角、易于装卸和清洁的专用运送工具。每天运送工作结束后，应当对运送工具及时进行清洁和消毒。

（5）医疗卫生机构应当建立医疗废物暂时储存设施、设备，不得露天存放医疗废物。医疗废物暂时储存的时间不得超过 2 天。

4. 医疗废物的交接

（1）应当将医疗废物交由取得县级以上人民政府环境保护行政主管部门许可的医疗废物集中处置单位处置，依照危险废物转移联单制度填写和保存转移联单。

（2）应当对医疗废物进行登记，登记内容应当包括医疗废物的来源、种类、重量或者数量、交接时间、最终去向以及经办人签名等项目。登记资料至少保存 3 年。

（3）医疗废物转交出去后，应当对暂时储存地点、设施及时进行清洁和消毒处理。

（4）禁止医疗卫生机构及其工作人员转让、买卖医疗废物。

（5）禁止在非收集、非暂时储存地点倾倒、堆放医疗废物，禁止将医疗废物混入其他废物和生活垃圾。

（赵　丽　陈冬萍　张华珍）

第六章 放射诊疗部门护理常规及技术规范

本章主要介绍 CT 检查、MRI 检查、X 线检查、核医学检查等护理常规，为专科护士提供参考，规范各护理环节的质量，达到给患者提供全面的、系统化、个性化优质护理服务的目的。

学习要求

熟悉： 熟悉放射诊疗部门各检查室，如 CT 检查、MRI 检查、X 线检查、核医学检查等护理常规。

掌握： 按专科操作质量标准掌握高压注射器的使用、对比剂注射流程、防护用具的使用。

第一节 CT 检查护理

一、检查前准备

（一）药物及用品准备

1. 对比剂 碘对比剂是 CT 增强扫描常用药物，依据其能否在溶液中电离出离子分为离子型碘对比剂或非离子型碘对比剂；依据人体血浆渗透压其又可分为高渗碘对比剂、次高渗碘对比剂和等渗碘对比剂。目前，非离子型对比剂的安全性明显高于离子型对比剂，因而应用广泛。

2. 急救药品 急救药品根据科室需要准备，定人保管、定位放置、定量储存、定时检查，用后随时补充，保持备用状态。

3. 常用器械物品 静脉留置针、透明敷贴、正压接头、注射器（10ml、20ml、50ml）、一次性使用高压注射针筒、高压注射器、微量泵。

4. 急救设备及物品 供氧设备及吸氧套件、吸引设备及吸引套件、除颤仪、人工心肺复苏急救组套、气管插管组套、插线板、照明设施、血压计、听诊器、体温计、输液装置、消毒用品等。

5. 其他物品 防护用品、转运平车、轮椅、消毒机、输液架、恒温箱、病服等。

（二）受检者准备

1. 预约登记 受检者凭检查申请单通过图像存储与传输系统（PACS）进行预约、登记、留取联系电话，遇特殊情况便于通知受检者。

2. 检查分检 护士或登记员根据检查信息进行分检，指导受检者到相应地点等待检查；急诊患者检查实施"绿色通道"，要求急诊医生和家属全过程陪同。

3. 评估核对 再次核对受检者信息，避免检查信息、检查部位、检查设备等错误的发生。

4. 检查前相关准备 受检者去除检查部位的金属饰品或可能影响 X 线穿透力的物品；对于不合作的患者，在扫描前给予镇静；颈部和喉部检查时不能做吞咽动作；眼部检查时告知受检者闭上双眼，尽量保持眼球不动；胸、腹部检查前禁食 4 小时、进行呼吸训练；胃肠道检查前清洁肠道、饮水。

5. 增强扫描特殊准备 询问受检者病史（如禁忌证、甲状腺功能亢进未进行治疗者）、过敏史，告知相关注意事项，以及注射对比剂后可能发生的不良反应，指导受检者或家属签署"碘对比剂使用知情同意书"；服用特殊药物，如双胍类药物，根据对比剂说明书，受检者需要检查前后停药 48 小时。

6. 预置留置针 常规推荐耐高压型外周静脉留置针，根据受检者检查部位、血管情况、注射压力选择留置针（18G～22G）型号，与流速匹配，妥善固定；血管条件差／病情危重患者，可使用耐高压型（最大流速 5ml/s，最大压力 300psi）中心静脉导管。

二、常规检查护理

（一）CT 平扫检查护理

1. 核对信息　护士和技师两人同时核对患者和申请单上患者信息的一致性，协助患者进检查室、上检查床，避免坠床或跌倒事件；携带引流管者，注意管道妥善放置，避免管道滑脱，胸腔闭式引流注意夹闭引流管。

2. 体位设计　根据患者检查部位不同，设计不同的体位，叮嘱患者勿移动身体变换体位。

3. 注意保暖　检查时注意保暖，避免患者着凉。

4. 辐射防护　CT 扫描过程中的 X 线对人体有害，注意对不需要照射的敏感器官（比如生殖腺、甲状腺、眼球等）进行 X 线防护；非必要情况，禁止家属陪同，若病情需要，家属须穿防辐射铅衣陪同。

5. 严密观察　检查过程中，护理人员应通过检查窗严密观察检查室内患者的细微动作，及时询问患者感受，避免出现意外；告知患者如有不适可举手示意。

6. 活动安全　检查结束后询问患者情况，搀扶患者下检查床，注意患者安全，防止体位性低血压；危重患者搬动时小心细致、合理搬运患者，防止病情加重。

（二）CT 增强检查护理

CT 增强检查护理除上述"CT 平扫检查护理"外，还要注意以下几点。

1. 通道确认　正确安装高压注射器管道，排除管道内空气，妥善固定高压注射器管路，避免进床过程中牵拉导管，确保患者静脉通路与高压注射器连接的紧密性；预试注射 0.9% 氯化钠注射液 20～30ml，将手放到留置针尖的近心端，感觉液体在血管中明显的冲击力，观察穿刺部位及穿刺点远端是否有渗漏。

2. 观察重点　注射对比剂（使用前建议加温至 37℃）时密切监测注射流速及注射压力，如有异常，立即停止注射，及时处理查找原因；观察患者有无局部和全身症状，防止对比剂不良反应的发生。

3. 活动安全　检查结束后询问患者情况，评估有无不适，分离管道，协助患者下检查床，防止低血糖、体位性低血压发生。

4. 检查后护理　根据患者病情，指导多饮水（每小时不少于 100ml）以加速对比剂的排泄；在观察区域等候 15～30 分钟，如无不适方可拔针，指导正确按压穿刺点 10 分钟，对于血小板低的患者应延长按压时间，无出血离开观察区。

三、常见部位检查护理

（一）头颈部

1. 体位：仰卧位，头部置于检查床头架内，固定头部。

2. 重点评估患者头颅活动与呼吸情况，查看其他检查的阳性体征和结果，排除增强检查的禁忌证；筛选高危人群，确定患者是否需要镇静、吸氧等；评估患者是否能饮水，从而考虑对比剂的排泄情况。

3. 为防止产生运动伪影，需行检查训练指导，如检查时不要做吞咽、呵欠、咳嗽、转动眼球等动作，否则将导致病灶的遗漏和误诊。

4. 其他：若患者因为颈部受伤等不能保持正中位，应及时告知医生，同时防止二次损伤的发生而加重病情。

（二）胸部与食管纵隔

1. 体位 仰卧位、头先进、两臂上举抱头，身体置于床面正中；驼背或不宜仰卧者，对少量胸腔积液和胸膜肥厚进行鉴别诊断可采用俯卧位。

2. 呼吸训练 评估患者呼吸情况，指导患者先轻吸一口气，再闭住气，坚持 15 ～ 20 秒，保持胸、腹部无起伏，防止产生运动伪影。

3. 特殊准备 食管纵隔 CT 检查前，必要时需准备碘水（配制方法：100ml 温开水 +2ml 碘对比剂，浓度为 0.02%）。

4. 口服碘水食管纵隔检查 在体位设计前，必要时指导患者喝两口碘水，再含一口在口腔内；检查时技师通过话筒指示患者将口腔里的碘水慢慢下咽，并即时跟踪扫描，通过碘对比剂缓慢下咽过程扫描，查看检查部位的充盈缺损影像，提高周围组织的分辨率和对比度。

（三）心脏及大血管

1. 体位 仰卧位于检查床上，取头先进，两臂上举抱头，保持正中位，人侧面定位像对准人体正中冠状面，嘱患者勿自行移动体位；如患者为镇静后的婴幼儿，可将双臂自然放于体侧。

2. 物品及药品准备 脉搏血氧饱和度仪、心电监护仪、氧气、计时器或手表；抢救设备等物品；美托洛尔、硝酸甘油、肾上腺素、地塞米松、升血压药等。

3. 心率和心律控制 患者到达检查室先静息 10 ～ 15min 后测心率。对于 64 排 CT，要求将心率控制在 70bpm 以下，对于后 64 排 CT，根据设备性能要求心率低于 90bpm，心率快患者须服用降心率药物（β 受体阻滞剂），药物禁忌和不良反应参考药物说明书。对于频发期前收缩或心房颤动的患者，了解心电图检查结果，通过心电监护观察心率或心律，与技师沟通，确认此患者是否可进行检查。

4. 呼吸训练 屏气不好常是检查失败的常见原因，强调对患者进行实际屏气呼吸训练，而不是简单地告知。做吸气—屏气—呼气的练习，闭气时间为 10 ～ 15 秒，每一次的呼吸幅度保持一致，避免呼吸过深或过浅；屏气过程中不能有喘息、咳嗽，胸、腹部保持静止状态，避免产生呼吸运动伪影，影响扫描效果。

5. 硝酸甘油的使用 服用硝酸甘油可充分扩张冠状动脉，弥补 CT 设备对细小分支血管显示不足的缺陷，但不作常规推荐使用。CT 扫描前 3 ～ 5min 舌下含服硝酸甘油 0.5mg，硝酸甘油使用禁忌和不良反应参考药物说明书。

（四）腹部

1. 体位 仰卧位，足先进，两臂上举，身体置于检查床正中间，水平线对准人体腋中线。

2. 胃肠道准备 检查前少渣饮食、一周内禁服含金属的药物或进行胃肠钡剂造影；检查当日禁食 4 ～ 6h，不禁饮；年老体弱者胃肠道蠕动减慢，必要时给予清洁灌肠或口服缓泻药帮助排空肠道；急诊患者不要求禁食。

3. 对比剂准备 在腹部行 CT 检查时，合理选择口服对比剂可减少图像伪影，提高图像分辨率，增加病变检出率，有利于临床诊断与治疗。时间和量：检查前 1h、30min 各服用对比剂 200 ～ 300ml，检查前 10min 加服 200 ～ 300ml。

四、特殊患者诊疗护理

（一）经皮肺穿刺活检术

CT 引导下经皮肺穿刺活检获得肺活体病变组织，进行病理学检查。检查方法的准确率可达 86% ～ 95%，对疾病治疗方案的制订、病情预后估计具有重要的参考价值。

1. 术前护理

（1）详细告知患者 CT 下穿刺活检的目的、操作过程、可能发生的并发症及急救措施，消除患者恐惧心理；对于有强烈恐惧感的患者根据情况遵医嘱给予肌内注射地西泮注射液。

（2）指导患者取下身上所有带金属的衣裤、物品，更换检查服。

（3）屏气训练：向患者说明屏气训练的意义，让患者平静呼吸数次后屏气5秒，反复训练。原因是穿刺要在平静呼吸下屏气时进行，以免穿刺过程中由于呼吸运动导致穿刺针划破胸膜引起气胸。因此穿刺前进行屏气训练是保证穿刺成功的关键。

2. 术中护理

（1）用物准备，一次性穿刺活检针、标本瓶、同轴定位针、急救物品和药品等。

（2）体位准备：根据病灶位置，一般取仰卧、侧卧或俯卧位，双臂上举或抱头，配合医生行CT扫描以确定最佳穿刺点并标识。穿刺点须选择在肋间隙，距病灶中心位置最近，避开大血管和肺大泡，最好能避开叶间裂。测出肿瘤中心距穿刺点的最短距离及进针角度。

（3）术中配合：保障穿刺用品、器械的供给，配合医生穿刺，严格无菌操作；协助医生将取得的病变组织、放入10%甲醛溶液标本瓶中固定；在进针和拔针时嘱患者屏气，以防穿刺时划破胸膜引起气胸，备好急救器材和药品。

（4）患者观察：密切观察患者的呼吸、脉搏，询问患者有无不适；若患者出现大咯血、胸闷、呼吸困难、面色苍白甚至意识障碍等，立即终止手术并给予对症处理。

（5）术毕处理：协助医生按压穿刺部位，无出血后给予纱布覆盖。再行CT检查，观察有无出血、气胸等，观察患者5～10分钟，如无不适反应，送患者回病房。

3. 术后护理

（1）密切监测患者呼吸、脉搏及血压、血氧饱和度的变化，评估患者有无出血、气胸等并发症。

（2）嘱患者卧床休息6～12小时，避免大量的胸部运动，如咳嗽、必要时应用止咳药；少量气胸给予持续低流量吸氧，大量气胸行胸腔闭式引流；咯血量大患者应用止血药物。

（3）疼痛护理：CT引导下经皮肺穿刺活检过程可刺激胸膜或肋间神经，导致穿刺局部疼痛，根据患者疼痛评分遵医嘱应用止痛药物。

（二）经皮肝穿刺活检术

CT引导下经皮肝穿刺活检获得病变组织进行病理学检查，检查的准确率可达90%～100%，对疾病治疗方案的制订，病情预后估计具有重要的参考价值。其一般护理措施参见本节中"经皮肺穿刺活检术"，不同点如下。

1. 穿刺方法

（1）使用螺旋CT机，参考原有的影像学资料，根据病情协助患者取仰卧、俯卧或斜位，双臂上举；在穿刺部位的皮肤贴上自制的定位线排，先摄定位图，然后用螺旋扫描方式以5mm的层厚断层扫描6～10层。

（2）确定最佳穿刺点、深度和角度后，消毒手术视野皮肤，铺无菌巾，用2%利多卡因局部浸润麻醉。

（3）嘱患者平静呼吸后屏气，用穿刺针按预定的穿刺点、角度和深度进入肝脏后固定好穿刺针，然后在穿刺点上下范围再以5mm的层厚，螺旋扫描方式扫描6～10层，明确针尖在最佳靶位后，嘱患者平静呼吸后屏气立即用活检枪切割病变组织，按同样方法在病灶的不同方向取2～4次。

（4）术后复查CT以评估是否有并发症发生，患者卧床休息2小时以上，严密观察生命体征，定期观察、记录患者胸腹部情况，如出现并发症应及时处理，必要时请相关科室协助治疗。

（5）标本及时送病理科检查，并跟踪随访。

2. 并发症及后遗症 气胸、出血、肠穿孔、腹膜炎、胰腺炎、针道种植转移。

（三）经皮甲状腺穿刺活检术

CT引导下经皮甲状腺穿刺活检术是利用CT扫描图像和测量结果、体表定位，引导穿刺针经皮甲状腺穿刺，获取病灶和组织标本，进而获得病理细胞学或组织学结果，为临床诊断、治疗和预后评估提供理论依据的一种技术。其一般护理措施参见本节中"经皮肺穿刺活检术",不同点如下。

1. 体位摆放 根据穿刺位置协助患者摆放正确体位,平卧位,肩下垫枕,头后仰,颈过伸20° ～ 30° ,转向一边,充分暴露颈部穿刺部位。

2. 患者配合训练 做吸气—屏气—呼气训练,指导患者屏气,防止产生运动伪影;穿刺中禁止发声、咳嗽、做吞咽动作,原因是呼吸运动不仅会引起病灶的遗漏和误诊,而且对于穿刺定位有很大影响。

3. 穿刺方法

(1)患者平躺于 CT 检查床上,颈及肩部垫高,做常规甲状腺扫描,从扫描层面中选择甲状腺显示范围最大、最清晰的层作为穿刺活检的定位层面。

(2)在定位层面图像上做穿刺活检的几何学定位,确定体表进针点,标出穿刺路线,测量进针长度和角度。

(3)根据定位图像上测得的进针点、进针深度和进针角度,利用 CT 定位光标指示灯,在实体上定位,并在体表做出标记。

(4)常规消毒,2% 利多卡因局部浸润麻醉,助手将甲状腺从头侧双手固定,手术刀片刺破皮肤,用活检针斜行穿刺 1 ～ 2cm 到达甲状腺表面。

(5)再将扫描床送至穿刺针所处的原定位层面,重新横断面扫描,从扫描图像上观察穿刺是否准确,必要时稍作调整,确认针尖在甲状腺穿刺的最佳位置。

(6)然后将针芯推入甲状腺组织内滞留,继之固定针芯,推动套管针切割嵌入针芯活检槽中组织,将针芯连同套管针一起拔出,推出针芯可见甲状腺组织,用 4% 甲醛固定后送病理学检查。

(7)拔针后,穿刺点覆以消毒纱布,压迫 15 分钟以防出血。

4. 并发症 甲状腺内外血肿形成,压迫气管、神经;感染;疼痛;喉返神经损伤等。

(四)CT 引导下介入治疗的护理

CT 引导下介入治疗是一种新型的治疗方法,操作简便、直观、迅速。准确的扫描可提供穿刺针的进针部位、深度、囊液抽吸情况及治疗药物的分布,有无外溢等,对介入治疗的成功至关重要。CT 引导下介入治疗涉及多个系统,包括颅脑、胸部、腹部和肌肉骨骼等系统,可代替传统的手术治疗方法。作为一种补充治疗手段,需严格掌握好适应证和禁忌证,充分发挥 CT 引导下介入治疗的特点。

1. ^{125}I 粒子植入术 CT 引导下 ^{125}I 粒子置入近距离放射治疗肿瘤,是根据三维内放射治疗系统(TPS)计划,通过 CT 引导下将微型放射源 ^{125}I 按肿瘤形状精确置入肿瘤组织中,通过其发出的低能量射线持续照射、杀死或抑制肿瘤细胞的增殖,从而控制肿瘤的发展及消除肿瘤。

(1)术前护理

1)术前检查及准备:常规进行胸片、CT、心电图、B 超、血常规、肝肾功能、血细胞凝集等检查,确认有无放射粒子植入的禁忌证;询问病史;签署"^{125}I 粒子置入术知情同意书";备好介入术中所需急救物品、药品。

2)饮食:术前给予高热量、高蛋白饮食,许多患者由于肿瘤的消耗,加上放疗、化疗药物,导致食欲下降、营养不良,应鼓励患者进食,必要时给予静脉输注营养液以提高患者抵抗力,有利于术后的康复。

3)心理护理:向患者解释手术的目的和方法及手术前后的注意事项,使患者积极配合,以取得手术的成功。向家属讲解有关防护知识,做好防护指导。

(2)术中护理

1)依据病变部位选择适当的体位并固定,把自制栅栏定位器放置于患者病灶所对应的体表位置上进行 CT 扫描;然后打开 CT 定位线,选择最佳进针层面,于患者体表做标识;确定穿刺进针点、进针角度、方向及深度。

2)常规消毒、铺巾,局部麻醉后,嘱患者屏气,将穿刺针插至测量深度时停止进针,穿刺过程中随时行 CT 扫描调整进针角度及深度，根据手术需要，可在皮肤设置多个穿刺点，按照计划在指定部位置入相应放射性粒子数。

3）手术过程中全程予以心电监测，监测患者的心率、血压及血氧饱和度。术后予以抗生素预防感染，局部出血者应用止血药物。

4）粒子置入前、中、后均应清点粒子的颗数，并做好登记；怀疑有粒子丢失立即用粒子监测仪监测，直至找到为止。

（3）术后护理

1）生命体征监测：定时监测患者体温、脉搏、血压、血氧饱和度变化，低流量吸氧 3～5 小时，生命体征平稳后，可起床活动，正常饮食。

2）疼痛的护理：患者术后多有不同程度的穿刺区疼痛，根据疼痛评分遵医嘱使用止痛药物。

3）辐射防护：将患者安置在独立房间，保持病房通风、空气清洁，用铅衣覆盖穿刺部位；护理治疗工作应集中进行，尽可能与患者保持 1m 以上距离，输液时选择下肢静脉；限制探视时间和人员，孕妇及未成年儿童不得探视，直接陪护家属与患者尽量保持 1m 以上的距离。

（4）术后常见并发症

1）气胸：一般发生在术后 48 小时内，术后嘱患者勿大笑，避免剧烈咳嗽；观察有无胸闷、气促的发生，如果发生气胸应紧急处理，给予吸氧，并协助医生进行排气等处理。

2）肺栓塞：当患者出现呼吸困难、发绀、胸痛、血压下降时，嘱患者绝对卧床休息，立即通知医生紧急处理。

3）肠瘘：腹部手术的患者，注意术后有无腹痛，观察腹腔引流液的性状。如为浑浊大便样引流液，提示肠瘘可能性大，安慰患者勿紧张，积极处理。

4）出血：加强巡视，定期查看患者穿刺点是否渗血，密切观察引流液情况。

5）感染：保持伤口敷料干净，合理使用抗生素。

6）粒子移位：告诉患者术后避免剧烈活动，定期复查。

（5）出院指导：定期复查血常规、肝功能，并指导患者和家属做好防护工作；^{125}I 粒子 T1/2 为 59.6 天，在此期间应配合医生跟踪管理；通过胸片、CT 等检查，观察瘤体是否缩小，粒子是否移位；术后 1 个月、3 个月、6 个月复查随诊。

2. 椎间盘介入治疗 CT 技术应用广泛，具有操作简单、疗效好与缓解疼痛等优点，广泛用于腰椎间盘突出疾病的治疗。治疗技术包括胶原酶化学溶解疗法、臭氧消融术、超低温消融治疗、射频热凝靶点穿刺技术以及半导体激光消融术。

（1）术前护理

1）物品准备：臭氧发生器、穿刺针、一次性穿刺包、2% 碘酊、75% 乙醇、无菌棉签及手套、一次性注射器、针头、药物、急救用物。

2）疼痛护理：加强心理护理，减轻患者紧张情绪；根据患者疼痛的部位、性质、程度遵医嘱给予止痛药物。

3）术前指导：告知患者平卧硬板床能保持脊柱生理弯曲度，减轻体重对椎间盘的压力；指导患者练习床上大小便、卧床进食、有效咳嗽与佩戴腰围。

（2）术中护理

1）体位：通常采用俯卧位，将患者固定于舒适体位，以便能更好地配合手术，可在胸腹部垫一小枕，足背垫一软枕，头侧向一边。

2）术中配合：CT 下行病变椎间隙扫描，确定穿刺点、穿刺角及进针深度，并在体表作标记；关注手术进展情况，准确调节射频控温仪能量输出及热凝温度、臭氧温度，及时调整 CT 扫描床的位置和灯光，排除仪器故障，保持手术野清晰，保证手术顺利进行。

3）患者观察：术中倾听患者主诉，观察生命体征及下肢活动情况，积极配合医生，发现异常及时处理；患者俯卧时，避免呼吸运动受限，注意保护患者骨突部位不受压；并嘱患者不要随意翻动，密切配合手术，以防发生意外。

（3）术后护理

1）指导患者回病房后绝对卧床休息 1 ～ 3 天，适度抬腿锻炼，除大小便外，尽可能不下床，起床时佩戴腰围。

2）观察穿刺点有无红肿、出血、双下肢感觉运动及下肢麻木程度改善情况等。

3）鼓励患者进高热量、高蛋白、高维生素易消化饮食，保持大便通畅。

（4）出院指导：出院后患者继续佩戴腰围至少 3 ～ 6 个月，同时改善生活习惯，禁止腰部受力或负重，避免剧烈的体育活动等。

3. 腹腔神经丛阻滞术　CT 引导下腹腔神经丛阻滞术（neurolytic celiac plexus block，NCPB），因 CT 具有较高分辨率，可使邻近结构显影更加清晰，可以确保穿刺的准确性，使 NCPB 安全性得到有效提高，加之 NCPB 较好的止痛效果和微创特点，而广泛应用于治疗上腹部顽固性疼痛，特别是胰腺癌所致上腹疼痛。

（1）术前护理

1）物品准备：0.25% 利多卡因 10ml、无水乙醇 30ml、聚维酮碘、0.9% 氯化钠注射液、对比剂等，无菌穿刺包一个，22G、20cm 的 EV 乙醇注射针，常规急救药物及用物。

2）呼吸训练：腹腔脏器是随呼吸运动的，进针时需患者屏气 10 秒，以利于术者进针达到预定的深度，术前需教会患者正确的屏气方法；指导患者练习床上大小便、卧床进食与有效咳嗽。

3）疼痛评估：术前评估患者疼痛评分，观察疼痛的规律、性质、持续时间、部位、用药后的缓解程度，疼痛间隔时间，对何种止痛药物敏感等，以便为医生提供护理资料。

（2）术中护理

1）体位：患者取俯卧位，胸口、腹部垫软枕。摆放时应注意动作轻柔，手术过程中协助患者持续保持正确卧位。

2）配合穿刺：腹腔脏器是随呼吸运动的，为防止穿刺针刺破肠管，进针时需及时嘱患者立刻屏气 10 秒。

3）患者观察：在医生穿刺和注药过程中，密切观察患者生命体征变化，特别是血压的前后变化和肠鸣音的强弱改变，为手术医生提供准确信息，具有重要意义。

4）疼痛评估：术中多次评估并记录疼痛分值，为治疗提供参考。

（3）术后护理

1）穿刺点护理：注意观察穿刺点有无渗血渗液，保持穿刺部位敷料干燥，换药时严格执行无菌操作，减少感染机会。

2）病情观察：密切观察患者生命体征及意识情况，如出现面色红润、心率及呼吸加快、血压下降，可能出现乙醇中毒的危险；询问患者有无下肢麻木、无力、头晕、恶心等不适，如有异常及时与医生联系。

3）体位：术后俯卧 1 ～ 1.5 小时，平卧 12 ～ 24 小时后可起床活动；无异常情况，则由护士或医生陪同返回病房。

4）饮食：术后禁食 4 ～ 6 小时，饮食宜清淡，避免刺激性食物，给予易消化、高营养食物；体质较差者及时补充液体及电解质。

5）疼痛评估：观察患者疼痛的性质、持续时间，使用镇痛药物缓解的时间，做好疼痛评估并记录，及时了解 NCPB 手术止痛的疗效。

（4）出院指导：指导患者进食高蛋白、高热量饮食，保持充足的睡眠；观察疼痛的改变，定时复查。

（陶　惠　肖书萍　张华珍）

第二节 MRI 检查护理

一、检查前准备

（一）环境设备准备

MRI 检查设备、安全警示标识、急救设备与物品、药品等准备齐全。

（二）医护人员与陪同人员准备

1. 医护人员 是否具备风险评估与急救能力，做好 MRI 检查意外救治准备工作。

2. 陪同人员 是否具有较好的理解与配合能力，体内是否有磁性金属置入物。

（三）患者准备

1. 评估患者

（1）基础评估：生命体征、既往病史、过敏史、家族史。

（2）风险评估：检查禁忌证，如体内装有心脏起搏器、体内置入电子耳蜗、妊娠 3 个月内、眼眶内有磁性金属异物；是否属于跌倒等事件发生的高危人群，如年幼的儿童、老年人及躁动患者等。

（3）心理评估：向患者及陪同人员讲解 MRI 检查时间长、检查环境幽暗、噪声较大，要有思想准备；耐心解答患者疑虑，减少其紧张恐惧心理；幽闭恐惧症患者请提前告知，必要时请家属陪同。

2. 核对 根据检查申请单，确认患者信息、检查部位、目的和方案；不能配合患者给予药物镇静，小儿注意记录身高体重，以计算对比剂剂量等。

3. MRI 安全筛查 确认无检查禁忌证，任何检查人员都必须去除所有金属附属物，确认无磁性金属物品被带入检查室。

4. 增强检查注意事项 行增强检查者，确认其自身与家族中无药物（如对比剂）与食物过敏史等；若为高危人群，应提前做好预防工作；签订"对比剂使用风险及知情同意书"，选择合适的穿刺工具，建立静脉通路，并提前预热对比剂。

二、常规检查护理

（一）检查中

1. 体位 根据检查目的与部位，协助患者摆放体位，安放线圈，同时注意保护隐私部位；告知患者保持正确的体位，不能随意移动，以免产生伪影；膝部放置软垫，驼背患者可在臀部放置软垫，颈部不适患者可稍微抬高头部，在头后放置软垫；告知患者在扫描过程中检查部位有发热感觉为正常现象。

2. 监控及配合要点 告知患者操作间有监控录像，医护人员会密切关注；机器发出的嗡嗡声属正常现象，可给患者佩戴耳塞或 MRI 专用耳机等以减少噪声刺激；呼叫设备的使用方法，如有任何不适，及时与医护人员对话，避免拍打磁体等过激行为，以免灼伤自己。

3. 对比剂注射的护理 正确安装高压注射器管道，排除管道内空气，确保患者静脉通路与高压注射器连接的紧密性，预防管道脱落；进行试注射 0.9% 氯化钠注射液 20～30ml，将手放到留置针尖的近心端，感觉液体在血管中有明显的冲击力；告知患者在注射时如有不适立即告知医护人员，同时密切观察增强图像对比剂的进入情况，及时发现渗漏及不良反应。

4. MRI 检查中急救处理 患者在检查过程中发生心跳、呼吸暂停或其他医疗紧急情况需要急救时，如果配置了相应的 MRI 磁场安全型抢救设备，可以迅速将患者移出成像系统，就地抢救；否则迅速将患者移至预设的抢救区域进行救治，不建议将磁体失超作为急救的常规操作。

（二）检查后

1. 协助患者整理好衣裤、下检查床；危重患者搬动时小心细致，防止病情加重。

2. 指导增强检查患者到观察区休息 30 分钟，病情允许时，指导患者饮水（不少于 100ml/h）以利于对比剂的排出，预防对比剂肾病。

3. 观察 30 分钟后如无不适方可拔针，指导正确按压穿刺点，无出血方可离开，并提醒携带好随身物品。

4. 告知患者及陪同人员取片时间及地点，回家后继续观察和水化，如有不适及时电话联系或就近医院就诊。

三、特殊患者检查护理

1. 昏迷患者　如条件允许，建议等患者清醒后检查；不清醒而确实需要检查患者，尽量选择场强较低的 MRI 系统进行必要的检查，严格控制扫描时间；请医生或家属陪同，扫描过程中严密观察患者情况。

2. 婴幼儿　患儿年龄小，很难做到在检查过程中保持静止不动，需要使用镇静剂；为不同年龄段的患儿提供相应的禁食指导；保证急救设备完好齐全；建议患儿穿专用检查服，确保不会带入金属物品；检查过程中采用恰当的观察方法监视患儿，如窗口探视、摄像机录像等。

3. 孕妇　目前尚缺乏充足证据证明 MRI 检查对于早孕期妇女的影响，谨慎的观点是早孕期（12 周以前）避免 MRI 检查；非早孕期妇女如确有检查需要，可在 1.5T（含）以下的 MRI 设备上进行检查。

4. 幽闭综合征　可通过评估患者紧张焦虑情绪后采取相应措施，如环境熟悉、同伴支持、陪同人员陪伴等；检查时让患者戴眼罩、尽量选择足先进（头颈检查除外）；若仍十分紧张、恐惧，建议告知其医生，必要时患者可使用镇静药物完成检查。

四、常见部位检查护理

（一）颅脑、鞍区、颞叶与海马体

1. 检查要求　检查前一天洗头，不要擦任何护发用品，取掉义齿等；检查中为患者提供耳塞，指导患者正确使用；头部进入狭小空间时可紧闭双眼，缓解紧张情绪。

2. 线圈　头线圈、头颈联合线圈。

3. 体位　仰卧位、头先进，人体长轴与床面长轴一致，颅脑、鞍区以间线位于线圈横轴中心，眶耳线与检查床垂直；双手放于身体两侧或胸前，以感到舒适为宜；对于不合作患者，为了减轻其不适感可安置侧卧位，膝部放置软垫；驼背患者可在臀部放置软垫；颈部不适患者可稍微抬高头部在头后放置软垫。

（二）喉、甲状腺、甲状旁腺、颈部软组织

1. 检查要求　不能佩戴饰品；扫描时平静呼吸，不做吞咽动作，若鼻咽部不适需要做吞咽动作，需在扫描间隙进行，以保证图像的清晰，避免重复扫描；无论口干程度如何，检查前都给予温水湿润口腔。

2. 线圈　颈部专用线圈、头颈联合线圈。

3. 体位　仰卧位，头先进，头颈部置于头颈联合线圈内，固定患者的头颈部，限制患者的自主运动；而且能使患者感觉舒适，减轻闷热不适。

（三）颈部血管

1. 检查要求　放松心情，听从医技人员吩咐进行检查；训练患者屏气，嘱患者闭眼，眼球保持静止位。

2. 线圈　颈部专用线圈、头颈联合线圈。

3. 体位　仰卧位，头先进，头颈部置于头颈联合线圈内。

（四）肺、纵隔

1. 检查要求　保持呼吸平稳，指导患者配合在机器发出指令时屏气；机器没发出指令时应平静呼吸，必要时让患者或其家属帮助"捏鼻子"的方法配合屏气。

2. 线圈　体部、心脏相控阵线圈。

3. 体位　仰卧位，头先进或足先进，扫描中心对准乳头连线上方 2cm 处，嘱患者在检查时不能移动受检部位。由于检查时间较长，因此摆放体位时，在不影响检查的情况下尽量使其体位摆放得更加舒适。

（五）心脏

1. 检查要求　请将既往检查资料带来 MRI 室进行参考，全面了解患者相关病史（有无搭桥、支架、起搏器等）；若心率大于 90 次 / 分且稳定，可口服酒石酸美托洛尔降低心率，若心率不稳定可能会终止检查；检查时放松心情，调整呼吸频率和呼吸方式，指导患者配合机器发出指令时屏气。

2. 线圈　体部、心脏相控阵线圈。

3. 体位　仰卧位，头先进或足先进，人体长轴与床面长轴一致，双手置于身体两侧。在心前区覆盖相控阵线圈，扫描中心定位于心脏中心区域；安放电极，胸前贴磁共振兼容的心电电极，右上电极（黄色）放右锁骨中线，左上电极（绿色）放左侧第二肋间，左下电极（红色）放心尖处。

（六）乳腺

1. 检查要求　检查尽可能在月经周期的 7 ~ 14 天进行，但已确诊乳腺癌的患者不作此要求；详细告知医生既往有无乳腺手术史。

2. 线圈　乳腺专用环形线圈、多通道阵列线圈。

3. 体位　俯卧位，头先进，双侧乳房自然悬垂于乳腺线圈中央，皮肤与乳腺无褶皱，双侧乳腺对称，乳头与地面垂直；并使患者头部、膝部、足部等部位垫在软垫上，且处于最舒适状态。若无乳腺专用线圈，也可用其他相控阵线圈代替，患者仰卧位检查，但效果较差。

（七）肝、脾

1. 检查要求　成像检查前禁食、禁饮 4 小时；训练患者屏气，特别是增强检查患者，在注射对比剂后，需要在屏气状态下多次扫描，屏气不好是检查失败的常见原因。

2. 线圈　体部、心脏相控阵线圈。

3. 体位　仰卧位，头先进，双手放于体侧，上腹部放置磁共振体部表面线圈，以肝区为中心轴。

（八）胰腺

1. 检查要求　成像检查前禁食、禁饮 4 小时，检查中指导患者放松心情、均匀呼吸。

2. 线圈　体部、心脏相控阵线圈。

3. 体位　仰卧位，头先进，双手放于体侧，上腹部放置磁共振体部表面线圈内，线圈中心对准剑突下缘 2 ~ 3cm，以扣带将线圈固定好、松紧适宜。

（九）脊柱及脊髓

1. 检查要求　保持呼吸平稳，双脚分开，不要交叉，检查过程中不能随意移动身体，以免影响图像质量。

2. 线圈　颈线圈、脊柱线圈、头颈联合线圈。

3. 体位　仰卧位，头先进，线圈中心线，颈段对准甲状软骨，胸段对准双侧乳头连线，腰段对准脐上 3cm 处。

（十）四肢

1. 检查要求 四肢关节内有金属置入物请提前告知，检查部位有金属物，不能检查；检查过程中固定好体位后，保持不动。

2. 线圈 四肢专用线圈、体部相控阵线圈。

3. 体位 仰卧位，检查部位对准线圈中心，被检查肢体用沙袋固定，用海绵垫垫平，使患者舒适易于配合；单侧肢体检查时，尽量把被检侧肢体放在床中心；可用体线圈行两侧肢体同时扫描，以便对照观察，或用特殊骨关节表面线圈。

（十一）尿路——磁共振尿路造影（magnetic resonance urography，MRU）

1. 检查要求 患者在检查前 2 小时大量饮水（800 ～ 1200ml），以充盈膀胱，检查前直到患者自述有尿意感后，方可进行扫描；非尿路梗阻者可在检查前 1 小时服用利尿剂，以利于输尿管、膀胱充盈。

2. 线圈 标准腹部线圈。

3. 体位 平卧位，足先进，标准腹部线圈，上包肋膈角，下至耻骨联合。

（十二）盆腔

1. 检查要求 禁止穿金属磁疗内裤；常规盆腔 MRI 成像检查前 2 小时饮水 500ml，使膀胱呈充盈状态；如果检查肠道可提前使用抑制蠕动药物；已婚女性如有金属节育环，检查前应取出。

2. 线圈 体部相控阵线圈或体部包绕式柔线圈。

3. 体位 仰卧位，头先进或足先进均可，中心线对准耻骨联合上缘。

（陈冬萍　陶　惠）

第三节　X 线检查护理

一、检查前准备

1. 仔细阅读预约单，准确核对患者姓名、性别、年龄、登记号、检查部位。

2. 评估患者病史、药物过敏史，注意是否有家属陪同，碘剂造影的患者检查前是否签署"碘对比剂使用知情同意书"。

3. 告知患者 X 线检查前的过程及注意事项，缓解紧张情绪。

4. 协助患者取下所有影响 X 线穿透力的物品。

5. 防护设备、抢救物品及屏风等设施处于完好备用状态，根据相应检查准确使用，注意保护患者隐私。

6. 温度、湿度是否在适宜范围，适宜的温度范围为 18 ～ 22℃，适宜的湿度范围为 50% ～ 60%，冬天注意保暖。

二、常见胃肠道造影检查护理

（一）食管吞钡剂（碘剂）检查的护理

食管吞钡（碘剂）检查前的准备同本节"一、检查前准备"，以下仅描述此类检查时的护理重点。

1. 患者评估

（1）有无其他检查未完成：若有 CT、化验、超声等检查，此项检查最后进行。

（2）询问病史，药物过敏史：有无吞咽困难、呛咳、严重碘过敏史。对比剂经血管外各通路输入，有可能被吸收进入血液循环，产生与血管内用药相同的不良反应。

（3）禁忌证：腐蚀性食管炎急性炎症期、食管静脉曲张大出血急性期及食管完全梗阻且患者难以吞咽对比剂为绝对禁忌证。食管穿孔、食管不全梗阻为相对禁忌证。

（4）水溶性对比剂：在怀疑食管气管瘘、食管纵隔瘘、食管不全梗阻、食管自发性破裂、术后吻合口瘘及胃轻瘫的患者可使用碘剂。

（5）饮食要求：检查前一般不需要禁食，但进食后不宜立即进行食管检查，以免食物残渣在黏膜上影响检查结果。在少数特殊患者（如临床怀疑食管裂孔疝、贲门失弛缓症及贲门肿瘤的患者）需禁食。

2. 心理护理及健康宣教

（1）心理护理：给患者讲解食管吞钡（碘剂）的检查目的、过程和注意事项，缓解紧张恐惧心理。

（2）健康宣教：在医生的指令下进行吞钡，在大部分情况下，可嘱患者每次口服 30 ～ 50ml 对比剂，总量约 100 ～ 150ml。吞下过程中，头尽量后仰，保持头部不动，以保证检查质量。

3. 对比剂准备

（1）服用产气剂：造影前需询问医生是否需要使用，如果需要需提前准备产气剂（每包 3g，可根据病情使用 1 ～ 3g）。

（2）对比剂配比：选择Ⅱ型硫酸钡混悬剂，根据诊断需要，钡剂浓度为 140% ～ 250%（W/V），常规浓度为 220% ～ 250%（W/V），总量为 100 ～ 150ml。碘剂总量为 50ml ～ 100ml。

4. 检查中的护理要点

（1）再次核对患者信息：姓名、性别、登记号、检查部位等。

（2）产气剂使用：与医生沟通，确定是否需要使用产气剂及其用量，以及是否需要同时口服少量温开水（部分患者，产气剂与水混合可能会影响检查和诊断），同时注意避免患者呛咳。

（3）安全护理：协助患者进机房，取站立位，后背紧贴检查床站稳，预防跌倒，有引流管应妥善固定，防止牵拉、脱落。

（4）吞服钡剂（碘剂）：先胸腹常规透视，再根据病情采用不同的体位，在医生的指令下吞服钡剂（碘剂）检查。

（5）观察：及时与患者沟通，缓解患者的紧张恐惧情绪，积极配合检查。

5. 检查后的护理要点

（1）清洁：检查结束后协助患者漱口清洁口腔。

（2）饮食护理：根据病情嘱患者多饮水，多食含粗纤维的食物，加速钡剂的代谢，如果排出白色粪便，属正常情况。

（3）不良反应：使用碘剂造影患者需要观察 30 分钟后无不良反应方可离开。

（二）胃、十二指肠钡剂（碘剂）检查的护理

胃、十二指肠钡剂（碘剂）检查前的准备同本节"一、检查前准备"，以下仅描述此类检查时的护理重点。

1. 患者评估

（1）有无其他检查未完成：若有 CT、化验、超声等检查，此项检查最后进行。

（2）询问病史，药物过敏史：有无吞咽困难、呛咳、严重对碘过敏史。对比剂经血管外各通路输入，有可能被吸收进入血液循环，产生与血管内用药相同的不良反应。

（3）禁忌证：消化道梗阻和急性胃肠穿孔、急性胃肠炎、腐蚀性食管炎急性炎症期、食管穿孔、食管静脉曲张大出血急性期、病情危重或体质虚弱且不能耐受检查者。

（4）水溶性对比剂：在临床上怀疑严重食管气管瘘和食管纵隔瘘，胃及十二指肠溃疡穿孔、梗阻，术后吻合口瘘及胃轻瘫时可使用水溶性碘剂。

（5）饮食要求：检查前一天起禁服含有金属的药物（如钙片等），胃肠无梗阻者，检查前一天以进食软食为好，晚餐后禁食。检查当日晨起后禁食、禁水（包括不服用药物）。

2. 心理护理及健康教育

（1）心理护理：给患者讲解胃、十二指肠钡剂（碘剂）检查目的、过程和注意事项，缓解紧张恐惧心理。

（2）健康教育：在医生指令下进行吞钡，可能会出现恶心、呕吐症状，深呼吸可以缓解；检查中需要多次更换体位，如有不适及时告知医务人员。

3. 对比剂准备

（1）产气剂使用：造影前需询问医生是否需要服用产气剂，如果需要提前需准备好 1 ～ 3g 产气剂，可产气 100 ～ 300ml。

（2）对比剂配比：口服 Ⅱ 型硫酸钡混悬液的浓度为 120% ～ 250%（W/V），总量为 100 ～ 200ml。碘剂总量为 100 ～ 150ml。

4. 检查中的护理要点

（1）再次核对患者信息：姓名、性别、登记号、检查部位等。

（2）产气剂使用：造影前需询问医生是否需要使用，如果需要应提前准备产气剂（1 ～ 3g）。

（3）安全护理：协助患者进机房，取站立位，后背紧贴检查床站稳，双手交叉上举于头上，防止体位改变引起不适或坠床，预防跌倒，有引流管应妥善固定，防止牵拉、脱落。

（4）观察：及时与患者沟通，缓解患者的紧张恐惧情绪，积极配合检查。

5. 检查后的护理要点

（1）清洁：检查结束后协助患者漱口清洁口腔。

（2）饮食护理：根据病情嘱其多饮水，多食含粗纤维的食物，以加速钡剂的代谢，如果排出白色粪便，属正常情况。

（3）观察：碘剂造影患者需要观察 30 分钟后无不良反应方可离开。

（三）全消化道钡剂（碘剂）检查的护理

全消化道钡剂（碘剂）检查前的准备同本节"一、检查前准备"，以下仅描述此类检查时的护理重点。

1. 患者评估

（1）有无其他检查未完成：若有 CT、化验、超声等检查，此项检查最后进行。

（2）询问病史，药物过敏史：有无吞咽困难、呛咳、严重对碘过敏史。对比剂经血管外各通路输入，有可能被吸收进入血液循环，产生与血管内用药相同的不良反应。

（3）禁忌证：消化道完全梗阻和消化道穿孔或坏死、消化道大出血急性期、消化道炎症急性期、病情较重或年老体弱且不能耐受检查者。

（4）水溶性对比剂：常用于临床怀疑消化道穿孔或瘘管、肠梗阻及小肠术后吻合口瘘的情况下。

（5）饮食要求：检查前一天起禁服含有金属的药物（如钙片等）、胃肠无梗阻者，检查前一天以进食软食为好，晚餐后禁食。检查当日晨起后禁食、禁水（包括不服用药物）。

2. 心理护理及健康教育

（1）心理护理：给患者讲解胃、十二指肠钡剂（碘剂）检查目的、过程和注意事项。

（2）健康宣教：在医生指令下进行吞钡，可能会出现恶心、呕吐症状，深呼吸可以缓解；检查中需要多次更换体位，如有不适及时告诉医务人员。

3. 对比剂准备

（1）服用产气剂：造影前需询问医生是否需要服用产气剂，如果需要提前需准备好产气剂（2 ～ 3g）。

（2）对比剂配比：全消化道造影检查多为上消化道造影检查的延续，口服 Ⅱ 型硫酸钡混悬液：浓度为 120% ～ 250%（W/V），总量为 100 ～ 200ml，碘剂常用总量为 100 ～ 150ml。

4. 检查中的护理要点

（1）其他同本节"二、常见胃肠道造影检查护理"中"（二）胃、十二指肠钡剂（碘剂）检查的护理"的"4.检查中的护理要点"，以下仅描述此类检查时的护理重点。

（2）健康宣教：全消化道造影需要多次进入检查室内进行摄片，告知患者下次摄片的时间，嘱患者多走动或者取右侧卧位，促进对比剂尽快到达回盲肠部，每次摄片结束后，继续等待下次摄片，待检查医生告知检查结束后，方可离开。

5. 检查后的护理要点　同本节"二、常见胃肠道造影检查护理"中"（二）胃、十二指肠钡剂（碘剂）检查的护理"的"5.检查后的护理要点"。

（四）钡灌肠检查的护理

钡灌肠检查前的准备同本节"一、检查前准备"，以下仅描述此类检查时的护理重点。

1. 患者评估

（1）有无其他检查未完成：若有 CT、化验、超声等检查，此项检查最后进行。

（2）询问病史，药物过敏史。

（3）禁忌证：完全性结肠梗阻、中毒性巨结肠、结肠活动性大出血、穿孔或坏死、急性阑尾炎、肛门疼痛不能插肛管者，近期结肠病理活检后全身情况差，不能耐受者等检查。

（4）胃肠道准备：检查前两天禁服含金属离子的药物，造影前一天不宜多吃富含纤维素和不消化的食物。造影前一天晚上少渣饮食，禁食禁水 6～8 小时，检查前排空大便，清洁灌肠后 2～3 小时行钡灌肠（如临床怀疑巨结肠者无须清洁灌肠）。

2. 心理准备及健康教育

（1）心理护理：给患者讲解钡灌肠检查目的、过程和注意事项。

（2）健康宣教：告知患者检查过程中感到腹胀有便意尽量憋住，如有不耐受，及时告知。

3. 灌肠溶液准备

（1）灌肠液配比：一般配成钡水重量比为 1：4 的溶液（800～1000ml 水中加入 150～200g 的硫酸钡）。

（2）用量与温度：使用高浓度、低黏度的专用 I 型硫酸钡混悬液，浓度为 80%～115%（W/V），总量为 300～400ml。当钡头到达横结肠时经导管注气，使肠管充分扩张。适时调整注气量，总量应控制在 600～800ml。小儿以满足诊断的最低用量为主，溶液温度为 39～41℃。

4. 灌肠物品准备　一次性灌肠袋、卫生纸、纱布、手套、一次性中单、治疗巾、便盆、温度计。

5. 检查中的护理要点

（1）再次核对患者信息：姓名、登记号、检查部位等。

（2）步骤：取左侧屈膝卧位，臀下垫一次性中单，将肛管缓慢插入直肠后，透视下注入对比剂，多体位观察和摄片，直至盲肠充盈，停止摄片后夹闭肛管并拔出，用纸巾擦净肛门，协助患者穿好衣裤，并嘱患者自行排便。

（3）常用摄片体位：主要包括仰卧位、侧卧位、头低足高左前及右前斜位、头高足低左前及右前斜位以及仰卧右前斜位（加压）。

（4）安全护理：防止体位改变引起不适或坠床，注意给予患者保暖及保护隐私部位。

（5）观察：检查过程中密切观察钡头有无受阻、分流、狭窄及患者有无病情变化，发现异常，立即停止注入钡剂。

6. 检查后的护理要点

（1）安全：检查后可立即排便，尽量排出注入直肠内的钡剂，年老体弱、行动不便患者预防跌倒。

（2）饮食：根据病情嘱患者多饮水，多食含粗纤维的食物，以加速钡剂的代谢，因钡剂不吸收，告知患者如排出的大便为白色属正常现象。

（五）逆行膀胱造影检查的护理

逆行膀胱造影检查前的准备同本节"一、检查前准备"，以下仅描述此类检查时的护理重点。

1. 患者评估

（1）禁忌证：严重血尿、泌尿系统感染、尿路狭窄、严重碘过敏史。对比剂经血管外各通路输入，有可能被吸收进入血液循环，产生与血管内用药相同的不良反应，严重的心、肝、肾功能不全及其他严重的全身性疾病等。

（2）嘱患者排空小便，排尿困难者应插管导尿。

2. 心理护理及健康教育

（1）心理护理：给患者讲解逆行膀胱造影检查目的、过程和注意事项。

（2）健康教育：告知患者检查过程中如有不适，及时告知医护人员。

3. 配制对比剂　碘剂：0.9% 氯化钠注射液 =1：1，配制量 150 ～ 300ml。

4. 物品准备　一次性导尿包、消毒物品、一次性中单等。

5. 检查中的护理要点

（1）再次核对患者信息：姓名、登记号、检查部位等。

（2）注意给予患者保暖及保护隐私。

（3）体位：患者平卧于检查床，臀下垫一次性中单，充分暴露会阴部。

（4）过程：协助医生插好导尿管并固定，排空膀胱内尿液。

（5）观察：检查过程中密切观察患者的病情变化，有无不良反应的发生。

（6）安全护理：加强安全管理，防止体位改变引起不适或坠床。

6. 检查后的护理要点　碘剂造影患者需要观察 30 分钟后无不良反应方可离开。

三、特殊造影检查护理

（一）经 T 管胆道造影

经 T 管胆道造影检查前的准备同本节"一、检查前准备"，以下仅描述此类检查时的护理重点。

1. 患者评估

（1）禁忌证：严重的胆系感染和出血、胰腺炎病史等，严重碘过敏史。对比剂经血管外各通路输入，有可能被吸收进入血液循环，产生与血管内用药相同的不良反应。

（2）引流管：妥善固定引流管和引流袋。

（3）全身情况：有无发热、腹痛、腹胀等不适。

2. 心理护理及健康教育

（1）心理护理：给患者讲解经 T 管胆道造影检查的目的、过程和注意事项。

（2）健康宣教：告知患者检查过程中如有不适，及时告知医护人员。

3. 配制对比剂　碘剂：0.9% 氯化钠注射液 =1：1，配制量 40 ～ 60ml。

4. 检查中的护理要点

（1）再次核对患者信息：姓名、登记号、检查部位等。

（2）体位：患者平卧于检查床，身下垫一次性中单。

（3）过程：先关闭引流管，消毒引流管接口，嘱患者左侧卧位，用 10ml 注射器抽吸 T 管内气体并注入适量 0.9% 氯化钠注射液进行冲洗，将配制好的对比剂缓慢注入胆管，摄片体位包括平卧位、左前斜位及右前斜位（可配合头低足高及头高足低位检查）。

（4）观察：检查过程中密切观察患者的病情变化，有无迷走神经反射所致腹痛、腹胀等不良反应的发生。

（5）安全护理：避免在检查床转动时导致 T 管脱出或坠床。

5. 检查后的护理要点

（1）引流管护理：检查结束后开放引流管 2～3 天，使对比剂充分排出。

（2）观察：碘剂造影患者需要观察 30 分钟后无不良反应方可离开。

（二）静脉肾盂造影

静脉肾盂造影检查前的准备同本节"一、检查前准备"，以下仅描述此类检查时的护理重点。

1. 患者评估

（1）肠道准备排尿：评估前一天晚上做好肠道准备，清除肠内积粪和积气。造影前患者排尿，排空膀胱。

（2）饮食：检查日早晨禁食。

（3）禁忌证：严重肾衰竭及全身衰竭、碘过敏史、急性传染病或高热、急性泌尿系炎症及严重血尿、肾绞痛、妊娠期妇女等。

（4）静脉通路：选择合适血管建立静脉通路。

2. 心理护理及健康教育

（1）心理护理：给患者讲解静脉肾盂造影检查的目的、过程和注意事项。

（2）健康宣教：告知患者检查过程中如有不适，及时告知医护人员。

3. 对比剂准备　用量：碘造影剂成人用量约 40ml，小儿为 0.5～1ml/kg。

4. 检查中的护理要点

（1）再次核对患者信息：姓名、登记号、检查部位等。

（2）过程：造影前先摄尿路平片用以对照，后静脉注射对比剂 40ml，同时腹部加压，注射后保留静脉通路开始计时，分别于 15 分钟、25 分钟、35 分钟拍片，摄片时嘱患者憋好气，以利显影。

（3）观察：检查过程中密切观察患者的病情变化，有无不良反应的发生。

5. 检查后的护理要点　碘剂造影患者需要观察 30 分钟后无不良反应方可离开。

（韩亚茹　赵　丽）

第四节　核医学检查护理

一、核医学科护理管理

（一）环境设施管理

1. 严格分区，核医学科按照国家辐射防护病房建设要求分为控制区、非限制区，各区出入口均设有门禁系统且功能完好，严格门禁授权管理。病区设置单向双通道，标识清晰，且安装全网络覆盖的辐射监测系统和视频监控系统，性能完好，并设置设备报警阈值，确保病区环境安全。工作人员知晓设备使用和维护方法，患者知晓仪器管理的注意事项，不随意触碰、损毁仪器设备。

2. 操作台整洁无杂物，符合无菌操作要求，严格按照国家电离辐射防护与辐射源安全基本标准执行。在进行放射性药品操作前后，常规监测物表和体表的辐射残留情况，确保操作环境安全，医务人员进行放射性核素操作后遵守病区管理规定由专用通道进出。

3. 以患者为中心辐射性安排病房资源分布，如开水房、卫生间、自助售卖机均在控制区内，以最短路径满足患者需求，避免不同区域来回穿梭。

4. 放射性医疗废物落实细节管理　在治疗过程中产生的残留辐射剂量超标的医疗废物会静置衰变，经监测达标后再按普通医疗废物规范处理，并录入医疗废物追溯系统，实现全程追溯。

5. 病区配备 2 个污洗间，保洁员能按不同分区要求正确选择使用配套的清洁工具。

6. 病区有 2 套独立的排风系统，责任护士每天检查并确认控制区排风系统处于"启动"状态。

7. 急救设备定点放置，位置合理，非抢救情况下不得随意挪动。急救药品、物品齐全，分类放置，处于备用状态。所有急救设备相关标识齐全，按要求每周定期检查、维护，保证处于备用状态。护士知晓所有急救设备放置位置及使用方法，有培训及考核记录。

（二）人员管理

1. 建立完善的规章制度、护理常规、岗位职责和各项应急处理措施，特殊制度规范张贴，按照全院护理培训要求，定期组织护理人员对各项制度、常规、职责、流程和标准进行培训考核，并有记录与分析，资料齐全。护理人员均知晓相关岗位职责和要求，认真落实护理工作。

2. 医务人员管理　①经专业培训后，持"辐射安全与防护培训合格证""放射工作人员证"上岗，并定期参加培训和考核；②按要求佩戴个人剂量监测仪，建立健康档案，定期进行职业健康体检，体检不合格者不得参与放射性工作。女性工作人员在妊娠、哺乳期停止接触放射性物质；③严格执行科室规章制度和护理操作规范，掌握应急预案和核医学常见急救措施及方法。

3. 患者管理　为保证检查、治疗能如约进行，减少药物衰变等资源浪费，指导患者按科室要求在治疗前做好充分的检查准备。①实现患者预约信息的智能化，自助预约检查，采取健康宣教手册、微信公众号信息推送等多种方式推送检查、治疗相关注意事项，在关键时间节点提醒患者按治疗要求进行准备，与患者保持沟通，及时确认患者能够按计划入院治疗，避免申购药品的浪费；②药品分装精准控制使用活度计作为放射性药品的测量工具，通过直接测量的方法进行放射性药品的精准分装；③给药过程控制：通过给药视频宣教、责任护士远程监控指导等举措保证患者给药安全，避免工作人员辐射伤害；④候检时，医务人员借助视频通话系统观察控制区患者动态，主动询问患者需求并予以帮助，保障给药后安全。

4. 保洁员等第三方工作人员经过相关知识培训后上岗，掌握辐射防护基本要求。

（三）放射性核素管理

对药物选择、用药时机、用法用量、用药疗程、注意事项等内容进行规范，从药品申购、规范保存、药品使用、辐射监测、效果评价等方面进行梳理，依据药品临床路径运行流程，确定流程中的重点环节，对临床路径中的风险节点进行全面细致分析，明确关键环节的风险控制点。

1. 入库环节　责任护士负责与核素生产厂家送药负责人核对药名、批号、预定药量，生产日期，在"放射性核素入库登记本"上做好登记并签名。

2. 存储环节　放射性核素须用铅罐密封保存，置于储源室铅制专用保险柜内，双人双锁保存，由专人定期检查，设全方位 24 小时视频监控，确保放射性药物无遗失。剩余药液按放射性药物管理规定置于给药仪通风柜内，就地封条封存，储源室上锁管理，保证放射性药物无泄漏。

3. 使用环节　发生器按规定步骤和要求安装，经质量检测符合要求后方可使用。正确执行医嘱，经双人核对核素治疗剂量无误后方可使用，并在"放射性核素使用登记本"上准确记录给药前放射性核素起始剂量、个人实际使用剂量及给药后剩余剂量，做好登记及签名，保证给药准确。

4. 出库环节　废源罐定点存放于废源室，每日清点数量登记，定期通知供药方回收，由供药方、药房及科室三方同时在场核查，并进行出库登记。

二、核医学专科检查护理

（一）检查前患者准备

1. 由于药物制备过程中存在衰变问题，因此患者需要按照预约时间准时进行检查，避免药品浪费。

2. 受检者检查当天早晨根据不同检查项目，在工作人员的指导下合理安排饮食，必要时提前准备好饮用的温水。

3. 静脉注射对比剂后，受检者需在指定区域进行活动，不聚集，在工作人员指导下多饮水、勤排尿，排尿时避免尿液沾染衣物或皮肤，以免造成检查结果假阳性。

4. 检查前排空尿液，以减少膀胱对图像的影响，摘除身上金属物品，以免干扰检查结果。

5. 检查时受检者在工作人员指导下取合适体位，保持舒适和放松，受检者的左右肢体和躯干位置尽量保持对称，检查过程中不得移动躯体。因疼痛不能卧床者，酌情使用镇痛药物。

6. 检查完毕，受检者必须由专用通道出口离开，不可返回入口，特殊情况需与工作人员提前沟通。

（二）检查后辐射防护

1. 检查结束后多喝水、勤排尿，以促进体内残余对比剂排泄，减少辐射伤害。

2. 24 小时内与孕妇及婴幼儿保持 1m 以上距离，成人之间尽量减少近距离接触时间，不前往公共场合。

3. 哺乳期妇女完成检查后，24 小时内禁止哺乳。

三、核医学科护理操作应急预案

核医学专科检查操作过程中放射性污染包括给药过程中发生的放射性核素药物溅洒 / 外溢污染及放射性核素储存时的源泄漏。

（一）给药过程中发生放射性核素药物溅洒 / 外溢污染

1. 应用辐射剂量巡检仪测量被污染者体表（双手、衣服）和仪器台面、地面、墙面等位置，确认放射性污染范围。

2. 环境污染　病房护士启用核素污染应急箱。用吸水纸或干的棉纱布等自外向内螺旋式吸净放射性药物并换用新的棉纱布擦干，再用去污粉反复擦洗，待环境达到国家规定的放射工作场所辐射标准，方可继续使用。擦拭过的吸水纸或棉纱布弃于铅桶中，并在铅桶做上标记（核素名称、日期等）。

3. 体表污染　先用纱布或吸水纸吸干体表放射性药物，将污染衣服置入铅桶 10 个 T1/2；用碱性肥皂先清洗有污染的局部再清洗全身，须淋浴冲洗干净至手足污染仪监测数值达标。

4. 做好登记，分析原因并持续改进。

5. 操作过程中发生核素药物溅洒 / 外溢处理流程（图 6-4-1）。

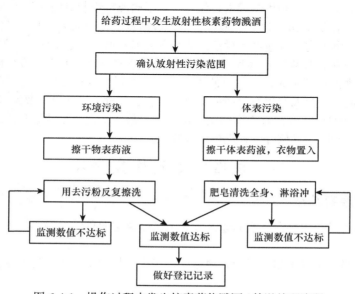

图 6-4-1　操作过程中发生核素药物溅洒 / 外溢处理流程

（二）放射性核素储存时的源泄漏

1. 立即向科主任及上级有关部门报告。

2. 通知辐射污染范围内其他无关人员撤离。

3. 迅速标出辐射污染范围，放置警示标识牌进行提醒，以免其他人员误入，同时注明辐射污染种类、限制入内的时间。

4. 辐射污染区工作人员采取防止污染扩散措施后，立即离开污染区，进入洗消间按体表污染处理流程清洗。

5. 辐射污染的衣物应尽快脱掉并存放在污染区域内指定位置 10 个 T1/2 后用水浸泡洗涤，然后用碱性肥皂浸洗，再用清水漂洗数次。

6. 对受照人员及可疑受照的人员尽快进行初期医学处理。

（1）放射性核素已进入消化道者，应及早催吐及洗胃，摄入 15 分钟内催吐和洗胃可排出80%。

（2）放射性核素已被呼吸道吸入者，应及早清洗鼻腔及鼻咽部，鼓励其排出呼吸道的分泌物。

（3）急性放射损伤的早期预防性治疗：对源泄漏剂量比较大，可能发生急性放射损伤的人员尽早转移到层流病房进行监护。

7. 详细记录泄漏核素的种类、范围、处理经过等，并组织专家进行讨论分析。

8. 放射性核素储存时的源泄漏处理流程（图 6-4-2）。

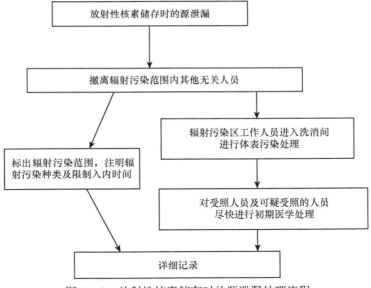

图 6-4-2 放射性核素储存时的源泄漏处理流程

（秦春元　李小芳）

第五节　技术规范

一、对比剂注射专科技术操作规范

（一）操作目的

对比剂是影像诊断常用药物，是指以医学成像为目的，将某种特定物质引入人体，以改变机体局部组织的影像对比度，从而达到提高诊断准确性目的的一种化学制剂。

（二）操作质量标准（表6-5-1）

表6-5-1 对比剂注射技术操作质量标准

操作步骤	操作要点	标准分
操作前准备（10分）		
（1）患者准备：了解对比剂注射的目的、方法、意义、注意事项及配合要点；输液前排便、排尿	注射对比剂的意义及注意事项	3
（2）环境准备：清洁、安静、温湿度适宜，光线充足或有足够的照明		2
（3）物品准备：一次性使用高压注射器及附件、双路连接管、注射器、微量泵、注射用对比剂（根据患者病情、造影部位准备不同浓度对比剂）、快速手消毒液、一次性留置针穿刺用物	必要时备温箱	3
（4）护士准备：衣帽整洁、修剪指甲，洗手，戴口罩	遵守医院感染控制要求	2
操作步骤（75分）		
（1）双人核对，核对患者身份及药物，询问受检者病史（禁忌证甲状腺功能亢进未进行治疗者）、过敏史，做好解释，评估血管，嘱患者排尿，签署检查知情同意书	严格执行核对制度	5
（2）核对对比剂，注射针筒的有效期，包装有无破损、潮湿	双人核对对比剂名称、剂量、浓度、有效期	5
（3）洗手、戴无菌手套，检查高压注射器，无菌操作下安装高压注射器针筒	严格执行无菌操作查看高压注射器是否处于工作状态	5
（4）选择合适穿刺部位，按一次性留置针穿刺技术预留静脉通路。（若患者有外周静脉通路，消毒后，检查通路是否可以使用）		5
（5）核对对比剂，无误后抽吸对比剂，保持针筒垂直向上放置，按后退键活塞为吸入状态，按前进键活塞为排出状态	正确操作高压注射器	10
（6）抽取对比剂时速度不宜太快，以免有太多气泡吸入，当剂量窗显示抽吸的药物剂量达到检查所需药物的剂量后，停止抽吸	注意抽吸速度不宜过快，以免损坏高压注射器	10
（7）无菌操作下打开双路连接管，连接高压注射器针筒接头	注意无菌操作、切忌被污染后还重复使用	10
（8）确认高压注射器管道连接正确后，针筒垂直向上，转动针筒活塞排净空气，待空气全部排尽后将注射针筒朝下倾斜放置备用	排净空气、防止空气栓塞	5
（9）合理调整高压注射器的位置，再次核对，根据病情、检查部位，确定留置通路直径及长短、血流的速度，设置控制面板参数（延迟时间、注射速率、总量、压力限值）	准确设置注射参数	10
（10）协助患者取合适体位，再次核对，连接高压注射器与患者静脉通路，记录	指导患者保持安全注射体位	5
（11）密切观察高压注射器工作状态、扫描结果及患者情况，及时处理	及时记录患者检查中特殊情况及抢救	5
其他（15分）		
（1）仪表：共5分。要求衣帽、鞋、头发整洁并符合要求，戴口罩，指甲长短适宜，不符合标准扣5分		5
（2）操作目的及注意事项：共10分，为需要掌握的理论部分。其中操作目的2分，注意事项8分		10
（3）操作程序缺项或不符合要求按各项实际分值扣1分；操作程序颠倒一处扣1分		

（三）注意事项

1. 操作前确认患者有无对比剂过敏史，使用前建议将对比剂加温至37℃。

2. 严格遵循无菌操作规程，确保连接管连接完好，防止空气栓塞。

3. 高压注射器控制面板设置参数准确无误，方可执行注射。

4. 备急救药品、设备及物品，使其保持备用状态。

5. 严格评估核对，避免检查信息、检查部位、检查设备等错误发生。

6. 询问受检者病史（禁忌证：甲状腺功能亢进未进行治疗者）、过敏史，告知相关注意事项，及注射对比剂后可能发生的不良反应，指导受检者或其家属签署"碘对比剂使用知情同意书"；服用特殊药物，如双胍类药物，根据对比剂说明书，受检者需要检查前后停药 48 小时。

7. 预置留置针：常规推荐耐高压型外周静脉留置针，根据受检者检查部位、血管情况、注射压力选择留置针（18G～22G）型号，与流速匹配，妥善固定；血管条件差/病情危重患者，可使用耐高压型（最大流速 5ml/s，最大压力 300psi）中心静脉导管。

二、放射性药物注射专科技术操作规范

■（一）操作目的

1. 利用放射性核素的药物在体内代谢的过程，可以定量评价器官的功能，并测定肾功能和心功能。

2. 利用放射性核素的药物，可以使病变组织显现出来，通常适用于肝肿瘤、骨肿瘤、甲状腺等肿瘤的显示。

3. 对检测体内血液、体液、尿液中的激素水平都有一定的作用。

■（二）操作质量标准（表 6-5-2）

表 6-5-2　放射性药物注射技术操作质量标准

操作步骤	操作要点	标准分
操作前准备（10分）		
（1）患者准备：了解放射性药物注射的目的、方法、意义、注意事项及配合要点；按照预约时间准时进行检查；必要时提前准备好饮用的温水	注射放射性药物的意义及注意事项	4
（2）环境准备：清洁、安静、温湿度适宜，光线充足或有足够的照明		2
（3）物品准备：放射性药物发生器、配套药盒、无菌手套、快速手消毒剂、留置针穿刺用品、放射性药物（根据患者病情、检查部位准备）、专用铅垃圾桶	准备药物时在专用分装橱	2
（4）护士准备：口罩、帽子、鞋套佩戴规范，穿戴铅衣、铅围脖、铅眼镜	遵守医院感染控制要求	2
操作步骤（75分）		
（1）接到申请单做到"三查"：①申请单填写是否符合规范；②临床诊断和检查目的是否清楚；③是否缴费	确认检查项目规范，有效	5
（2）核对患者身份及药物，做好解释，评估血管，嘱患者排尿，签署"检查知情同意书"	严格执行查对制度 确认患者 选择合适血管	5
（3）选择一次性留置针并检查其型号、外包装、质量及有效期，备胶布、封管液。消毒手，戴手套，按操作标准预留一次性留置针。（若患者有外周静脉通路，消毒后，检查是否通畅）	防止发生针刺伤 或使用输液接头进行无针连接	3
（4）洗手、戴手套，消毒分装橱。穿铅衣，佩戴便携式剂量仪、铅帽、铅围脖，双层手套，必要时佩戴铅眼镜。准备药液和用物至分装橱	双人核对药物名称、剂量、浓度、有效期 　严格执行无菌操作 严格做好辐射防护措施	5

续表

操作步骤	操作要点	标准分
（5）淋洗、标记放射性药物做到"三查"：①淋洗前核对发生器标签是否正确，以及是否在有效期内；②检查 0.9% 氯化钠溶液，淋洗完毕插孔再插入新负压瓶，以保持不被污染状态。标记前核对所标药盒是否与检查相符；③标记前核对总活度并计算出分装每支所需活度的体积	核对药液名称、剂量、浓度、时间、用法擦净药液袋/瓶，检查药液外包装是否完整、打开药液外包装，检查药液是否过期、袋/瓶口有无松动，瓶身有无裂缝，将输液袋/瓶上下摇动，对光检查有无浑浊、沉淀、絮状物等；检查输液器、注射器是否在有效期内，包装有无破损尽量做到一次抽取完成，避免反复抽取	10
（6）分装放射性药物时做到"三查"：①分装前，核对放射性核素的原液、标记化合物与检查项目是否一致；②分装完成，经两人核对放射性核素活度无误贴好标识后放入贴有相符标签的铅盒中；③分装结束，将放射性核素废源药瓶倒入铅垃圾桶内	标识包括：姓名、检查项目、放射性核素种类、剂量及配置时间分装结束后请勿徒手拿放射性核素废源药瓶，用长镊夹取	10
（7）携用物至操作台，核对患者身份及所输药物，做好解释		10
（8）连接静脉通路，注射放射性药物前：①核查患者基本信息（姓名、性别、年龄）、是否告知检查目的、是否签署知情同意书；②核查装有检查所需正确剂量的放射性核素注射器标签、铅盒外标签是否与患者检查项目相符；③测定注射器内放射性药物的活度	操作前双人核对患者信息及药物核查放射性核素时铅盒开口背对向操作者，揭开 45° 长柄镊夹取	10
（9）手臂下操作区域放置吸水纸，按无菌操作注射放射性药物	注意观察穿刺点情况及输液是否通畅	4
（10）注射后再次核查患者身份信息，铅盒标签与放射性核素注射器标签		2
（11）操作结束注射器经放射性活度监测后投入到铅废物桶内，静置衰变	待其辐射残留剂量达标后，方可作为普通医疗废物处理	2
（12）脱手套，脱防护用具，并做好记录	铅衣、铅围脖要平整悬挂——严禁折叠，且须定期清洗消毒记录日期、时间、穿刺部位、药名、活度、剂量、浓度、患者全身及局部情况	4
（13）密切观察患者有无药物不良反应，及时处理		5
其他（15 分）		
（1）仪表：共5分。要求衣帽、鞋、头发整洁并符合要求，戴口罩，指甲长短适宜，不符合标准扣 5 分		5
（2）操作目的及注意事项：共10分，为需要掌握的理论部分。其中操作目的 2 分，注意事项 8 分		10
（3）操作程序缺项或不符合要求按各项实际分值扣 1 分；操作程序颠倒一处扣 1 分		

（三）注意事项

1. 配套药盒进行放射性药物标记须进行标记率检测，发现图像效果欠佳随时进行标记检测并记录。

2. 严格执行无菌操作（见无菌操作原则），在进行淋洗、标记及分装前后，放射性药物分装橱依照常规病房配药室进行消毒处理。

3. 静脉穿刺严格遵守无菌操作原则，手臂下操作区域放置吸水纸，以减少放射性污染的可能和发生污染时及时处理。

4. 严格遵守放射性辐射防护原则，在进行淋洗、标记及分装前穿铅衣，佩戴便携式剂量仪、铅帽、铅围脖、双层手套，必要时佩戴铅眼镜。

5. 铅衣、铅围脖要平整悬挂，严禁折叠，定期清洗消毒。

6. 注射前要测定注射器内放射性药物的活度，注射后再次测定注射器内残余活度，并做好记录。

7. 完成放射性核素注射操作后将注射器及其他医疗废物投入铅废物桶内，定期将放射性垃圾移至废源间静置，待其辐射残留剂量达标后，方可作为普通医疗废物处理并填写"放射性垃圾处理环节记录本"。

8. 钼锝发生器使用后及时转移至废源库，按放射性废源处置。

9. 定期检查标记化合物药盒质量，每日质控高活性室内冰箱温湿度，并做好相关记录。

10. 每日工作前和工作结束时对操作环境进行物表辐射残留剂量测定，做好记录。

（肖　芳　肖书萍）

第七章　放射诊疗部门质控标准及质量监测指标

护理质量是衡量医院管理水平的重要指标之一，它直接影响着医院的临床医疗质量、社会形象和经济效益等。而护理质量管理的目的是通过对护理工作的监控，使护理人员在业务行为、思想职业道德等方面符合客观要求和患者需要，为患者提供优质服务。放射诊疗部门护理质量内容主要包括护士对患者实施检查前准备、检查中护理、检查后观察与指导等全过程服务所产生的安全管理的效果和程度。本章主要介绍放射诊疗部门相关质控标准及监测指标，供相关护理人员参考。

学习要求

掌握：掌握放射诊疗部门质量评价方法，并合理运用。

理解：放射诊疗部门质控标准，了解专科质量敏感指标。

第一节　质控标准及评分方法

通过前文详细阐述的放射诊疗部门人、机、料、环、法等各方面的护理质量控制管理要求，汇总放射诊疗部门护理质量评价标准（表 7-1-1）作为放射诊疗部门护理质控依据，可提高放射诊疗部门的护理质量管理水平。

表 7-1-1　放射诊疗部门护理质量评价标准

检查者：　　　　　　　　　实得分：（满分 100 分，合格分 90 分）　　　　　　　　检查日期：

项目	评价内容	标准分	符合率（权重）	评价方法（扣分标准：一项不符合要求扣1分）	扣分原因	实得分
制度管理（5分）	1. 医院有完整的质量管理体系，科室有质量管理小组	1	0.01	查阅资料		
	2. 有专科管理制度、工作流程；有各岗位工作职责；有紧急或特殊情况下的护理人员调配方案；有护士分层管理、培训培养和绩效管理方案	1	0.01	访谈护士查阅资料		
	3. 有突发事件及应急预案的处理流程；有培训和演练；有急危重症患者"绿色通道"急救流程；定期进行评价及改进	1	0.01	查阅资料		
	4. 有专科护理常规；有专科护理技术操作质量标准；对比剂不良反应、对比剂重度外渗处理规范	2	0.02	查阅资料		
环境管理（5分）	1. 布局合理，标识清楚，洁污区域分开	2	0.02	现场检查		
	2. 机房温湿度适宜。温度 20 ~ 24℃；相对湿度 40% ~ 60%	1	0.01	现场检查		
	3. 环境干净整洁，物品定点放置，设施摆放规范	1	0.01	现场检查		
	4. 消防通道通畅，应急钥匙定点放置，人人知晓	1	0.01	访谈护士查阅资料		

续表

项目	评价内容	标准分	符合率（权重）	评价方法（扣分标准：一项不符合要求扣1分）	扣分原因	实得分
感染管理（25分）	1. 护理人员知晓各不同类别患者合理分区分时段检查。设置专用检查间或检查时段，备特殊患者使用	2	0.02	现场检查		
	2. 工作人员严格执行标准预防，按医院感染要求着装，戴口罩、帽子、手套，根据患者类型进行相应防护级别	2	0.02	现场检查		
	3. 手卫生及职业暴露处理：每个机房配备手卫生装置；工作人员手消毒操作规范，掌握职业暴露后报告及处理程序	2	0.02	现场检查		
	4. 普通CT室 ①空气消毒：宜配置空气消毒机，工作状态下持续使用；或采用紫外线照射消毒，每天2次，每次1小时以上（无人状态下）	1	0.01	现场检查		
	②环境物体表面消毒：有肉眼可见污染物时，应先完全清除污染物再消毒，消毒方式为75%乙醇或专用消毒湿巾擦拭消毒，每日2次，遇污染随时消毒	1	0.01	现场检查		
	③地面消毒：采用400～700mg/L含氯消毒剂擦拭消毒，作用10分钟，每日2次，遇污染随时消毒	1	0.01	现场检查		
	④终末消毒：先进行环境消毒、设备消毒、地面消毒，最后紫外线消毒1小时	1	0.01	现场检查		
	⑤应急消毒：普通CT室发现特殊患者，及时进行应急消毒，即采用1000～2000mg/L含氯消毒剂擦拭消毒，75%乙醇或专用消毒湿巾擦拭消毒设备，再用紫外线照射1小时或3%过氧化氢按照20ml/m³或5%过氧乙酸2.5ml/m³进行喷雾消毒，作用1小时，然后开门窗通风，消毒人员着二级防护	1	0.01	现场检查		
	5. 发热CT室 ①空气消毒：宜配置空气消毒机，工作状态下持续使用；未配备消毒机的，每个患者检查完后紫外线照射消毒30分钟以上	1	0.01	现场检查		
	②环境物体表面消毒：宜采用消毒纸巾"一人一用一消毒"，一次性床单每人更换。其他物体表面有肉眼可见污染物时，应先完全清除污染物再消毒，消毒方式为75%乙醇或专用消毒湿巾擦拭消毒	2	0.02	现场检查		
	③地面消毒：采用1000～2000mg/L含氯消毒剂擦拭消毒，每日2次，遇污染随时消毒	1	0.01	现场检查		
	④终末消毒：每日工作结束后需进行终末消毒：先进行环境消毒、设备消毒、地面消毒，最后紫外线消毒1小时或3%过氧化氢按照20ml/m³或5%过氧乙酸2.5ml/m³进行喷雾消毒，作用时间1小时，然后开门窗通风	1	0.01	现场检查		
	6. 普通MRI室 ①空气消毒：推荐使用无磁循环空气消毒机对检查室空气进行持续消毒，检查结束后使用无磁紫外线消毒灯对检查室进行消毒	1	0.01	现场检查		
	②环境物体表面消毒：有肉眼可见污染物时，应先完全清除污染物再消毒，对于MRI检查设备例如磁体腔、检查床、线圈的消毒建议使用75%的乙醇或专用消毒湿巾擦拭消毒	1	0.01	现场检查		
	③地面消毒：采用400～700mg/L含氯消毒剂擦拭消毒地面，每日2次，遇污染随时消毒，存在肉眼可见污染物时需先清污后再做消毒处理	1	0.01	现场检查		
	④终末消毒：先进行环境消毒、设备消毒、地面消毒，最后用无磁紫外线消毒	1	0.01	现场检查		
	⑤应急消毒：普通MRI室发现特殊患者，及时进行应急消毒，即采用1000～2000mg/L含氯消毒剂擦拭消毒地面，75%乙醇或专用消毒湿巾擦拭消毒设备，再用无磁紫外线灯照射，消毒人员着二级防护	1	0.01	现场检查		
	7. 按医院感染要求定期监测环境卫生，达到Ⅳ类环境要求，记录全全，定期分析和改进	2	0.02	查阅资料		
	8. 医疗废物按《医疗卫生机构废物管理办法》，严格分类放置，标识清晰，记录完整	2	0.02	现场检查		

项目	评价内容	标准分	符合率（权重）	评价方法（扣分标准：一项不符合要求扣1分）	扣分原因	实得分
物品管理（5分）	1. 无菌物品依据《无菌物品使用安全管理规范》及有关法律、法规	1	0.01	现场检查 查阅资料		
	2. 无菌物品按有效期先后摆放于阴凉干燥的储物柜内	1	0.01	现场检查		
	3. 定期检查物品有效期，使用前检查包装有无破损、失效	1	0.01	现场检查		
	4. 库房干净整洁，定期记录库内温度（0～30℃）和湿度（45%～75%），不得存放私人物品	1	0.01	现场检查		
	5. 危化品根据性能分区、分类、分库储存，有目录、定基数、定位放置，标识醒目，两种易燃品不得同柜存放。同一区域储存两种或两种以上不同级别的危险品时，应按最高等级危险物品的性能标识	1	0.01	现场检查		
药品管理（10分）	1. 对比剂定点存放，距地面不小于10cm，距墙面不小于30cm。标识明显，有出入库登记，定期盘存	2	0.02	现场检查		
	2. 按有效期先后摆放，近效期优先使用	2	0.02	现场检查		
	3. 药物有变质、浑浊、沉淀、絮状物等，不得使用	2	0.02	现场检查		
	4. 安瓿、输液瓶等有裂缝或瓶口松动，不得使用	2	0.02	现场检查		
	5. 急救及高警示药物定点放置、专人管理、标识正确、定期清点、补充，使用记录规范	2	0.02	现场检查		
仪器设备管理（10分）	1. 开机前检查机器，查看相关指标是否处于功能状态	1	0.01	现场查看		
	2. 检查完成后检查清洁机器，使其保持功能状态	1	0.01	现场查看		
	3. 各种仪器设备均设专人负责保管、清洁、安全等工作，并有专用记录本，记录使用、故障	1	0.01	现场查看 查阅资料		
	4. 急救设备完好率100%。急救车做到"五定"：定时间、定数量、定点放置、定期检查、定专人管理	5	0.05	现场查看 查阅资料		
	5. 检查间应有备用氧气筒和电动吸引器，并处于完好备用状态	2	0.02	现场查看		
护理文书管理（5分）	1. 有专科护理文书记录，如"放射科不良反应记录本""放射科外渗记录表""放射科消毒管理记录本"等，并记录规范	2	0.02	现场检查 查阅资料		
	2. 定期进行数据分析、质量评价、反馈与改进	3	0.03	现场检查 查阅资料		
护理安全管理（10分）	1. 严格落实患者身份识别制度 ①检查前核对；②检查中核对；③检查后再次核对	3	0.03	现场检查		
	2. 有预防坠床、跌倒、非计划拔管的应急预案并落实有效	3	0.03	现场检查		
	3. 护士知晓高压注射器故障处理方法	2	0.02	现场检查		
	4. 护士知晓护理安全不良事件上报制度	2	0.02	现场检查		
专科护理（10分）	1. 严格查对患者信息，评估增强风险	2	0.02	现场检查		
	2. 协助摆放体位，预防跌倒、坠床，妥善安置管道，严防脱管	2	0.02	现场检查		
	3. 按无菌要求准备高压注射器	1	0.01	现场检查		
	4. 留置针穿刺：根据患者检查部位、项目选择合适的留置针型号及血管，按外周留置针穿刺规范穿刺。耐高压PICC、耐高压隧道式输液港按静脉治疗规范处理评估及使用	1	0.01	现场检查		

续表

项目	评价内容	标准分	符合率（权重）	评价方法（扣分标准：一项不符合要求扣1分）	扣分原因	实得分
专科护理（10分）	5. 根据患者检查项目，设置合适的对比剂剂量和流速。向患者宣教检查中注意事项	2	0.02	现场检查		
	6. 检查中严密观察患者情况，发现异常及时处理	1	0.01	现场检查		
	7. 检查完毕行相关知识宣教	1	0.01	现场检查		
优质护理（5分）	1. 依据《护士条例》等相关法律法规和规定，规范执业并落实护理工作	2	0.02	访谈护士查阅资料		
	2. 有持续深化优质护理方案，为患者提供全面、全程、专业、人性化的护理服务	1	0.01	访谈护士查阅资料		
	3. 优质护理有记录、有改进、有效果	2	0.02	查阅资料		
辐射防护管理（10分）	1. 认真学习国家放射卫生法规、标准，持"放射工作人员证"上岗	2	0.02	查阅资料		
	2. 定期健康体检、个人剂量监测、参加放射防护培训	2	0.02	查阅资料		
	3. 对患者的非检查部位有屏蔽防护措施	2	0.02	访谈患者		
	4. 按规定佩戴个人计量牌，定期参加放射防护知识培训	2	0.02	现场检查		
	5. 放射防护相关警示标识醒目，警示灯正常	2	0.02	现场检查		
总得分		100	1			

说明：评价结果采用分数还是权重表示，由医院规模或其他因素决定，两选一即可。具体分数或权重可根据行业规范、医院要求及科室专科实际情况进行遴选和实施

（肖　芳　唐　慧）

第二节　质量监测指标

一、放射诊疗部门质量评价指标

根据放射诊疗部门质量管理内容及指标的可测性、客观性原则，放射诊疗部门主要包含但不限于以下质量评价指标。

（一）中重度对比剂外渗发生率

基本公式：中重度对比剂外渗发生率 = 单位时间内发生对比剂中重度外渗人次 / 单位时间内增强检查人次 ×100%

目标值：0

说明：监测频次为 1 次 / 月

（二）中重度对比剂外渗处理正确率

基本公式：中重度对比剂外渗处理正确率 = 单位时间内对比剂中重度外渗正确处理人次 / 单位时间内对比剂中重度发生人次 ×100%

目标值：100%

说明：监测频次为 1 次 / 月

（三）急救设备仪器药品完备率

基本公式：急救设备仪器药品完备率 = 本科室急救仪器设备药品完备数 / 本科室急救仪器设备药品总数 ×100%

目标值：100%

说明：监测频次为 1 次 / 月

（四）培训技术落实率

基本公式：培训技术落实率 = 单位时间培训计划项目落实数 / 单位时间培训计划数 ×100%

目标值：100%

说明：监测频次为 1 次 / 季

（五）患者身份识别正确率

基本公式：患者身份识别正确率 = 单位时间内患者身份识别正确人次 / 同期患者总人次 ×100%

目标值：100%

说明：核查单位时间内所有检查人数

（六）检查前准备完备率

基本公式：检查前准备完备率 = 单位时间内患者检查前准备完备人次 / 同期检查人次 ×100%

目标值：100%

说明：检查单位时间内所有检查患者

（七）辐射防护管理合格率

基本公式：辐射防护管理合格率 = 单位时间内患者防护正确人次 / 同期患者总人次 ×100%

目标值：100%

说明：核查单位时间内所有检查患者

（八）患者跌倒 / 坠床发生率

基本公式：患者跌倒 / 坠床发生率 = 单位时间内患者跌倒 / 坠床人次 / 同期患者总人次 ×100%

目标值：0

说明：监测频次：1 次 / 月

（九）患者健康教育落实率

基本公式：患者健康教育落实率 = 单位时间内患者健康教育落实人次 / 同期患者总人次 ×100%

目标值：> 95%

说明：核查单位时间内所有检查患者

（十）患者满意度

基本公式：患者满意度 = 单位时间内患者满意人次 / 同期患者总人次 ×100%

目标值：> 95%

说明：核查单位时间内所有检查患者

二、放射诊疗部门专科敏感性指标

放射诊疗部门护理工作具有较强的专科性，科学、全面、实用、量化的专科护理敏感性指标体系能更好地保证检查的成功与安全，为向患者提供优质护理服务提供保障。下表从结构、过程、结果三维度进行分类，详细示例放射诊疗部门专科敏感性指标（表 7-2-1），以供护理人员参考。

表 7-2-1 放射诊疗部门专科敏感性指标表

一级指标	二级指标	三级指标	基本公式（×100%）	周期及评价方式
结构指标	人力资源	护士/检查设备比例	护士人数/检查设备总数	每年 查阅资料、现场抽查
		中级以上职称占比	中级以上职称护士人数/全科护士人数	每年 查阅资料
	知识与技术	护理岗位年培训率（年平均次数）	护理人员岗位护理培训次数/岗位培训总次数	每年 查阅资料
		专科理论、操作技能考核合格率	护理人员专科理论、操作技能考核合格人数/参加考核的护理人员总人数	每季度 查阅资料
	环境与设备	环境消毒合格率	环境消毒合格次数/环境消毒总次数	每月 随时记录、查阅资料
		药品管理合格率	周期内药物管理抽查合格例数/同期药物抽查总例数	每月 随时记录、查阅资料
		仪器、设备使用故障率	仪器、设备使用故障例数/每月检查总例数	每月 随时记录、查阅资料
	制度及预案	管理制度落实率	抽查管理制度落实次数/抽查管理制度总次数	每半年 随时抽查、查阅资料
		护理人员岗位职责落实率	抽查岗位职责落实次数/抽查岗位职责总次数	每半年 随时抽查、查阅资料
		突发事件应急预案落实率	应急预案演练项目数/应急预案总项目数	每半年 查阅资料
过程指标	检查信息安全核查	患者基本信息核查正确率	患者基本信息核查正确例数/每月检查患者总例数	每月 随时记录、查阅资料
		检查部位信息核查正确率	检查部位信息核查正确例数/每月检查患者总例数	每月 随时记录、查阅资料
		检查方式信息核查正确率	检查方式信息核查正确例数/每月检查患者总例数	每月 随时记录、查阅资料
	检查中配合	检查前准备完备率	检查前患者准备完备例数/每月检查患者总例数	每月 随时记录、查阅资料
		检查中体位摆放正确率	检查中体位摆放正确例数/每月检查患者总例数	每月 随时记录、查阅资料
		防护用品正确使用率	防护用品正确使用例数/检查患者总例数	每月 随时记录、查阅资料
		患者防护措施落实率	患者防护用品正确使用例数/检查患者总例数	每月 随时记录、查阅资料
结果指标	不良事件	对比剂不良反应发生率	对比剂不良反应发生例数/检查患者总例数	每月 随时记录、查阅资料
		对比剂外渗发生率	对比剂外渗发生率发生例数/检查患者总例数	每月 随时记录、查阅资料
		手术患者跌倒/坠床发生率	手术患者跌倒/坠床发生例数/检查患者总例数	每月 随时记录、查阅资料
		检查中非计划拔管发生率	检查中非计划拔管发生例数/检查患者总例数	每月 随时记录、查阅资料

一级指标	二级指标	三级指标	基本公式（×100%）	周期及评价方式
结果指标	满意度	患者对检查前宣教的满意度	各患者对检查前宣教的满意度总和 / 检查患者总例数	每月 随时记录、查阅资料
		患者对检查后回访的满意度	各患者对检查后回访的满意度总和 / 检查患者总例数	每月 随时记录、查阅资料
		医生对护理工作的满意度	各医生对护理工作的满意度总和 / 参与评价的医生总人数	每月 随时抽查、查阅资料
		护士工作满意度	各护士对护理工作的满意度总和 / 参与评价的护士总人数	每月 随时抽查、查阅资料
	知晓率	患者对检查前准备内容的知晓率	各患者对检查前准备内容的知晓率总和 / 检查患者总例数	每月 随时记录、查阅资料
		患者对检查中配合内容的知晓率	各患者对检查中配合内容的知晓率总和 / 检查患者总例数	每月 随时记录、查阅资料
		患者对检查后注意事项的知晓率	各患者对检查后注意事项内容的知晓率总和 / 检查患者总例数	每月 随时记录、查阅资料

三、放射诊疗部门常见质控表

以下列举部分放射诊疗部门常见质量管理表格，如放射科对比剂外渗登记表（表 7-2-2）、静脉炎分级评估表（表 7-2-3）、静脉炎处理效果评价表（表 7-2-4）、放射科对比剂过敏反应登记表（表 7-2-5）等。

表 7-2-2　放射科对比剂外渗登记表

一、基本情况：

病区 _____　床号 _____　姓名 _____　性别 _____　年龄 _____　电话：_____

住院号：_____　检查项目：_____　发生时间：_____　机房：_____

对比剂浓度：□ 400　□ 370　□ 350　□ 320　□ 300　□ 270

穿刺部位：□手背　□手腕　□前臂　□肘窝　□其他 _____

外渗量：对比剂 _____ml +0.9% 氯化钠注射液 _____ml　注射流速：_____ml/s

留置针型号：□ 18G　□ 20G　□ 22G　□ 24G

进针深度：□全部　□ 2/3　□ 1/2　□＜ 1/2　贴膜是否牢固：□是　□否

检查是否成功：□是　□否　　　　患者其他情况：_____

二、对比剂外渗分级：□ 0 级　□ 1 级　□ 2 级　□ 3 级　□ 4 级

三、对比剂外渗追踪评估（处理措施：①抬高患肢；②冷湿敷；③ 50% 硫酸镁；④多磺酸黏多糖乳膏；⑤水凝胶；⑥电话随访；⑦病房随访）

时间节点	时间	临床表现					处理措施（填序号）	责任人
		皮肤红肿范围	皮肤温度改变	疼痛	皮纹	水疱		
0 小时								
12 小时								
24 小时								
48 小时								
72 小时								

四、反馈：□转科　□出院　□转院　□死亡

　　　　　□治愈　□显效　□有效　□无效　□其他

　　　　　　　　　　　放射科报表人：_____ 病房护士工号：_____

　　　　　　　　　　　报表时间：_____

表 7-2-3 静脉炎分级评估表

级别	临床表现	级别	临床表现
☐ 0	没有症状	☐ 3	皮肤发白, 半透明状 水肿范围最小直径大于 15cm 皮肤发凉 轻到中等程度的疼痛伴或不伴麻木感
☐ 1	皮肤发白 水肿范围最大直径小于 2.5cm 皮肤发凉, 伴或不伴疼痛		
☐ 2	皮肤发白 水肿范围最大直径在 2.5cm 到 15cm 皮肤发凉, 伴或不伴疼痛	☐ 4	皮肤发白, 半透明状 皮肤紧绷, 有渗出 皮肤变色, 有瘀伤、肿胀 水肿范围最小直径大于 15cm, 可凹陷性水肿

表 7-2-4 静脉炎处理效果评价表

级别	临床标准
☐治愈	12 小时内局部皮肤红肿消退、无灼热症状、疼痛减轻、皮肤皱纹出现
☐显效	24 小时内局部皮肤红肿消退、无灼热症状、疼痛减轻、皮肤皱纹出现
☐有效	48 小时内局部皮肤红肿消退、无灼热症状、疼痛减轻、皮肤皱纹出现
☐无效	48 小时后局部皮肤红肿灼热未消退、疼痛未减轻、皮肤皱纹未出现, 局部组织坏死

表 7-2-5 放射科对比剂过敏反应登记表

病区: _____ 床号: _____ 姓名: _____ 性别: ☐男 ☐女 年龄: _____ 岁

住院号: _____ 电话: _____ 检查时间: _____

过敏反应发生时间: _____ 钆对比剂: _____

碘对比剂: ☐ 400 ☐ 370 ☐ 350 ☐ 320 ☐ 300 ☐ 270

过敏史: ☐有 ☐无

症状	急救措施	延续处理	责任人
☐恶心, 呕吐 ☐鼻充血、喷嚏, 流涕 ☐荨麻疹 ☐支气管痉挛 ☐喉头水肿 ☐低血压 ☐全身过敏样反应 ☐过敏性休克	☐严密观察 20 ~ 30 分钟 ☐密切监测生命体征 ☐嘱多饮水 ☐马来酸氯苯那敏口服 / 地塞米松静脉推注 ☐抬高下肢至少 60° ☐面罩给氧 (6 ~ 10L/min) ☐建立静脉通道 ☐快速补液治疗 ☐使用肾上腺素等急救药品 ☐心肺复苏	☐电话回访 ☐回病房诊治 ☐急诊科会诊 ☐转 ICU	

24 小时随访结果: _____

放射科报表人: _____ 病房护士工号: _____

报表时间: _____

（肖 芳 唐 慧）

第八章 放射诊疗部门护理质量管理及案例分享

全面的护理质量管理的实施往往是通过成立质量管理小组，各小组确立标准，采用定期检查和随机抽查的方式，对护理工作进行检查和评估，针对薄弱、缺陷环节以整改、跟踪、再评估、反馈等方式进行完善。本章分享放射诊疗部门有关护理质量持续改进的案例，为相关护理人员提供参考。

学习要求

理解：质量管理的意义及其应用原则。

掌握：掌握 PDCA 循环、品管圈等质量管理工具的使用。

第一节 全面质量管理的意义及应用原则

一、全面质量管理的意义

20 世纪 50 年代美国最先提出全面质量管理观念，它是一个组织以质量为中心，以全员参与为基础，使患者满意、本组织所有成员及社会受益，最终达到长期成功的管理途径。质量管理能提高服务质量，改善服务流程和各个环节的设计，加速服务流程效率，鼓舞护理人员的士气和增强质量意识，改进服务，提高患者对护理服务的认可度，降低经营质量成本，减少责任事故。

全面质量管理有三个核心的特征：全员参加的质量管理、全过程的质量管理和全面的质量管理。全面质量管理要求全部护理人员都要参与质量改进活动。参与"改进工作质量管理的核心机制"是全面质量管理的主要原则之一。护理质量管理中常用的、最实用的几项持续改进管理方法有 PDCA 循环、失效模型和效应分析（failure mode and effect analysis，FMEA）、根因分析（root cause analysis，RCA）和品管圈（quality control circle，QCC）等。

二、护理质量管理的应用原则

为了保证患者安全，提升服务质量，就必须建立规范的护理质量标准体系。这个体系需涵盖护理工作各环节、有效的护理管理目标和评价标准。护理人员遵守这个质量标准体系并不断深化，持续改进，全员参与实现全面质量管理，从而提升护理质量，提升服务品质和护理管理水平。

（一）以患者为中心原则

坚持以患者为中心是护理质量管理的首要原则。放射诊疗部门具有人流量大，工作节奏快，突发情况多，容易引起医疗纠纷的特点。了解患者现有的和潜在的需求和期望，测定患者的满意度并以此作为行动的准则。

（二）以预防为主原则

树立以预防为主的意识，从事后把关转移到事先控制上，做到"三预"，即预想、预防、预查。主动结合自身岗位职责发现临床工作中各项护理问题，依据日常护理工作中患者反馈和自身质量规范落实情况分析影响护理质量的各种因素，针对问题制定相应的对策并加以控制，切实把影响护理质量的问题消灭在萌芽之中。

（三）标准化原则

健全的质量管理制度可使护理人员有章可循，使护理管理科学化、规范化。了解护理部质控问题、患者建议需求、病区护士临床实践问题，结合病区特点，明确提出质量控制标准，可建立起以质量为中心的护理环境。第七章已为我们构建一套清晰、全面的质量控制标准和指标监测体系。其包括各项规章制度、护理人员岗位职责、操作规程、工作质量标准、检查评价方法等。

（四）全员参与原则

重视人的作用，充分调动人的主观能动性及创造性。划分技能等级，对护理人员进行培训和资格评定，明确权限和职责。利用护理人员的知识和经验，通过培训使得他们能够参与决策和对过程的改进，让护理人员以实现组织的目标为己任。

（五）持续改进原则

参与"改进工作质量管理的核心机制"是全面质量管理的主要原则之一。持续质量改进不仅是在发现护理问题时，分析原因、解决问题、持续改进，还需要强化各层次护理人员能力，提高效率，增强目标完成有效性，主动寻求改进机会，而不是等出现问题时再考虑改进。护理质量管理中常用的、最实用的几项持续改进管理方法有 PDCA 循环、失效模型和效应分析、根因分析、品管圈等。

（六）系统方法原则

针对制订的目标，识别、理解并管理一个由相互联系的过程所组成的体系，有助于提高组织的有效性和效率。从系统地分析有关的数据、资料或客观事实开始，确定要达到的优化目标；然后，通过设计或策划为达到目标而采用的各项措施和步骤，以及应配置的资源，形成一个完整的方案，最后在实施中通过系统管理而取得高效率。

（七）客观数据原则

质量管理强调"用数据说话"，科学的数据分析，客观的事实依据，使质量管理过程更准确、可靠。标准可能是定量的或定性的，在制定时要尽可能数据化，更清晰，也便于科学地统计分析，用于指导临床护理质量改进。

（八）分级管理原则

质量管理组织是由不同层次人员组成的，各层次职责各有侧重。放射诊疗部门实行院领导、护理部、护士长分级管理。护理部设定护理质量目标，各科护士长侧重抓质量标准落实，督促下属护理人员实施自我控制、同级控制及逐级控制，调动全员主动有效完成护理质量目标。

（肖　芳　肖书萍　汪祝莎）

第二节　护理质量管理方案

一、成立科室护理质控小组

（一）成员组成

护理质控小组成员由片区科室护士长及质控秘书、高级职称护士、组长组成。

组长：由护士长担任。

秘书：由质控员担任。

组员：由高级职称护士、护理组长、责任护士担任。

（二）护理质控成员职责

1. 组长职责　护士长具体管理及质控安排。

（1）制定全面质量管理目标、质量管理方案、督导质量控制活动。定期对本科室医疗质量管理工作情况以及对加强医疗质量管理控制工作提出意见与建议。

（2）针对各项质控存在问题，结合医疗工作，对护理质量进行持续改进。随时掌握全院护理质量动态、了解院外信息、不断改进质控标准以提高护理质量。依据检查情况提出奖惩意见，奖惩与护理目标管理考评挂钩。

2. 秘书职责

（1）每月至少召开一次科室质控小组会议，分析探讨科内护理质量状况、存在问题以及改进措施，做好会议记录。

（2）负责组织安排各项质控活动，保证按时、按项完成，并不断提高。

（3）定期向护理部反馈、通报。组织护理质控组对查出的问题进行跟进，直至改进质量。

3. 组员职责

（1）在护士长、组长指导下对本科室护理质量进行经常性检查。检查本科室护理质量上的薄弱环节、不安全因素以及护理常规、操作规范、医院规章制度、各级各类人员岗位职责的落实情况。

（2）对质控中存在问题进行总结分析、向科室质控组提出建议，组织各级质控组讨论，对存在问题提出改进措施。

（3）针对各项质控存在问题，结合医疗工作，对护理质量进行持续改进。

二、制定专科工作质量评价标准（参照第一部分第七章）

三、实　施　方　式

针对医院制定的各项制度进行医疗护理质量管理的科级监控及院级监控，持续落实、检查、考核、评价、反馈、监督、改进。有效防范、控制护理医疗风险，及时发现医疗质量和安全隐患，加强医院感染指标的达标落实，建立完善的诊疗质量评价和反馈机制。具体从以下几个方面进行。

1. 环节监控　对各项日常护理工作中的护理质量进行动态监控。

2. 终末监控　每个患者诊疗活动完毕后的护理质量总评监控。

3. 组员监控　每月进行一次各科室自我检查监控，发现问题及时改进。特殊疑难病例讨论，安全事件分析讨论总结。

4. 组长监控　由护士长进行监控。监控目标主要为护理安全质量、护理安全十大目标、护理质量科室敏感指标等，对科级监控情况进行汇总。

四、质量管理常用方法

护理全面质量管理中的一大支柱就是质量持续改进，选择合适有效的方法，可使我们的工作事半功倍，包括 PDCA 循环、QCC、RCA、5S 管理、6σ 管理、FMEA、团队资源管理（team resource management，TRM）、循证护理（evidence-based nursing，EBN）等。

1. PDCA　PDCA 循环由美国质量管理专家戴明博士提出，又称戴明环。其含义是 plan（计划）、do（实施）、check（确认）、action（处理）。PDCA 循环不是同一水平上的循环，每循环一次，就解决一部分题目，取得一部分成果，工作就前进一步。每一次 PDCA 循环都要进行总结，提出新目标，再进行第二次 PDCA 循环，使品质治理不断推向前进。PDCA 循环的运行过程体现了全面、全员、全过程的质量管理，特点是循序渐进改善工作质量。这是质量管理的基本方法，其主要步骤见表 8-2-1。

表 8-2-1　PDCA 循环、品管圈的主要步骤

PDCA 循环			品管圈
阶段	步骤	主要方法	步骤
plan（计划）	1. 分析现状，找出问题	排列图、直方图、控制图、头脑风暴	1. 主题选定
	2. 制订目标，作出计划	甘特图	2. 拟定活动计划
			3. 现状把握
			4. 目标设定
	3. 分析产生问题的原因	流程图、查检表、柏拉图	5. 解析
	4. 找出影响问题的直接因素，制定对策方法	回答 5W2H 为什么制定该措施（why） 达到什么目标（what） 在何处执行（where） 由谁负责完成（who） 什么时间完成（when） 如何完成（how） 多少样本量（how much）	6. 对策拟定
do（实施）	5. 执行、实施计划		7. 对策实施与检讨
check（确认）	6. 检查计划执行结果	雷达图、推移图、柏拉图	8. 效果确定
action（处理）	7. 总结经验，制定标准	制定或修改工作章程、检查规章制度或其他制度	9. 标准化
	8. 把未解决的问题或新出现的问题带入下一 PDCA 循环		10. 检讨与改进

2. QCC　指医院中工作人员自动自发组成数人一圈的活动团队，通过全体合作、集思广益，按照一定的活动程序、灵活使用科学统计工具及品管手法，来解决工作现场、管理等方面所发生的问题及课题的活动，其目的在于提高护理质量和工作效率，特点是可发挥护理人员的积极性与创造性，如提高患者满意度，提高护理质量等。它是一种比较活泼的品管形式。品管圈的开展充分践行了 PDCA 循环。其主要步骤可见表 8-2-1。

3. RCA　是一个系统化的问题处理过程，包括确定和分析问题原因，找出问题解决办法，并制定问题预防措施。根本原因分析能够帮助护理人员发现问题的症结，并找出根本性的解决方案。执行程序包括如下。① what：发生了什么事情；② why：为什么会发生；③ how：剖析原因拟定对策；④ action：执行改善对策与稽核管制。RCA 是一种回溯性医疗不良事件分析工具，尤其适用于护理不良事件的分析与改进。

4. 5S 管理　包括整理、整顿、清洁、检查、素养五个项目。放射诊疗部门工作节奏快、人员流动性大，在人员管理、环境等方面开展 5S 管理，可以达到规范现场、现物，营造一目了然的工作环境，培养工作人员良好的工作习惯，最终达到提升工作素养、养成良好工作习惯的目的。

5. 6σ 管理　是 20 世纪 80 年代末首先由美国摩托罗拉公司发展起来的一种新型管理方式。6σ 是一种标准的测量方法，以数据为基础，追求近乎完美的质量管理方法。它着眼于寻找缺陷发生的根本原因。其实施主要步骤为：界定、测量、分析、改进、控制。将可能的失误减少到最低限度，从而使质量与效率最高，如运用 6σ 减低压疮发生率等。

6. FMEA　作为医疗安全管理的一种有效方法，可以针对某种安全隐患或频发的不良事件展开，包括确定主题或项目，组成项目研究团体，分析并画出流程，分解各执行过程可能出现的影响因素，计算风险优先数（risk priority number，RPN），找出危险因素，再进行结果评估，制订改进措施，实施并逐步完善，直至形成护理质量规范。特点是可前瞻预控风险。如预防患者跌倒 / 坠床的项目改进。

7. TRM TRM 的四大要素如下。①团队领导：影响、驱使团队完成计划、达成目标及任务；②状况监测：团队中的每一位成员（包括患者、医生、护士、技师、工作相关的其他人员）有责任在整体工作氛围中相互监督和照应，快速检测潜在的危险因素，防患于未然，保证安全；③互相合作：团队成员相互协作是完成任务的必要条件，避免团队成员因工作负荷过重造成效率降低、增加风险；④有效沟通：积极、良好的沟通是团队成员间简明扼要传递交换信息的基础。该方法适用于需多方合作项目，如放射诊疗部门可依据 TRM 建立提高全院 MRI 检查前准备完备度的改进项目等。

8. EBN 作为解决护理实践中存在问题的重要方法和手段，EBN 包括循证问题、循证支持、循证观察、循证应用四个连续过程。这四个过程循环不断，最终达到持续改进的目的。在护理质量管理中引入循证护理的原则和方法，可以在调查、借鉴、总结经验、充分获取证据的基础上，做出科学的、可操作性的、效果显著的决策，如质量敏感指标体系的建立等。

（肖　芳　肖书萍　汪祝莎）

第三节　质量管理评价与反馈

一、质量评价

护理质量评价是质量管理的关键环节。建立系统的、科学的、先进的护理质量评价体系，有利于提高护理质量和护理管理水平，有利于护理学科的发展和护理人才的培养。广义的护理质量评价包括质量评价体系的建立及管理方案的制订与全过程的实施。前文已为我们详细介绍了放射诊疗部门质量控制标准及相关质量监测指标。本章将从狭义角度阐述放射诊疗部门质量管理实施过程中使用相关工具进行评价的阶段，重点在于过程监控及反馈后再评价。

（一）评价人员

放射诊疗部门质量评价人员主要包括护理部、科室护士长、质控人员、临床护理人员。

（二）评价内容及方法

本书第七章介绍了目前放射诊疗部门质量控制标准及监测指标，可用于加强专科的护理安全。明确每项指标的收集步骤，并定期反馈参与者是否按照规定细则进行数据收集，否则极有可能出现所有参与者的指标数据均趋向完美的"假象"。

1. 自我评价 适用于临床护理人员。放射诊疗部门临床护理人员应熟知本科室质控标准及质量监测指标。在日常护理工作中依据质控标准规范科室自身行为。若发生护理行为不合规或护理质量不良事件时，及时进行书面评价。该评价方法可随时、及时发现问题，但由于主观性太强，很难确定真实发生率。

2. 他人评价 包括同级评价及管理者评价。

（1）同级评价：主要指负责专项质控的护理人员对科室进行的一级质控。专项质控人员针对某一项或多项质控项目对全科护理人员进行质量评价，并作书面化报告。在发现护理问题时需及时评价。同时进行常态化评价，一般为每周或每月一次，该方法兼具常态化质控和及时性质控，具有一定客观性且易于随时发现问题。

（2）管理者评价：分为护士长二级质控及护理部三级质控。

护士长二级质控评价与护理部三级质控评价更为全面，针对每一项质控标准进行评价，收集每一监测指标进行分析。一般为每月一次，间或抽检。该方法具备较强客观性，可从宏观角度评价科室质量安全的整体情况，利于科室发展。

（三）评价时机

1. 临床护理人员 每日自评，随时他评，及时上报。

2. 质控人员　定项定期他评，每周或每月，汇总上报。

3. 科室护士长　随时他评，及时上报；定期他评，每周或每月，汇总上报、总结、改进。

4. 护理部　全项他评，书面评价，汇总，讨论。

放射诊疗部门的质量评价应采用多种方法，同时应用现代化信息技术协助护理人员进行质量评价，使护理管理更加科学高效。护理质量管理是提高护理工作质量的保障，也是护理工作评价的标尺。每一位护理工作者，都应该以提高护理质量为己任，不断学习科学的理论知识，采用科学的管理方法，不断提高护理质量。

二、质量反馈

在护理质量管理系统当中，质量反馈决定着护理质量能达到的高度。20世纪90年代以前，护理质量是由护理部统一组织护士长按质量标准检查，收集存在问题，质量反馈依赖的是简单的口头和文字上的传达，主要通过护士长例会、护士长手册反馈等形式。20世纪90年代以来，等级医院评审开始，医疗护理质量得到了很大的重视，护理质量控制反馈使用了反馈单、医院出版"质控简报"等。近年来，随着PDCA循环、CQI等医疗质量管理的理论发展，信息化、制度化的建设，及时反馈、积极总结、多渠道反馈模式及专人专时统计的方式，让护理质量有了巨大的提升。因此放射诊疗部门必须建立及时、有效的质量反馈系统，明确改进要求，这样更利于将传统的事后管理状态转变为事中、事前管理，保证医疗过程全部处于可调控状态；公平、公正地对护理人员进行引导，调动护理人员的主观能动性，提高护理人员主动参与护理质量管理全过程的意识。具体方法包括但不限于以下情况。

1. 质量检查与反馈同步　检查人员发现问题应立即提出，并文字化反馈受检部门，限时整改。

2. 专人负责　质控项目专人负责，及时发现问题及时反馈。

3. 多角度反馈意见　在质控过程中，不仅注重患者、家属的反馈意见，同时也要收集护士、医生、技师等相关人员的反馈意见，多角度考虑，制定相应的整改措施。

4. 多层面的反馈改进　在质量评价或反馈意见收集后，应根据问题组织多层面的人员，如护士长层面、护理部层面、医院层面的人员进行反馈讨论，制定有效且有益于患者安全、护理人员及医院发展的整改措施，并保证持续发展。

5. 多种工具结合　根据质量控制实际需要，设计了反馈表、反馈单、反馈建议书、反馈记录本、计算机，建立年综合护理质量检测反馈流程等工具，除了利用护士长例会、"质量信息简报"等形式反馈外，并用排班本、留言本、双向反馈本、局域网等形式反馈护理质量信息，从而持续改进护理质量。

（肖　芳　肖书萍　张华珍）

第四节　质量持续改进案例分享

前文为我们介绍了质量持续改进的实施方法，包括PDCA、QCC、RCA、5S、6σ、FMEA、团队资源管理等。在各方法的实际操作中也会应用到头脑风暴、柱状图、折线图、鱼骨图、柏拉图、雷达图、表格等方式来进行分析。在实际工作中可以多种方法结合使用，以期达到最好的效果。本节以降低碘对比剂外渗发生率为主题，详细讲解品管圈的运用方法，便于护理人员更好地了解及使用。

某医院碘对比剂外渗品管圈活动阐述如下。

放射诊疗部门承载着全院影像学检查工作，随着64排螺旋CT的广泛应用，增强扫描亦日渐增多。CT检查中使用高压注射器注射碘对比剂会因各种原因导致碘对比剂血管外渗，不仅影响检查进程，还会给患者带来巨大不良后果。某医院放射诊疗部门整理2020年7月～2020年12月15 635例行增强CT患者的碘对比剂外渗情况，发现碘对比剂外渗率达0.26%（其中轻度外渗

0.20%；中度外渗 0.06%；重度外渗 0.06‰）。不仅造成了患者的不良后果，同时影响了护患关系。

（一）成立品管圈

护士长为辅导员，圈长 1 名，圈员 6 名。并拟定圈名与圈徽。

（二）主题选定

1. 头脑风暴法 召开会议，开展圈员头脑风暴，讨论科室需要改善的问题。

2. 主题评价表 根据 CT 增强扫描中可能出现不良后果的实际情况，初拟主题，并根据主题的重要性、可行性、迫切性、圈能力、上级重视等以"531"分进行评价，最终选定降低碘对比剂外渗发生率为主题，如表 8-4-1。

表 8-4-1 品管圈活动主题的选定

主题评估	上级政策	重要性	可行性	迫切性	圈能力	总分	顺序	选定
1. 降低碘对比剂外渗发生率	33	31	29	31	31	155	1	√
2. 降低碘对比剂过敏反应发生率	27	26	27	27	25	132	2	
3. 降低影像学检查时脱管率	21	26	21	23	27	118	3	

注：品管圈全员参与，票选分数：5 分最高，3 分普通，1 分最低。如：重要性（5 分为极重要；3 分重要；1 分有些重要）。

（三）活动计划拟定

1. 确定完成时间 2021 年 7 月～ 2021 年 12 月。

2. 绘制甘特图 如图 8-4-1 所示。

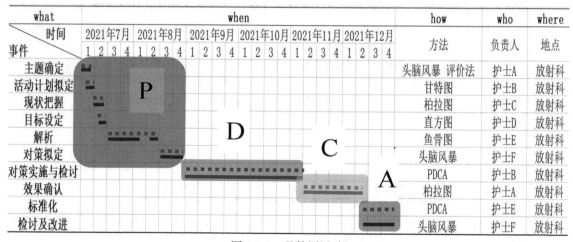

图 8-4-1 品管圈活动

（四）调查现状、原因分析

1. 整理 2020 年 7 月～ 2020 年 12 月 15 635 例行增强 CT 患者的碘对比剂外渗情况。统计结果如表 8-4-2 所示。41 例患者发生碘对比剂外渗的原因分别有：患者血管条件差有 15 例，护士临床经验不足 11 例，评估及穿刺技术不到位 8 例，注射流速过快 5 例，留置针留置时间过久 2 例。

表 8-4-2　某医院放射诊疗部门 2020 年 7 月～ 2020 年 12 月碘对比剂外渗情况

月份	CT 增强扫描人数	轻度外渗发生人数	中度外渗发生人数	重度外渗发生人数	外渗发生率（%）
7	2779	6	1	-	0.25
8	2910	2	2	1	0.17
9	2321	1	2		0.13
10	2791	9	-		0.32
11	2202	5	1		0.27
12	2632	8	3		0.42
总计	15 635	31	9	1	0.26

2. 鱼骨图（头脑风暴）　如图 8-4-2 所示。

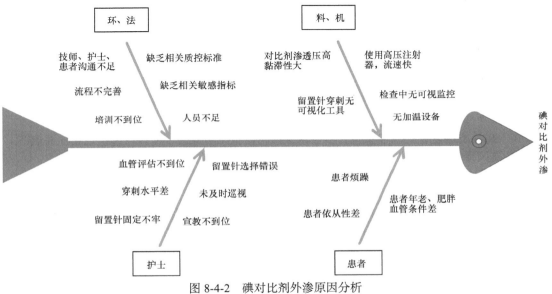

图 8-4-2　碘对比剂外渗原因分析

3. 柏拉图　图 8-4-3 为改善前发生碘对比剂外渗的柏拉图。根据 80/20 原则，选取累计百分比 80% 左右的前三项因素（即患者血管条件差、护士临床经验不足以及护士评估与穿刺技术不到位）作为问题发生的主要原因和改善重点。

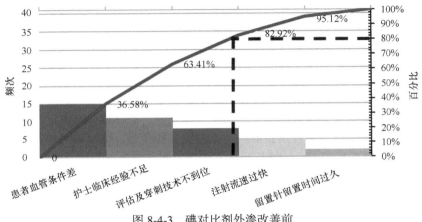

图 8-4-3　碘对比剂外渗改善前

（五）目标设定

$$目标值 = 现况值 - 现况值 \times 改善重点 \times 圈能力$$
$$改善重点（累计百分比）= 82.92\%$$
$$圈能力 = 圈员对圈能力评价平均值 = 31/7/7 \times 100\% = 63.27\%$$
$$目标值 = 现况值 - 现况值 \times 改善重点 \times 圈能力$$
$$= 0.26\% - 0.26\% \times 82.92\% \times 63.27\% = 0.12\%$$

（六）对策拟定

1. 文献研究 通过文献研究，寻找降低碘对比剂外渗预防的护理策略如下。

（1）使用有效的评估工具评估患者发生外渗的风险。

（2）避免使用手部、腕部、足部、踝部静脉及反复穿刺。

（3）留置 24 小时或更长时间的静脉插管不应用作静脉通路。

（4）应选择合适的静脉穿刺，细致操作。

（5）选择合适的静脉套管。

（6）应该用 0.9% 氯化钠注射液对套管进行测试，以确保静脉造影给药前套管在正确位置。测试时的流速应与对比剂注射的流速一致。

（7）在注射过程中的前 10 ～ 20 秒应尽可能密切观察注射部位。

（8）穿刺时注意观察患者异常情况，包括患者异常主诉和穿刺中的问题。

（9）由受过培训的工作人员来管理、推注对比剂。

（10）对筛查中发现的高危患者，给予特殊预防措施以防外渗，检查后继续观察注射点。

2. 头脑风暴 召开会议，圈员头脑风暴，针对预防碘对比剂外渗制定相关对策。

（1）对策 1：正确评估患者状况，穿刺前全面评估患者病情、年龄、血管情况。

（2）对策 2：制定或完善相关制度及流程，如血管评估及穿刺会诊制度、高压注射器使用及留置针穿刺质量考核标准、放射诊疗部门留置针穿刺流程、碘对比剂外渗的预防及处理流程、碘对比剂使用知情同意书、碘对比剂外渗风险评估单、碘对比剂外渗高风险患者知情同意书、碘对比剂外渗记录原始表。

（3）对策 3：组织人员培训及考核，组织全科护士加强专科培训并考核，学习与碘对比剂外渗相关预防及处理方法。

（七）对策实施与检讨

采取 PDCA 模式进行对策实施与检讨。针对问题发生的主要原因和改善重点，重点讨论并制定降低碘对比剂外渗改善重点的具体对策。以下举例说明针对护士评估与穿刺技术不到位这一主要原因进行的对策实施与检讨。

1. P 阶段

（1）对策目标：强化护士评估及穿刺技术。

（2）对策内容：包括以下几个方面。①完善相关制度：血管评估及穿刺会诊制度、高压注射器使用及留置针穿刺质量考核标准；②完善相关流程：碘对比剂外渗管理流程，碘对比剂使用知情同意书、碘对比剂外渗风险评估单、碘对比剂外渗高风险患者知情同意书；③全科护士加强留置针穿刺技术培训：穿刺前全面评估血管，尽量选择粗直、弹性好、回流好、易于固定的部位，如肘正中静脉、前臂头静脉、前臂贵要静脉等，避免反复穿刺，填写碘对比剂外渗风险评估单，穿刺前协助取下金属物件或饰品；④评估难度大的血管时，要有耐心，必要时请示上级及同事帮忙；⑤评估患者穿刺部位皮肤及配合情况，保持穿刺部位皮肤清洁干燥，妥善固定留置针，患者烦躁时需做好相应处理。

2. D 阶段——对策实施

（1）负责人：护士 A。

（2）时间：2021 年 9 月～11 月。

（3）地点：放射诊疗部门。

3. C 阶段 收集科室碘对比剂外渗情况（因护士评估与穿刺技术不到位导致的碘对比剂外渗发生率由 0.26% 降至 0.02%），对策实施情况。

4. A 阶段 肯定成功经验，总结失败经验，并标准化；没有解决的问题提交到下一循环。

（八）效果确认

1. 定期检查 督导检查落实效果；定期讨论分析；存在问题及时纠正。

2. 改善效果 经过上述改善后，科室患者碘对比剂外渗发生率由 0.26% 降至 0.02%，低于预期目标。运用雷达图进行分析，护士的工作责任感、团队精神、沟通协调、专业知识及品管圈运用均有所提高。

（九）标准化

1. 标准化流程 碘对比剂外渗管理流程、高压注射器使用流程、放射诊疗部门留置针穿刺流程。

2. 标准化登记表 碘对比剂使用知情同意书、碘对比剂外渗风险评估单、碘对比剂外渗高风险患者知情同意书。

（十）检讨与改进

1. 公布改进效果。

2. 巩固有效成果。

3. 存在问题分析原因。

4. 进入下一个 PDCA 循环，持续改进。

（肖　芳　肖书萍　张华珍）

第二部分 介入手术室护理质量管理

护理质量管理是指按照护理质量形成过程和规律，对构成护理质量的各个要素进行计划、组织、协调和控制，以保证护理服务达到规定的标准和满足服务对象需要的活动过程。护理质量是衡量医院服务质量的重要标识之一，它直接影响着医院的临床医疗质量、社会形象和经济效益等。介入术中不仅要用到大型医疗设备和各种医疗器械，还应建立与之相匹配的有创手术操作环境、减少医患辐射的放射防护、保护患者安全的管理制度，因此要保持介入手术室安全、高效地运转，就必须完善护理管理制度，全面落实质量管理，保障患者安全，并进行有效的持续质量改进，进而提高介入手术室的整体护理质量水平。

第九章 介入手术室护理人员管理

介入手术涉及多学科、多系统的疾病，临床应用非常广泛。介入手术室护理工作者不但需要参与介入手术配合、危急重症患者的救治，还需要掌握医疗设备、仪器、介入器材和药物使用知识等，护理人员的专业素质对介入治疗的效果起着举足轻重的作用，因此介入手术室护理人员管理应建立科学的岗位设置、完善的培训和激励方案。

学习要求

熟悉：了解介入手术室护理工作的性质及特点，熟悉介入手术室护士岗位的设置原则、岗位职责及工作流程。

理解：理解介入手术室护理人力资源配置要求，岗位培训内容及方法，介入手术室绩效管理原则及方法。

第一节 人员配置及岗位设置

一、概 述

介入手术室作为各专科患者介入治疗的特殊场所，兼具手术室的一般属性和介入放射学科的专业性。通过科学设置护理岗位，明确岗位职责和工作标准，合理配置护理人力，共同做好手术室环境、人员、流程、设备、耗材管理和职业安全及放射防护等；应对各类突发事件，既能加强介入手术各个环节的全程质控，保证手术患者护理的连续性、可及性和安全性，提高介入手术效率和成功率，确保每位患者得到恰当的介入手术治疗和护理，又能促进介入手术室护理专业化、专科化岗位体系的完善，确保提升护士职业获得感和身心健康。

原卫生部《关于实施医院护士岗位管理的指导意见》（卫医政发〔2012〕30号）指出，医院要"按照科学管理、按需设岗、保障患者安全和临床护理质量的原则科学设置护理岗位，明确岗位职责和任职条件"；"按照护理岗位的职责要求合理配置护士，不同岗位的护士数量和能力素质应当满足工作需要，特别是临床护理岗位要结合岗位的工作量、技术难度、专业要求和工作风险等，合理配置、动态调整，以保障护理质量和患者安全"。介入手术室护理人员及岗位设置应遵循以下原则。

（一）目标导向原则

介入手术室本着为患者提供最佳、最安全诊疗的根本目标和任务，结合手术室实际情况以及综合考虑各类影响因素，合理设置介入手术室护理岗位，科学确定介入手术室护士的总体数量、质量和结构，以利于介入手术室的医疗和护理目标的实现。

（二）满足需要原则

满足介入手术患者的护理需要，是设置护理岗位及配置护理人员的主要依据。要根据手术间数量及使用率、手术量、平均手术时长及手术难易程度，并考虑介入护理专科发展情况、患者健康教育、介入护理科研需要等，建立基于数据驱动的介入手术室护理人力资源组织管理模式，通过数据驱动来精细化确定不同岗位及层次的护士数量，做到动态补充、人岗匹配。

（三）优化组合原则

介入手术室护理人员的岗位配置应兼顾不同职称、学历、特长的护士，既分工协作，又相互支持，确保每个岗位、每种角色、每名护士都能充分发挥个人潜能，形成整体护理最大优势，做到优势互补、各尽所长。

（四）能力匹配原则

介入手术室护理人员及岗位设置须人岗相适、人事相宜，把护士放到与其能力素质相匹配的岗位职位上，使其最大优势与岗位职位需求相适应，实现能力与岗位职责、责任义务与权利（力）权益相统一。

（五）动态发展原则

介入手术室护理人员及岗位的设置必须动态适应新的形势和新的要求；兼顾介入急诊手术的不确定性和应对各类突发事件，统一安排适当动态调配护理人员及岗位，重新组合与安排护理团队，不断地进行合理流动。

（六）经济效能原则

在合理配置介入手术室护理人员及科学设置护理岗位，较大效度发挥护理人力资源效能的同时，应充分考虑介入手术室每个护理人员及岗位的工作饱和度、人力资源的经济性和整体收益，能以最少的岗位数量保证介入手术室护理的最佳效率，以最小的人力投入达到最大的收益。

（七）以人为本原则

介入手术室是医护射线同室操作的临床科室，对于有生育计划的女性护士，需要经过一段备孕期、受孕期和哺乳期的长时间规避放射线阶段，相关的工作与学习也将有所影响或中断，同时由于职业防护的需要，介入手术室护士需要经常穿着沉重的铅衣参与工作，长此以往将对身体造成一定的劳损。因此，在配置介入手术室护士时，要突出以人为本原则，充分考虑放射线对女性护士生育计划的影响，以及女性生理特点和铅衣对职业健康的影响，尽量配置已婚或不再有生育计划的女性护士，或者尽可能多地配备一定数量比例的男护士。

二、护理人员配置要求

（一）配备标准

根据原卫生部《关于实施医院护士岗位管理的指导意见》（卫医政发〔2012〕30号）、《等级医院评审标准（2012版）》、《医院实施优质护理服务工作标准（试行）》（卫医政〔2010〕108号）以及《医院手术部（室）管理规范（试行）》（卫医政〔2009〕90号）等文件要求，参照一般手术室的标准、结合介入手术室的工作特点，护理人力资源配置标准应该符合如下要求，根据《中华人民共和国劳动法》和《国务院关于职工工作时间的规定》（国务院令174号），劳动者工作每天8小时。结合医院手术台的使用率、手术种类、设备数等，推荐介入手术室护士与手术床（间）之比≥（2～3）：1。

（二）护士素质要求

随着介入医学的迅速发展，介入护理呈现从常规护理向专、精、细的高素质专科护理发展的趋势，介入手术室护士必须具备较高的职业素质才能适应介入临床护理实践发展的需要。

1. 高尚的道德素质 介入手术室的护理和专业技术都具有其独特性，要求介入手术室的护士不仅要有护士的基本素质，还应有无私奉献精神，特别是胸痛、卒中等需要绿色通道救治的手术，更要求介入手术室护士能够不计较个人得失，随时准备投入到手术的抢救工作中去。

2. 良好的心理素质 介入手术室的护士应当具备良好的心理素质，思维集中、观察细微、反应敏捷；对术中发生的意外风险及急诊抢救，要沉着冷静、忙而不乱地应对；有较强的自我控制和心理调适能力，合理安排各班工作和家庭生活，努力使自己在紧张的环境中处于正常的工作状态。

3. 精湛的业务素质 介入手术室护士应严格遵守介入手术室各项规章制度，熟练掌握无菌操作技术、各专科开展的手术、手术所需的各种材料及设备的使用、常用药物的使用方法及不良反应的抢救；有刻苦钻研和创新精神，具有良好的人际沟通能力和自我表现能力。

4. 健康的身体素质 介入手术室护士要有健康强壮的体魄，良好的耐力，注重加强营养和体育锻炼，增强机体的免疫力，这样才能应对射线环境下身着铅衣腰背负重、长时间手术的体力消耗。

（三）专业能力要求

介入手术室的护理工作具有涉及知识面广、专业性强、操作要求高、工作节奏快且强度大等特点，介入手术室护士核心能力主要包括以下几个方面。

1. 专业理论知识能力 需要掌握的专业理论知识主要包括介入诊疗及护理知识、解剖学知识、放射学知识、伦理学知识、心理学知识等。

2. 实践操作能力 护士必须熟练掌握介入患者围术期的观察和护理，如术前用物准备、术中配合与急救、术后病情观察与护理等专科护理操作技能。

3. 评判性思维能力 介入护理作为一门新兴学科，发展尚不成熟完善，迫切需要介入护理人员运用批判性思维去规范、创新和探索，以实现介入护理的高质量发展。介入护士应具备的评判性的思维能力包括评估能力、协调能力、决策能力、评价能力、应变能力等。

4. 人际交往能力 是介入手术室护士在护理活动中与其他人员交流协作配合、与患者进行有效沟通以及保持自身良好心态所必备的能力，包括合作能力、沟通能力、自我调适能力、宣教咨询能力及带教能力等。

5. 护理临床管理能力 介入手术室护士需要具备一定的组织计划和综合分析的护理管理能力，如手术间的管理，手术的安排和协调，制定专科护理常规、护理指南，评价、考核介入护理工作等，以保证护理质量和安全。

6. 自我学习和科研拓展能力 介入放射技术的发展要求护士通过不断学习和开展科研，拓展自己的知识体系，持续更新护理知识和精进护理技术；包括持续学习能力、发现问题解决问题能力、文献调研能力及科研创新能力等。

7. 应急处理能力 介入手术室护士的工作内容不仅是基础护理操作，更多的是要在面对手术中各种突发意外情况时，能够迅速反应、快速支持、有效应对，从而降低意外事件给患者造成的伤害。

（四）梯队结构要求

合理的介入手术室护士梯队建设，是介入专科护理可持续、高质量发展的基础。介入手术室护士梯队结构主要包括年龄结构、能级结构、性别结构、职称结构等。合理的介入手术室护士梯队结构应是高、中、初级的专业技术职称和老、中、青梯队呈现橄榄形结构，同时根据介入手术室的工作负荷、工作强度以及辐射环境特征，合理配备男女护士的比例，实现介入手术室护理人力资源结构的稳定与优化。

三、岗位配置

介入手术室作为医院内相对独立运转的医疗单元，为实现高质量的护理服务，在介入手术室的护理管理实践中，需要制定适宜的目标任务和规章制度，各专科组负责指导与监督工作的完成，护士依规定执行各项工作。概括介入手术室的护理管理运行现状，介入手术室护理组织结构主要有两种基本形式，一种是直线组织结构，这是目前国内大多数医院介入手术室的运行模式，还有一种就是不多见的横纵贯通式的矩阵组织结构。在常见的直线组织机构中，其具体的岗位配置也会略有差异，同时岗位与人员也并非严格意义上的一一对应关系，一个护士也可能会分饰多角、身兼多岗。总体来说，介入手术室护理组织机构及岗位配置如图9-1-1所示。

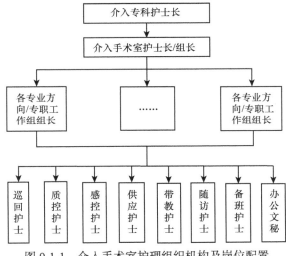

图9-1-1　介入手术室护理组织机构及岗位配置

（顾　梅　肖书萍）

第二节　岗位职责及工作流程

一、概　　述

目前国内介入诊疗模式逐渐由以往单纯的心血管、脑血管及外周介入导管室向综合性介入手术平台的方向发展，介入手术人数、手术难度、复杂度大幅增加，对护理人员的管理提出更高的要求。科学制定护理人员岗位职责和工作流程，可最大限度地实现劳动用工的科学配置，提高内部竞争活力，更好地发现和使用人才；提高工作效率和工作质量；规范操作行为；减少违规行为和差错事故的发生，保障介入手术及围术期护理安全，促进护理质量不断提升。

二、岗　位　职　责

（一）任职资格

1.护士任职资格

（1）必须取得"中华人民共和国护士执业证书"，并按规定通过注册，且在执业注册有效期内。

（2）定期执业健康体检，各项指标符合放射人员的执业要求，才能从事介入护理临床工作。

（3）新入科护士，经过护理部及相关部门的规范化培训与考核，再经过介入专科岗位培训 3 个月以上。

（4）只有具有独立完成急危重症抢救配合工作能力、病情观察与应急处理能力、规范客观书写护理文书的能力、良好的慎独精神等，方可独立从事临床介入护理工作。

（5）放射防护和有关法律知识培训考核合格。遵守放射防护法律法规和规章制度，接受个人剂量监测管理。

2. 护士长任职资格　除上述护士任职资格外，还应具备下列要求。

（1）具有护理学专业本科或以上学历。

（2）具有主管护师或以上专业技术职称。

（3）从事临床护理工作 3 年或以上。

（4）接受过护理管理培训并获得合格证书。

（5）具备本岗位所需的思想素质，业务素质和身体素质。

（二）岗位职责

1. 护士长岗位职责

（1）在护理部主任、总护士长和科主任的领导下，负责介入手术室护理工作的行政管理、业务技术管理及护理质量持续改进。

（2）根据各专科手术需要，科学合理安排手术间和护理人员。

（3）根据医院及介入手术室护理工作质量标准制定工作计划，组织实施、检查和总结，不断提高护理质量。

（4）督促护理人员严格执行各项规章制度和技术操作规程，严防差错事故的发生；定期组织护理安全事件的分析讨论，提出改进措施并实施。

（5）根据要求执行介入手术室感染防控管理。

（6）严格落实介入手术室辐射防护管理工作。

（7）做好介入手术室仪器、药品、耗材管理。

（8）做好患者管理，落实手术安全核查。

（9）关心和协调与各科室及科内医护人员的关系，构建和谐科室。

（10）参与并指导各项护理工作，对复杂的护理技术操作、新开展、大手术及抢救患者的护理，应亲自参与并进行现场指导，帮助护士提高管理和业务能力，配合医生完成介入手术。

（11）组织护士在职培训、临床护理教学、业务能力考核，提高护理人员专业水平。

（12）积极开展新业务、新技术及护理科研工作。

（13）指导和管理实习、进修、规培护士，指定有教学经验的老师负责带教。

2. 巡回护士岗位职责

（1）在护士长的领导下，参与介入手术室护理管理和手术配合工作。

（2）检查介入手术室环境是否达标、仪器设备是否处于功能状态。

（3）督促介入手术人员认真执行消毒隔离和无菌技术、辐射防护原则。

（4）负责药品、耗材、仪器的保管、使用和计费。

（5）根据患者诊断、介入手术名称和要求安排手术间。

（6）认真执行各项护理制度和技术操作规程，正确执行医嘱。准确、及时、完成护理工作。严格执行"三查七对"制度，严防差错、事故的发生。

（7）尊重患者，关怀患者，保护患者的隐私。

（8）术前引导患者取适当卧位在检查床上，术后协助搬运患者。

（9）为患者建立静脉通路、吸氧、心电监护，观察并记录心率、呼吸、血压等情况，有异常及时报告医生，并积极配合做好抢救工作。

（10）做好患者心理护理和健康教育，使患者配合手术。

（11）手术前后和洗手护士共同清点耗材、器材，并及时记录，将术中所用置入性耗材条码、高值耗材条码按医院要求贴在相应表单上，并签名。

（12）术毕指导保洁员对手术间进行消毒和垃圾分类处置。

（13）与护送患者回病房人员进行交接。

（14）参加业务学习、教学、护理科研，积极参与学术交流和撰写论文。

3. 洗手护士岗位职责

（1）在护士长的领导下，参与介入手术室护理管理和手术配合工作。

（2）督促介入手术人员认真执行消毒隔离和无菌技术、辐射防护原则。

（3）根据患者诊断、介入方式和部位准备术中用药、器材和物品，备好无菌手术台。

（4）认真执行各项护理制度和技术操作规程，正确执行医嘱。准确、及时地完成护理工作。严格执行"三查七对"制度，严防差错、事故的发生。

（5）手术前后和巡回护士共同清点耗材、器材，并及时记录。

（6）协助医生消毒、铺单、穿衣、戴无菌手套。

（7）密切观察患者生命体征和病情变化，经常询问患者，重视患者主诉，有无不适，有异常报告医生，配合抢救。

（8）保持器械台及手术区清洁、干燥、无菌，有污染应立即更换。

（9）术毕及时进行垃圾分类，利器放入利器盒内，医疗废物放入黄色医疗废物袋中送专用通道处置，指导保洁员对手术间进行清洁消毒。对可复用的器械按要求初步清洗，交专人送消毒供应中心。

（10）手术结束后整理手术间，准备下一台手术；感染手术按规定流程消毒。

（11）参加业务学习、教学、护理科研，积极参与学术交流和撰写论文。

（三）工作质量标准

1. 护士长工作质量标准　如表 9-2-1 所示。

表 9-2-1　介入手术室护士长工作质量标准

考评项目	考评内容	检查结果
质量管理 （50分）	各项管理措施落实，介入手术室环境良好，工作有序开展	
	准确及时传达医院或者护理部有关制度规定的要求，并在实际工作中认真贯彻执行	
	有专科护理常规和技术操作规程等资料，有持续更新且详细的工作计划，并带领护士按计划完成年度工作	
	实施护理质量控制，落实各项安全措施；及时上报护理不良事件，有原因分析和持续改进的记录	
	各种登记、报表按要求及时、准确完成，原始资料记录准确、完整	
	专科护理质量和基础护理质量达标，开展优质护理服务，患者对护理服务满意度高	
业务管理 （30分）	能协调好本科室护士、技师和手术科室医、患及其他相关职能部门的关系	
	督促护士完成培训、参与继续教育学习，院外培训率≥15%.	
	按照要求完成本专科的护理查房、教学查房及业务学习	
	为实习护生、新入职护士、轮转护士安排具有资质及称职的教师进行带教，督导教学培训质量	
	带领护士开展护理科研，参与学术交流、撰写论文，论文发表率达护士数量的10%	
人力资源 管理 （20分）	本专科岗位设置合理，护士层级合理，各类班次、层级搭配合理，岗位与职责一致	
	护士排班合理，有效使用人力资源	
	定期对护理人员进行综合考评，与绩效挂钩，考核公正、公开，护士签名认可	
	熟悉关心护士的思想、工作和生活情况，护士对职业的满意度≥90分、对护士长的满意度≥80分	

2. 护士工作质量标准　如表 9-2-2 所示。

表 9-2-2　介入手术室护士工作质量标准表

考评项目	考评内容	检查结果
临床护理 （70分）	仪表端庄，尊重和关怀患者，取得患者信任，医生和患者对护理服务满意度高，无投诉	
	熟练掌握介入手术的步骤、护理配合要点、防ированных护原则，患者的基础护理和专科护理得到落实	
	熟练掌握介入手术室各种应急预案，对患者病情变化能及时发现与正确处理	
	熟练掌握手术间各种设备、仪器、药品的维护和使用	
	严格遵守各项管理制度，执行医嘱准确无误；主动向护士长报告不良事件，并能从中学习和改进	
	为患者提供内容合适、方法得当、效果明显的健康教育	
	准备及时完成各项护理记录，书写规范	
	对护士长的指导能虚心听取，并向护士长提出针对护理工作的合理化建议	
	工作中能与同事团结协作，能妥善处理医生、患者的需求，有防范护理纠纷的意识	
	熟练掌握介入手术室感染防控措施，并正确实施	
护理教学 （20分）	承担实习和进修生的教学任务，完成科室所规定的理论授课和临床实践	
	完成院内院外各种培训，达到规定的学分及其他考核要求	
护理科研 （10分）	完成科室所规定的科研任务，发表规定数量的论文	
	主管护师每年在统计源期刊发表论文1篇，护师在正式刊物发表论文1篇；护士撰写论文1篇（第一年新护士除外）	
	积极参加学术交流、会议投稿及讲座	

三、工 作 流 程

合理的工作流程可提高护理工作的连贯性，提升护理工作效率和质量，由于不同医院介入手术室工作范围和规模不同，介入手术室护理工作流程也不同，应根据本科室实际情况制定工作流程。现举例如下。

（一）介入手术室常规护理流程（图 9-2-1）

1. 护士接到医生手术通知单，安排手术间后通知手术医生。

2. 做手术间环境准备。

3. 做设备、仪器、药品、物品（包括手术包、一次介入耗材、敷料等）准备。

4. 热情接待患者，与陪送人员进行交接，核对患者信息、手术方式；检查患者随身用物，将贵重物品交家属保管，为患者换鞋、护送到手术间。

5. 评估患者一般情况，与医生、技师再次核对患者信息。

6. 根据手术方式和医生要求协助患者摆放手术体位，向患者解释手术过程和注意事项，缓解其紧张情绪。

7. 为患者建立静脉通路，监测生命体征，遵医嘱用药。

8. 准备手术器械台，打开手术包，将手术所需器械放入无菌器械台上。

9. 配合医生为患者消毒手术部位、铺无菌单。

10. 配合医生穿手术衣、戴手套。

11. 配合医生手术，及时递取所需手术物品和整理器械台。

12. 观察患者病情变化，有异常立即通知并配合医生处理，遵医嘱用药，记录护理记录单。

13. 手术结束配合医生处理穿刺点，向患者讲解术后注意事项。

14. 送患者出手术间，与陪送人员交接病历资料，填写交接单。

15. 清洗手术器械，核对一次性耗材，整理手术间，完成手术间消毒和垃圾分类处置。

16. 计费、打印相关表单，及时填写手术相关记录单。

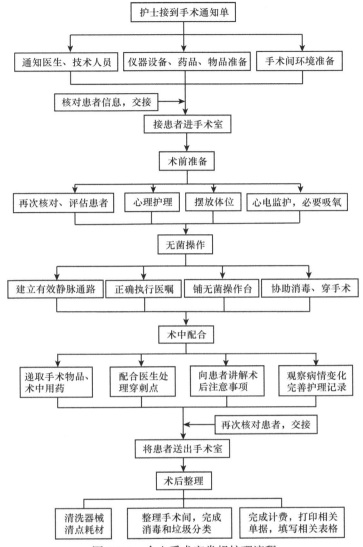

图 9-2-1　介入手术室常规护理流程

（二）急诊介入手术护理（"绿色通道"）工作流程（图 9-2-2）

1. 接到医生急诊介入手术通知，了解患者病情、所需器材、药品准备。

2. 预留手术间。

3. 做抢救物品、药品、器材准备。

4. 接患者进入手术间，与陪送人员交接病历资料、抢救物品、药品，贵重物品交家属保管。

5. 评估患者病情，检查输液及其他管路是否通畅，生命体征异常立即进行抢救。

6. 与医生、技师（麻醉师）进行手术安全核查。

7. 根据手术方式和医生要求协助患者摆放手术体位，向意识清醒的患者解释手术过程和注意事项，进行心理安慰。

8. 为患者心电监护、吸氧，遵医嘱用药，必要时留取血标本、备血。

9. 准备手术器械台，打开手术包，将手术所需器械放入无菌台上。

10. 配合医生为患者消毒手术部位、铺无菌单。

11. 配合医生穿手术衣、戴手套。

12. 配合医生手术，及时拿取所需手术物品和整理器械。

13. 观察患者生命体征和病情变化、保持患者呼吸通畅，有异常立即通知医生停止手术并配合抢救。

14. 配合医生手术，及时拿取所需手术物品和整理器械台。

15. 手术结束配合医生处理手术伤口，对意识清醒的患者做健康宣教。

16. 及时填写术中护理观察记录、完善术中医嘱执行签名等病历资料。

17. 护送患者出手术间，向陪送人员交接抢救物品、药品、标本、血液制品、病历资料等，填写交接单。

18. 清洗手术器械、核对一次性耗材，整理手术间，完成手术间消毒和垃圾分类处置。

19. 收取手术费，打印相关表单。

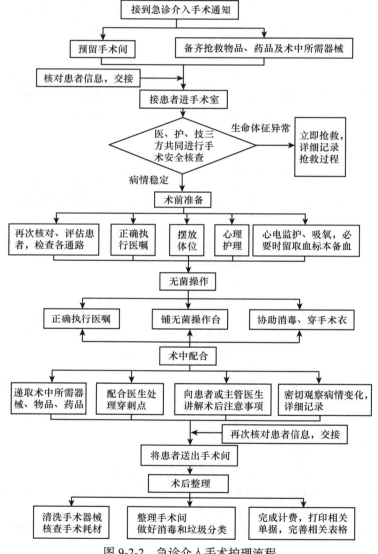

图 9-2-2　急诊介入手术护理流程

（肖书萍　李小芳　张华珍）

第三节　继续教育管理

一、概　　述

介入手术室护理人员继续教育原则及其意义同第一部分第一章第三节继续教育管理。通过建立分级分层在职继续教育培训制度体系，使得介入手术室护士形成良好专业素质，熟悉介入手术室护理技术操作和各类介入手术配合护理常规。介入手术室护士应具备独立护理工作能力，能够胜任与其能级相对应的介入手术室护理工作。

二、各层级护士的继续教育

（一）培训内容

1. N0 级护士　主要以手术室基础知识、基本技能、基本操作培训为主。具体培训内容见表 9-3-1。

表 9-3-1　介入手术室 N0 级护士培训课程

课程模块			课程
院内课程	护理部	科研	护理科研微课
		理论	手术室管理基本内容及规章制度
			医院感染预防与控制的原则和措施
			洁净手术室基本概念及管理
			手术患者的病情评估
		基础技能	无菌技术
			静脉注射技术
			徒手心肺复苏技术
			心电除颤
	专科	理论知识	介入手术室各岗位工作流程及 N0 级护士工作职责
			介入手术室护理工作范围、特点及发展趋势
			介入手术常用药物的使用、配制
			洗手护士工作流程及工作质量标准
			介入手术室职业危害及防护
			常见应急预案的处置
			常见Ⅰ～Ⅱ级手术的配合及相关理论知识
			介入手术室常见仪器设备、常用耗材的管理及使用
		专科技能	介入手术室专科操作技术
	院外课程		护士根据自己的兴趣选择课程；科室根据课程的内容指定护士参加

2. N1 级护士　主要聚焦专科知识、实际操作能力及独立护理工作能力的培训。具体培训内容见表 9-3-2。

表 9-3-2　介入手术室 N1 级护士培训课程

课程模块			课程
院内课程	护理部	科研	护理科研微课

续表

课程模块			课程
院内课程	护理部	理论	手术室管理基本内容及规章制度
			医院感染预防与控制的原则和措施
			洁净手术室基本概念及管理
			手术患者的病情评估
		基础技能	无菌技术
			静脉注射技术
			徒手心肺复苏技术
	专科	理论知识	介入手术室各岗位工作流程及 N1 级护士工作职责
			常见介入手术术中并发症的观察和护理要点
			常见介入手术的术后指导
			术中的急危重症病情的识别及正确处理
			对压疮、静脉血栓、跌倒/坠床等高危因素患者的识别，并能采取针对性的预防措施进行预防
			介入手术室常见Ⅲ级手术的配合及相关理论知识
		专科技能	简单的神经类手术配合
			各类栓塞术术前准备、术中配合
			常见非血管手术的术前准备、术中配合
			外周静脉留置针操作技术
			操作输液泵，能处理一般的报警
			心电监护仪的操作技能，并能根据患者情况调节适当的报警值
			留置导尿的操作
			平车、轮椅转运患者的正确使用
	院外课程		护士根据自己的兴趣选择课程；科室根据课程的内容指定护士参加

3. N2 级护士　主要聚焦专科知识、实际操作能力及独立护理工作能力的培训。新开展的介入手术的术前准备和术中配合；新进耗材的性能和使用范围；介入手术室所有手术的独立配合；胜任急诊手术的配合及抢救；介入手术室术中监护麻醉（monitored anesthesia care，MAC）的基本知识；依据专业知识和临床经验判断，早期识别病情变化及术中并发症；承担手术间管理和抢救器材的管理。具体培训内容见表 9-3-3。

表 9-3-3　介入手术室 N2 级护士培训课程

课程模块			课程
院内课程	护理部	科研	护理科研微课
		理论	手术室管理基本内容及规章制度
			医院感染预防与控制的原则和措施
			洁净手术室基本概念及管理
			手术患者的病情评估
		基础技能	无菌技术
			静脉注射技术
			徒手心肺复苏技术

续表

课程模块			课程
院内课程	专科	理论知识	介入导管室各岗位工作流程及 N2 级护士工作职责
			介入手术室常见IV级手术的配合及相关理论知识
			新进耗材的性能和使用范围
			介入手术室术中 MAC 的基本知识
			依据专业知识和临床经验判断，早期识别病情变化及术中并发症
			手术间管理和抢救器材的管理
			介入手术室护理教学
		专科技能	新开展介入手术的术前准备和术中配合
			介入手术室所有手术的独立配合
			胜任急诊手术的配合及抢救
			在麻醉医生的指导下开展镇静镇痛工作
院外课程			护士根据自己的兴趣选择课程；科室根据课程的内容指定护士参加

4. N3 级护士　主要注重临床教学、质量管理、科研工作能力的培训。各类疾病的严重程度及术中各种风险评估工具的运用，预见性护理措施的提供；介入手术室各类手术配合的护理常规和护理流程，介入手术室各类手术术前、术后的健康教育，介入手术室常用药物的使用、观察、不良反应的处理等，介入手术室常见操作，如静脉留置针、导尿、吸痰、输液泵的使用等质量标准和流程的专业化学习及参与修订；专科护理查房，护理个案讨论、疑难护理病例讨论。具体培训内容见表 9-3-4。

表 9-3-4　介入手术室 N3 级护士培训课程

课程模块			课程
院内课程	护理部	科研	护理科研微课
		理论	手术室管理基本内容及规章制度
			医院感染预防与控制的原则和措施
			洁净手术室基本概念及管理
			手术患者的病情评估
		基础技能	无菌技术
			静脉注射技术
			徒手心肺复苏技术
	专科	理论知识	介入手术室各岗位工作流程及 N3 级护士工作职责
			各类疾病的严重程度及术中各种风险评估工具的运用，预见性护理措施的提供
			介入手术室各类手术配合的护理常规和护理流程
			介入手术室各类手术术前、术后的健康教育
			介入手术室常用药物的使用、观察、不良反应的处理
			介入手术室常见操作，如静脉留置针、导尿、吸痰、输液泵的使用等质量标准和流程的专业化学习及参与修订
		专科技能	配合医生处理术中各类并发症及抢救
			专科护理查房，护理个案讨论、疑难护理病例讨论
院外课程			护士根据自己的兴趣选择课程；科室根据课程的内容指定护士参加

5. N4 级护士 主要注重临床教学、质量管理、科研工作能力的培训。具体培训内容见表 9-3-5。

表 9-3-5 介入手术室 N4 级护士培训课程

课程模块			课程
院内课程	护理部	科研	护理科研微课
		理论	手术室管理基本内容及规章制度
			医院感染预防与控制的原则和措施
			洁净手术室基本概念及管理
			手术患者的病情评估
		基础技能	无菌技术
			静脉注射技术
			徒手心肺复苏技术
	专科	理论知识	介入手术室各岗位工作流程及 N4 级护士工作职责
			护理管理相关理论
			护理会诊的流程指导
			多学科联合抢救的组织协调指挥
		专科技能	本科急、重、疑难患者的手术配合
院外课程			护士根据自己的兴趣选择课程;科室根据课程的内容指定护士参加

（二）培训方法

　　介入手术室根据各能级护理的工作要求和需要,结合介入专科发展,统一制订培训方案和年度培训计划,原则上主要的培训方式以自学和持续不断的临床实践为主,按照培训方案及年度计划完成培训课程及自学课程的理论学习。以岗位培训为主,以参与介入手术室集中学习、参加学术研讨与交流、开展自我学习为辅。

　　培训主要包括参与护理查房 1 次,临床护理实践体会交流 1 次,读书报告 1 次,参加学习型小组活动并在科室以 PPT 形式进行汇报,每年Ⅱ类学分达到 15 分。重点是参与医院护理部、科室组织的专科进展、优质护理内涵建设相关内容的培训,参与科室及相关学会组织的学习班的理论与实践学习,以及各类学术会议的交流和学习。

　　培训主要采用理论授课、小组讨论、情景演练、床旁培训、案例实践、口头交流、临床实践、导师一对一带教等形式。

（三）考核标准及方法（同第一部分第一章第三节继续教育管理）

三、专科化培训

（一）资 格

1. 带教老师资格

（1）介入手术室工作 5 ～ 10 年的护士,达到介入手术室 N2 级护理能力要求。

（2）能够掌握带教的教学理念、理论及相关的课程体系。

（3）能够掌握教学计划的设计、教学实施的基本方法和手段。

（4）能够掌握临床教学常规工作组织开展的标准要求和方法。

（5）能够主动开展教学实践与改进。

2. 专科护士的资格

（1）大学本科或本科以上的注册护士。

（2）中级以上专业技术职称。

（3）必须3年及以上的介入手术室临床护理工作经验，参加过介入专科基地理论学习和临床实践培训并获得培训合格证书。

（4）具有良好的职业道德，责任心强。

（5）能胜任介入手术室日常诊疗护理工作，为介入手术患者提供整体化优质护理工作。

（6）专业知识和专业技能强。

（7）有敏锐的观察能力及分析解决问题的能力。

（8）具有较强的科研能力和较好的管理协调能力、交流沟通及学习能力。

（二）培训内容

1. 带教老师　临床护理教学理念与实践；临床实习相关规章及制度要求；床边护理教学的有效组织；临床情景模拟教学实践；学业评价体系及临床教学评价方法；护理教学沟通；临床实习中常见的不良事件及处理；护理教学文档梳理及质控；批判性思维的培养；教学理论与模型的临床应用等。

2. 专科护士　围绕介入手术室工作特点开展专业能力培训，邀请专业教师、业务骨干和护士长以及介入手术医生等进行授课。每个月安排集中理论学习1次；每季度进行1次理论考核；每半年举行1次专题技能考核；每个月开展1次学术研讨活动；每年举行4次教学查房；在人力允许的情况，积极安排骨干成员到相关科室或基地进行集中轮训。

（三）考核内容及方法

1. 理论考核　由护理部按照医院带教导师培训相关要求进行考核，考核合格方可从事带教工作。

2. 技能考核　熟练掌握本专科所有的基础技能和专科技能项目（表9-3-1～表9-3-5），并能根据技能要求对本专科护士进行培训、考核和评价。

3. 评价反馈　熟悉介入手术室工作环境，了解介入手术室工作流程及常规介入诊疗的基本手术步骤，了解术中常用的手术耗材及药物的使用，熟练掌握介入手术室各专科手术的种类及配合，能应对介入手术中常见并发症；掌握除颤仪的操作使用，能很好配合急危重患者的抢救。带教老师和专科护士的考核说明参见第一部分表1-3-7及表1-3-8。

（顾　梅　陈冬萍）

第四节　绩效管理

一、概　　述

介入手术室护理人员绩效管理作用及其基本原则同第一部分第一章第四节绩效管理。科学的绩效管理能有效调动护士的工作积极性，激发护士潜能。让护理人员明确工作数量、工作质量和工作能力将渗透到日常各项护理工作中，全员参与考核，可使介入手术室全体人员共同进步，提高护理质量。

二、绩效分配方案及标准

目前绩效分配方案里较多沿用的是护理绩效二次分配方案。

1. 护理绩效一次分配方案　即科室绩效薪酬总额的分配方案。同第一部分第一章第四节绩效管理。

（1）直接护理工作量绩效：介入手术室职业环境比较特殊，专业性强、射线同室操作、急诊手术多、夜班值班无法补休等，导致护士工作压力大，较多医院将介入手术室护士的绩效单独核算。直接护理工作量绩效与介入手术级别、抢救的项目、手术室护理工作相关。

（2）间接护理工作量绩效：国内较多综合性医院的介入手术室参考手术室管理模式，成立综合性介入诊疗中心，向全院各科室开放，负责全院介入手术的预约、手术间和人员的安排、技术员和护理人员的配合。介入手术室根据医院影像归档和通信系统（PACS）提取介入手术室的手术量、手术级别、手术时间效率、医用耗材费用控制等，作为考核指标；如超额完成目标值，可按一定比例进行奖励。

（3）护理可控成本：同第一部分第一章第四节绩效管理。

2. 护理绩效二次分配方案　即护士个人绩效薪酬总额的分配方案。同第一部分第一章第四节绩效管理。

下面是某三级甲等医院介入手术室初级护士绩效考核评分表（表9-4-1），可供参考。

表 9-4-1　某三级甲等医院介入手术室初级护士绩效考核评分表

一级指标	二级指标	分值	考评方法	评分标准	得分
工作纪律 （20分）	工作纪律	5	考勤记录	旷工扣5分/次，脱岗扣5分/次，迟到/早退扣1分/次； 非意外情况临时请假扣2分/次，上班干私事扣2分/次； 可倒扣	
	服从安排	5	查科室安排记录	1次不服从扣2分；可倒扣；未在每月25日芝前完成所负责的工作者扣2分	
	参加各种学习、活动	5	查会议签字记录或现场点名	未请假缺席扣5分/次，迟到或早退扣1分/次；可倒扣；院里各种考试成绩优异，被表扬者加4分，被批评者扣4分	
	仪表、着装、语言及行为规范	5	现场观察、电话抽查	洗手，衣裤穿戴整齐，手术室专用拖鞋干净，首饰不外露，不和患者、医生或技师吵架，1项不规范扣1分/次；可倒扣	
工作数量 （30分）	手术配合量	30	科室制定每人手术配合量基数；查看登记本	完成基数的基础上，根据每增加手术台数自行确定加分；急诊手术加0.5分/台；参与术中抢救加0.5分/台；配合全身麻醉手术加1分/台	
工作质量 （45分）	手术交接	10	随机抽查	手术交接、术中配合、手术费用收取等如未按规定落实，扣0.5分/（次·项），情节严重或费用涉及1000元及以上者扣1分/（次·项）	
	护理质控情况	10	一级、二级、三级质控资料+夜查+督导资料	一项不符合要求扣0.5分/（次·人）	
	落实手术安全核查、护理诊疗规范和操作规程	9	现场督查、随机抽查、提问	未按操作规范执行扣2分/次；麻醉实施前、手术开始前和患者离开前，任一环节核对制度未执行扣5分/次；介入手术中未保护患者隐私扣1分/次；可倒扣	
	患者对护理服务满意度	5	查三级质控资料，或随机抽查	点名表扬加0.5分/次，科内书面表扬加1分，医院电话回访表扬加2分，匾额、锦旗各加3分，至院外加5分；点名批评属实，扣0.5分/次，科内投诉扣1分/次，至院内扣3分/次，至院外扣5分/次；可倒扣	
	护理安全	5	安全事件登记、安全管理资料	无安全事件发生得分，隐瞒不报安全事件扣3分；堵住他人差错加3分/次	
	教学质量	3	查看教学资料	科内讲课或查房加1分；院级及以上讲课加2分	
	科研质量	3	查看科研资料	申报课题加5分/次，立项者年终考评绩效加8分；发表文章，SCI文章加10分/篇、核心加5分/篇、非核心加3分/篇；主编加10分/部，副主编加5分/部，参编加2分/部；获得专利加3分/1项	
其他 （5分）	其他加扣分项	5		承担本职工作以外的其他管理或质控工作加2分/项；当月获得奖项：全国加5分/项、省级加4分/项、市级加3分/项、院内加1分/项	

（陈冬萍　肖　芳　张华珍）

第十章　介入手术室仪器、设备管理

为了保证介入手术的顺利进行，介入手术室内应具备 DSA、高压注射器、移动式超声仪、CT 以及其他相关仪器、设备。本章主要介绍介入手术室较为常见的仪器、设备的使用及管理，如 DSA、麻醉机、加温设备、电子输液泵等。其他部分仪器设备以及仪器设备管理制度与注意事项同第一部分第二章放射诊疗部门仪器、设备管理的相关内容。另外，安装中心吸氧、中心吸引的介入手术室应有备用氧气筒和电动吸引器并处于完好备用状态。

学习要求

了解：介入手术室相关仪器、设备的种类、结构、工作原理及其维护等。

掌握：介入手术室相关仪器、设备的清洁与消毒方法、功能测试与日常简单检查、常见故障及其处理方法、保养方法等使用管理要求。

第一节　数字减影血管造影机

数字减影血管造影（DSA）机是 20 世纪 80 年代继 CT 之后出现的一项医学影像新技术，是电子计算机与常规 X 线血管造影相结合的一种新的检查方法。DSA 成像的基本原理是通过计算机把血管造影影像上的骨与软组织影像消除，而突出血管的一种技术。DSA 技术构成了介入放射学的重要组成部分，是血管性造影和血管性介入治疗不可缺少的工具。随着 DSA 成像技术的快速发展及设备的快速更新，DSA 已普遍应用于心脏和血管系统，以及全身各部位、脏器相关疾病的诊断检查与介入治疗，尤其是对大血管和各系统血管及其病变的诊断检查已基本取代了普通血管造影。DSA 室从单一的放射科诊断室逐步走向设备完善的、管理严格的介入手术室。本章着重介绍 DSA 的日常维护、消毒处理及常见故障处理。

一、DSA 设备的基本组成

现代 DSA 是介入手术不可或缺的设备，它主要由 X 线发生器系统、图像获取探测器、图像处理与显示系统、附属系统（装置）等组成（图 10-1-1）。

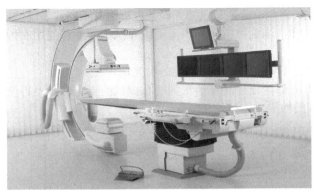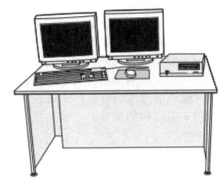

图 10-1-1　X 线系统（左图）和计算机控制台（右图）

1. X 线发生器系统　由 X 线控制器与高压发生器和 X 线组件两部分组成。

（1）X 线控制器与高压发生器：是向 X 线管两端施加高电压用以发生 X 线的装置。

（2）X 线组件：由 X 线球管、管套与冷却装置组成。

2. 图像获取探测器 主要包括影像增强 +TV 摄像机和平板探测器两种，后者即将完全取代前者。

（1）影像增强与 TV 摄像成像链主要由影像增强器、TV 摄像机和光学系统组成，其作用是将 X 线转换成电视信号。

（2）平板探测器包括非晶硒平板探测器和非晶硅平板探测器，目前以非晶硅数字平板探测器多见。

3. 图像处理与显示系统 主要是由计算机与软件组成。

4. 附属系统 在 DSA 设备中占重要位置，主要包括机架、导管床、束光器与附加滤过板、高压注射器等。

（1）机架：呈"C"形固定 X 线球管及图像探测器，主要有落地式、悬吊式、双向式（落地与悬吊）、一体化式 4 种，可满足多种投射角度。特点：多轴、等中心、移动速度快且稳定、多种投射角度预设存取。

（2）导管床：主要作用是承载被检者，作为医生进行手术的手术台。具有操作方便、床面材料吸收 X 线少、不易与机架等装置发生碰撞的特点。

（3）束光器与附加滤过：束光器限制 X 线照射野，屏蔽部分无用 X 射线，可提高图像质量减少被检者与术者 X 线辐射；附加滤过吸收 X 线中低能光子，可降低受检者辐射剂量，也可以减少术者方向散射线。

（4）高压注射器：目前常用的数字式注射系统主要由注射头、带键盘和系统显示的控制台、多向移动臂和移动支架、控制箱组成。其主要功能是将一定液量的对比剂以指定的速率精准、稳定地注入被检者血管中达到造影效果。

二、DSA 设备表面的清洁与消毒

1. 清洁消毒的操作程序

（1）用柔软的纱布或者布料蘸取温和清洁剂对可见污染物进行清除。

（2）用毛刷（如牙刷等）清除角落或者已干燥的污垢。

（3）用柔布或布料蘸水，清洗设备表面，然后用软布擦干。

（4）使用推荐的消毒湿巾或者软布蘸取消毒剂并擦拭设备表面。

（5）用柔软湿布擦去消毒液残留。

（6）用干布擦干表面。

2. 清洁消毒注意事项

（1）为避免电击，在清洁、消毒和杀菌前应将设备（包括监视器悬吊装置）与电源断开。

（2）不建议使用喷雾剂来消毒医疗设备室，避免消毒剂蒸汽渗入设备内部引起短路或者腐蚀。

（3）瓷器部分和铝制表面可使用湿布与温和清洁剂擦拭，并用干毛织布拭干。不得使用腐蚀性清洁剂、溶剂或磨损性去污剂、抛光剂。

（4）镀铬部分只能使用干毛织布向下擦拭，不要使用具有研磨性的抛光剂。

（5）设备所有的部件，包括附件和连接电缆都可以用浸有消毒剂的布擦拭消毒，但是不得使用腐蚀性或溶剂性消毒剂，如果不清楚消毒剂的性质，不要使用。

（6）可以拆卸的部分，如头枕、扣带、输液架、铅帘等可以拆卸后单独清洁后消毒处理。

三、DSA 设备的维护与保养

（一）日常使用养护

1. 及时清空除湿机储水箱，定期检查空调系统，保证湿度和温度控制功能，避免空调管道漏水，介入手术室温度控制在 20 ～ 24℃，湿度在 40% ～ 60%。

2. 介入术前需对 C 型臂各轴运动情况、导管床运动情况、床旁控制装置及触摸屏等进行检查并确保正常，发现问题及时处理和上报。

3.DSA 设备运行过程中观察显示屏上辐射剂量、球管热容量及警报提示信息等内容，对异常数据进行分析并做初步处理，同时在设备上点击上传日志以供工程师远程分析排查问题。

（二）定期专业养护

1.电源及控制柜的维护　需对 DSA 电源供电情况做定期了解，观察电源电阻值有无出现异常变化，做好各电路板、滤网等处积尘的清洁工作，观察风扇运行情况，对接触器、继电器等的工作状况做好排查，分析潜在高危因素并采取有效的解决方案，以确保设备正常有序地运行。

2.C 型臂的维护　由设备厂家专人定期进行保养检测，对 C 型臂的轨道轴承、传动带、多楔带、螺杆、涡轮减速器和链条链轮等进行杂物或异物清理并逐一检查，并听其运行声音是否正常。每 6 个月需要对 C 型臂做一次"Calibration"，防止图像出现失真、形变，以保证三维旋转采集获得清晰的图像。

3.导管床的维护　对导管床的限位开关进行定期检查，检查是否漏油，了解螺丝紧固情况，且观察齿轮盘状况，及时开展清理工作并进行有效润滑。

4.X 线发生器的维护　对高压电缆绝缘屏蔽层进行检查，做好电缆清理工作，及时替换硅脂垫并涂抹封装。对柜中电路板、风扇等处的异物进行清理。

5.X 线球管冷却机的维护　定期检查球管及水箱两端的管道、接口有无漏水现象，对水箱泵头滤网做好清洁工作并及时进行更换。此外，检查水箱内冷却液液面，若低于最低位置则及时添加。

6.高压部件检查校准、机械运动精度和防碰撞保护校正等保养工作。

四、DSA 设备安全使用注意事项

1.定期由环境监测站对机房内外进行 X 线监测并对医务人员进行剂量监测。

2.医务人员应严格穿戴好防护设备。

3.机房内应安装相应的防护设备。

4.开机前检查机器，查看相关指标是否处于功能状态，标识清楚。

5.检查时应尽量缩短照射时间，缩小照射范围，减少曝光次数。

6.术后的一次性用品，如手术单、纱布、导丝、导管、注射器、针头等均应分别按照医疗废物处理规范分类处理。

五、常见故障及处理方法

1.DSA 设备无法正常开机

（1）主机电源断电：检查机房电源柜，看是否通电正常。

（2）主板故障：上报设备维护保养工程师，排查问题。

2.DSA 设备无法正常曝光

（1）曝光开关未开：检查曝光开关，确保开关打开。

（2）球管故障：上报设备维护保养工程师，检查球管情况。

3.导管床无法控制移动或者移动很缓慢

（1）床面移动开关锁定：检查锁定按键是否激活，确保锁定键未激活。

（2）导管床周围表面或者周围有障碍物：移除周围障碍物。

（3）控制柜线圈供电板故障：上报设备维护保养工程师，排查控制柜保险和整流桥是否烧坏，必要时更换新线圈。

（马金强　郑传胜）

第二节 麻 醉 机

麻醉机是通过机械回路将麻醉药送入患者体内的装置。麻醉机由供气系统、流量控制系统、麻醉蒸发器和麻醉回路组成，整合了许多内置安全特征和装置、呼吸回路、检测仪、机械呼吸机、一个或多个能增强、整合及检测所有元件的复合设备。麻醉机是临床麻醉及急救时不可缺少的设备。医疗器械分类中麻醉机属于临床高风险生命支持类设备，其质量和安全性严重影响着患者的生命安全，任一部件的机械或人为故障均可危及患者的生命安全。为了提高设备使用质量和安全性，延长麻醉机的使用寿命，本章着重介绍麻醉机的日常维护保养、消毒处理及常见故障处理。

一、麻醉机的构件

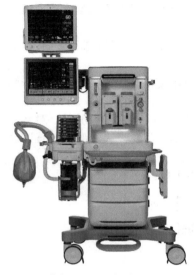

图 10-2-1 麻醉机

麻醉机（图 10-2-1）的工作流程是压缩气体由气源向麻醉回路释放的过程。

1. 供气系统 是为麻醉机提供动力和工作气流的功能单元。

（1）气源：氧气、氧化亚氮、压缩空气。医用氧气为主要气源。

（2）供气方式：压缩气筒和中心供气源。

（3）压力调节器：即减压器，主要由减压稳压阀、安全阀和压力表组成。

（4）供氧失灵安全装置：国际标准规定麻醉机必须具备氧气供应故障报警系统，通常采用气动原理。

（5）最低氧气 / 氧化亚氮比值控制器（低氧防护装置）：低氧压氧化亚氮安全切断阀。

2. 流量控制系统 基本部件：流量控制阀、流量计、快速充氧开关、防逆活瓣、新鲜气体出口。主要功能如下。

（1）在气源工作压驱动下，控制释放到麻醉蒸发器和麻醉回路的新鲜气体成分和流量。

（2）显示新鲜气体流量（不包括麻醉药蒸气和快速充氧流量）。

（3）根据需要为麻醉回路快速提供新鲜氧气。

（4）防止低氧混合气体的形成和输出。

3. 麻醉蒸发器 控制挥发性麻醉药物蒸气输出的专用装置，简称蒸发器。主要功能如下。

（1）气化挥发性麻醉药。

（2）控制麻醉药物蒸气的释放浓度。

4. 呼吸回路系统 最常用的麻醉机通气系统。该系统是麻醉机直接管理患者呼吸气体和人工通气的管道系统。主要功能如下。

（1）接受并储存来自麻醉主机的新鲜气流。

（2）向患者提供吸入气体及挥发性麻醉药物。

（3）处理患者的呼出气体。

（4）提供自主通气和控制通气条件。

（5）为有关的仪器仪表提供监测信息。

二、麻醉机的维护保养

（一）麻醉机使用前的检查

1. 观察麻醉机整体及各个部件是否完整。

2. 检验电器设备包括氧浓度分析仪等。

3. 检查废气清除系统。

4. 检查流量计、蒸发器以及二氧化碳吸收器是否处于关闭状态。

5. 检查氧源是否符合标准。

6. 对机器总电源开关实行检查。

7. 检查 N_2O 或其他气源装置。

8. 测试流量计。

9. 调试 N_2O-O_2 比例保护装置。

10. 检查及测试中心供氧源。

11. 检查麻醉通气系统中的辅助装置，如 PEEP 阀或湿化器等。

12. 检查氧浓度测定仪。

13. 检查蒸发器有无漏气。

14. 检验导向活瓣功能是否完整。

15. 检验麻醉机及通气环路系统是否漏气。

16. 测试呼吸器。

17. 校正各部位控制按钮。

（二）麻醉机的维护保养

1. 日常保养　实行专人管理制。将麻醉机放置在通风、干燥、没有阳光直接照射的地方，保持外部清洁，可用湿软的棉布进行擦拭。避免和有腐蚀性的化学试剂放在一间内，对于易损坏的部件，要保证足够的备用数量。每次使用完后，对管道进行清洁和消毒处理，然后储存备用。

2. 校准　每当潮气量的误差比较大，或者做完麻醉机的维修工作时，都要对其进行校准。显示"完成"，表示通过；显示"失败"，表明未通过，原因可能是测压管中有水或者流量监测板损坏。

3. 定期检查　更换电池、密封圈、皮囊活瓣等部件；定期检查气路系统内部管路密闭性。

（1）麻醉机易漏气部位：供气管道、呼吸回路、机器内部管道。

（2）漏气试验方法

1）潮气量测试法：预调 TV 后和呼吸囊相连，测定吸入侧 TVi、呼出侧 TVe，两者相同说明没有漏气。关闭回路氧流量，观察模拟肺膨胀和 TV 下降，有减少，存在漏气。

2）压力表测试法：对比通气压和工作压，如果工作压低于设定值，表明内部管道漏气，或者气源压力不足，如果气道压低于正常值，表明外部管道存在漏气。

3）耳听手摸测试法：系统正常通气条件下接口处如果出现"嘶嘶"声音，用手触摸有明显的漏气存在，就表明密封不严及时查明原因。

4. 定期除水　麻醉机中存在的水，主要来自患者呼出的水汽以及吸收剂与二氧化碳。

（1）流量传感器中的水：使用一次性注射器吹出，然后使用消毒纱布进行擦拭，使其晾干。

（2）通气模块中的水：将其拆开，然后擦拭并自然放置，呼气单向阀里的水也可如此。

（3）测压管中的水：接口处断开，使用纱布包裹接口，然后用注射器吹出。

5. 功能测定　调节报警上下限，检查报警系统是否准确；检测输出功能如呼吸频率、模式PEEP、TV、FiO_2 等。

三、麻醉机的消毒处理

有研究表明，全身麻醉气管插管术后，患者肺部感染率明显高于持续硬膜外麻醉术后患者，感染途径为通过气管插管将呼吸道与外界相通。麻醉机内部的致病菌可能通过气体进入患者体内。

（一）麻醉机的消毒

（1）拆卸：链接部分彻底拆卸。

（2）内置管路：一般不需要常规清洗消毒，定期维修保养（维修保养时间根据各产品说明书）。

（3）呼吸管路：尽可能使用一次性，可重复使用的管路应集中清洗、消毒。

（4）特殊情况：如临时怀疑使用呼吸机患者的感染与呼吸机管路相关时，应及时更换清洗、消毒处理管路及附件，必要时对呼吸机进行消毒。

（5）呼吸机各部件消毒后，干燥备用，且备用时间不超过一周。

（二）外表面清洁与消毒

（1）每日使用后，用 0.05% 含氯消毒液擦拭两次。

（2）外表有明显污物时，及时擦拭。

（3）触摸屏式操作面板用清水湿润纱布擦拭。

（三）麻醉机内呼吸回路的灭菌方法

（1）所有部件均可用环氧乙烷灭菌。

（2）耐高温、高压、耐湿的部件建议用高压蒸汽灭菌。

（3）合成橡胶部件的浸泡时间不超过 15 分钟，以免导致膨胀或加剧老化。

（4）切勿将回路氧传感器、流量传感器浸在液体中。

（四）消毒频次（表 10-2-1）

表 10-2-1　麻醉剂消毒频次

患者类型	频次
无传染性疾病患者	7 天 / 次
空气传播的感染性疾病手术患者（如开放性 / 活动性肺结核、水痘、肺性出血热、H7N9 型禽流感等）	1 例 / 次
非空气传播的感染性疾病手术患者（如艾滋病、梅毒、肝炎、多重耐药菌感染等）	1 例 / 次
朊病毒	消毒供应中心灭菌

四、常见故障的处理

1. 呼吸回路漏气

（1）手控式 APL 阀未关闭：关闭半紧闭 APL 阀。

（2）钠石灰罐安装不严密：检查钠石灰密封罐和排水阀。

（3）螺纹管损坏或接头松动：更换新管或重新安装管路。

（4）活瓣罩未拧紧：重新拧紧活瓣罩。

（5）手动 / 自动转换开关失灵：报设备科及时维修。

2. 二氧化碳模块故障

（1）积水杯积水：倒去积水，擦拭污迹，把内部晾干。

（2）模块故障：拔下模块重新插入，接触牢固。

3. 流量传感器故障　流量传感器在气路当中，因此非常容易接触到气路中患者呼出的水汽形成的冷凝水。同时流量传感器的集成电路构造导致了其容易被水损坏。

处理：应及时清洁气路中的积水杯，一旦发现管路中的冷凝水应立即处理，更换流量传感器。

4. 黑屏故障

（1）按键面板表面破裂：通知设备管理部门进行维修和更换面板表层。

（2）电池失效：更换内置电池即可。

5. 气道压力报警

（1）患者端管路不通畅：检查患者端管路并校正通畅。

（2）患者气道阻塞：检查患者呼吸道状态。

（3）气道压力上限设置偏低：重新校正报警设置值。

（4）通气参数的改变：重新计算和调整通气参数。

6. 潮气量和设定值偏差

（1）流量传感器损坏：更换流量传感器。

（2）流量传感器需要定标：对流量传感器检查和重新标定。

（3）呼出气体压力采样管堵塞：更换呼出气体压力采样管。

7. 送气时折叠囊不压缩或压缩范围不够

（1）麻醉机工作方式转换开关仍处于手动位置：转换开关调至机控位置。

（2）风箱玻璃罩损坏：更换风箱玻璃罩。

（3）气道阻塞：排除气道阻塞物。

（邓燕妮　肖书萍）

第三节　移动式超声仪

　　超声仪器是利用超声波的物理特性和人体器官组织声学特性相互作用后产生的信息，并将其接收、放大和信息处理后形成图像（声像图）、曲线（M型心动图、频谱曲线）、波形图（A型）或其他数据的设备。其主要由探头、主机系统及附属设备构成。超声仪在临床上以其体积小、移动性高、实时、无辐射损伤等优势应用于各种场景，尤其是在各类手术引导方面具有重要的作用，因此需对超声设备的使用及保养引起重视，为临床的检查及手术引导提供保障。本章着重介绍超声仪的日常维护保养、消毒处理及常见故障的处理。

一、超声仪的构造

　　超声诊断仪（图10-3-1）利用主机按一定频率、一定激励电压的电讯号作用于换能器，换能器（压电陶瓷等）产生一定频率的超声波。将这种超声波射入人体，经过体内不同脏器时，界面产生的反射波由探头接收后，由主机处理显示成像。

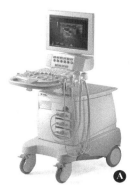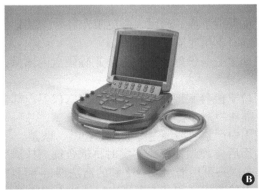

图10-3-1　推车式超声诊断仪（A）和便携式超声诊断仪（B）

　　1. 探头　是将电能转换成超声能，同时也可将超声能换成电能的组件。

（1）主要组成：插头、压电振子、声透镜、匹配层、吸声块、支撑架、声头外壳和电缆线构成。

（2）探头类别：线阵探头、相控阵探头、凸阵探头、凸阵宽频探头。

（3）频率范围：1MHz ～ 10MHz。

　　2. 主机系统　功能主要是经过发射和接收脉冲、经滤波器、对数放大器、时间增益控制以及数字扫描转换后获得图像并在监视器上显示。后续可以进行存储、打印以及图像档案管理。

（1）前处理：对回波电信号进行放大、衰减补偿、信号压缩和检波等部分。

（2）扫描变换：主要功能为将声波信号转换为数字信号，便于后处理。

（3）后处理：主要包括像素亮度后处理（包括 γ 校正、非线性亮度视觉校正）、灰阶变换、图像平滑、复合视频、显示方式、图像反转等。

3. 附属设备 图像记录仪、图像存储器、彩色打印机、脚踏开关、穿刺附件等。主要功能如下。

（1）记录并存储图像，便于整理归档，方便查阅。

（2）打印诊断报告及图像。

（3）连接穿刺设备等以用于术中进行相应操作。

二、超声仪的清洁与消毒

（一）超声仪使用前的检查

（1）观察超声仪的整体及各部件是否完整。

（2）检查各接口是否完好。

（3）检查网络是否正常。

（4）检查打印机、图像记录仪等附属设备是否开启。

（5）检查开机后能否正常进入系统。

（6）检查系统显示时间和日期。

（7）检查轨迹球，按 Freeze 键，进入冻结状态，按 Measure 键，进入测量状态。

（8）检查主机附属设备，如光驱是否可以正常弹出。

（9）开机后风扇是否运转正常；风扇旋转声音是否有异响。

（10）测试设备的电气安全。

（11）检查探头的横向 / 轴向分辨率、穿透力、斑点特征。

（二）超声仪的日常养护

由于超声仪器为高度集成精密设备，日常维护保养不需对仪器内部元件进行拆分，重点在于设备表面及使用上的养护。

1. 日常养护

（1）工作环境保持干燥、通风、避免阳光直射，温度在 20 ～ 24℃，湿度在 40% ～ 60%。

（2）超声仪临时不用时应冻结探头。

（3）每周定期检查备份好影像图像后删除硬盘内图像，防止硬盘空间不足造成仪器运行速度变慢或者死机。

（4）防尘网位于机器底部或后部，假如堵塞仪器内部会发热，造成死机或发生故障，建议每个月进行一次检查与冲洗。

（5）探头使用中严禁将线缆过分曲折、扭结、践踏。

（6）探头使用后应理顺挂好，并实时将耦合剂擦抹洁净，擦抹探头要用柔嫩的抹布严禁使用粗拙的纸张，洁净探头可用清水或者平和的清洗剂，不可以使用乙醇。

（7）探头表面的匹配层和晶体容易因机械冲击而受损，故不可以碰撞、掉落、敲打。

（8）切勿将整个探头浸入水中或者其他液体中冲洗。

2. 仪器外表清洁与消毒

（1）在清洁前，须将设备与电源连接断开，探头、打印机与主机断开。

（2）可以选择中性肥皂液，但不能包含腐蚀性成分，如香精、油类或醇类。

（3）为避免感染，在执行清洁和消毒过程中，请始终佩戴护目镜和手套。

（4）清洁键盘和显示屏时，避免将液体流入仪器内部及键盘内，不能刮擦显示器以免擦伤屏幕。

（5）对于机器表面有肉眼可见的血渍、油渍、患者体液等污物时，可以先用棉布蘸取乙醇擦拭去除，然后用干布将其擦干。

（6）拆卸机器后部防尘网，用吸尘器或湿布擦净，如使用清水冲刷后须晾干后才能安装使用。

3. 探头的清洁与消毒　超声探头是超声机的重要核心部件，在使用过程中严禁敲打、跌落、碰撞；探头不用时应放入机器的探头保护盒中，保护盒中应保持干燥和清洁；使用合格的超声耦合剂，严禁含油或含其他化学溶剂成分。

（1）不可使用乙醇类擦拭探头，尤其是透镜部分。

（2）探头使用后表面可用软布浸水擦拭。

（3）探头常规消毒使用符合标准，不含对探头有害成分的医用消毒型超声耦合剂或一次性医用表面消毒湿巾擦拭。

（4）如需使用浸泡法对探头进一步消毒，则先需要使用酶清洗剂浸泡探头表面，然后用无菌0.9% 氯化钠注射液冲洗干净后方可放入消毒液中消毒，消毒液可以使用戊二醛、邻苯二甲基、二氧化氯、过氧乙酸等。

三、常见故障的处理

1. 电源指示灯不亮

（1）供电电源故障：检查保险丝、整流管。

（2）电源线有短路或者插头与插座接触不良：检查电源及插座。

（3）熔断器（保险管）烧坏：更换保险管。

2. 开机画面后死机

（1）硬盘故障：检查硬盘电缆，拆下硬盘重写数据。

（2）数字板故障：更换数字板。

3. 开机后显示器无显示

（1）显示器电源故障：检查电源电缆。

（2）显示器信号故障：检查 IOBOX 连接情况。

（3）阴极射线显像管（cathode ray tube，CRT）故障：更换 CRT。

4. 主控面板操作无反应

（1）软件故障：尝试重启设备。

（2）主控面板电源线故障：更换主控面板电源线。

（3）主控面板串口故障：更换主控面板串口线。

（4）主控面板故障：更换主控面板。

（马金强　郑传胜）

第四节　其他相关仪器、设备

一、加温设备

医用恒温箱，主要用于药品、试剂、碘或钆对比剂、0.9% 氯化钠注射液等加温至指定温度并保持恒定。电热恒温箱由制冷系统、制热系统、控制系统、空气循环系统和传感器系统等组成。在临床上主要用于将药液或者对比剂在输注前贮藏加温，使其接近或等于人体温度，从而避免液体温度过低，在输入人体后引起不适反应，保证了患者的舒适性，也提高了患者的配合度、检查的成功率。因此恒温箱在临床上具有比较重要的临床价值，本部分内容主要介绍医用恒温箱结构与功能、清洁与消毒及常见故障的处理措施。

（一）制冷系统

1. 制冷系统　是综合试验箱的关键部分之一。一般来说，恒温箱的制冷方式都是机械制冷以及辅助液氮制冷，机械制冷采用蒸汽压缩式制冷，它们主要由压缩机、冷凝器、节流机构和蒸发器组成。

2. 加热系统 恒温箱的加热系统相对制冷系统而言，比较简单，主要由大功率电阻丝组成。

3. 控制系统 是恒温的核心，它决定了恒温箱的升温速率、精度等重要指标。现在恒温箱的控制器大都采用 PID 控制。由于控制系统基本上属于软件的范畴，而且此部分在使用过程中，一般不会出现问题。

4. 传感器系统 试验箱的传感器主要是温度和湿度传感器。温度传感器应用较多的是铂电阻和热电偶。湿度的测量方法有两种：干湿球温度计法和固态电子式传感器直接测量法。

5. 空气循环系统 一般由离心式风扇和驱动其运转的电机构成。它提供了试验箱内空气的循环。

（二）维护与保养

1. 设备应放在室内干燥及水平处。

2. 不要把湿的物品直接放入箱内，不适用于含有挥发性化学试剂、低浓度爆炸气体和低燃点气体物品的干燥。

3. 使用过程中要经常检查显示温度是否与实验要求的温度相符。

4. 每次使用完毕后，将电源全部切断，经常保持箱内清洁。

5. 不可任意卸下侧门，扰乱或改变线路，唯有本设备发生故障时，可卸下侧门，按线路逐一检查。如有重大故障时，应由厂家修理。

（三）清洁与消毒

1. 医用恒温箱内部元件不可随意拆卸，因此需要保持设备的外表面及箱内清洁。

2. 清洁与消毒前需要将设备与电源连接断开。

3. 先用蘸湿的布将肉眼可见的污渍擦除干净，然后使用含氯消毒剂进行消毒，不可使用腐蚀性消毒剂，以免对设备造成损坏。

（四）常见故障及处理

1. 插上电源后无法开机

（1）插头松动：检查电源插头，并插紧插座。

（2）电源线破裂、断裂，连续性中断：更换新电源线。

（3）设备主板故障：联系工程师检查主板。

2. 设备无法制热或制冷

（1）传感器故障：检查传感器，联系工程师检查传感器。

（2）软件故障：检查主板，联系工程师检查主板。

（3）温控旋钮或者按钮故障：检查旋钮或按钮，联系工程师排查。

二、电子输液泵

电子输液泵用于准确控制单位时间内液体输注的量和速度，并通过控制单位时间内输入的液体容量，达到使药物速度均匀、用量准确并安全注入患者体内的目的。其主要由微机系统、泵装置、检测装置、报警装置和输入及显示装置等五部分组成。电子输液泵作为临床最为广泛的急救生命支持类设备，弥补了传统输液的缺陷和不足，保证了输液速度的精确，并且还有报警安全装置、显示液体速度、入量，大大减轻了护士的工作量，因此正确的使用、质量的可靠、输注的准确是保障患者用药安全和治疗效果的基础。本部分内容重点介绍电子输液泵的功能特点、消毒处理及常见故障处理。

（一）电子输液泵的基本结构

输液泵根据工作特点分为微量注射泵和输液泵两类（图 10-4-1）。

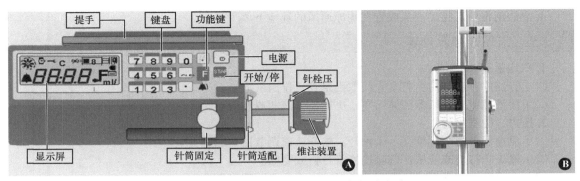

图 10-4-1　微量注射泵（A）和输液泵（B）

1. 微机系统　是整个系统的"大脑"，对整个系统进行智能控制和管理，并对检测信号进行处理，一般采用单片机系统。

2. 泵装置　是整个系统的"心脏"，是输送液体的动力源。

3. 检测装置　主要有红外滴数传感器（负责对液体流速和流量的检测）、压力传感器（负责堵塞及漏液的检测）和超声波传感器（负责对气泡的检测）等，它们可感应相应的信号，这些信号经过放大处理后，送入微机系统进行信号处理，并得出控制指令，然后进行相应的控制操作。

4. 报警装置　传感器感应到的信号经微机处理后，得出报警控制信号，再由报警装置响应，引起人们的注意，同时进行正确的处理。报警方式主要有光电报警（发光二极管）和声音报警（扬声器和蜂鸣器）等。

5. 输入及显示装置　输入部分负责设定输液的各参数，如输液量和输液速度等。显示部分负责显示各参数和当前的工作状态等，多采用 LED 数码管显示和 LCD 液晶显示。

（二）输液泵使用前的检查

1. 开机自检　按下电源开关，系统进行自检，"滴"声后，指示灯依次由红到黄再熄灭，然后"滴滴"两声，说明自检通过，否则自检失败。

2. 输液管排气　取出输液器用手指将气泡弹出。

3. 检查漏液　安装好输液器，开机后使用 0.9% 氯化钠注射液检查是否存在漏液情况。

（三）输液泵的维护保养

1. 常规保养　应设置专人管理和维护输液泵，保持设备的清洁，确保表面无积水、积液；避免跌落、碰撞、敲打，避免损伤设备。使用人员须按照输液泵的操作流程进行操作，及时记录设备的使用情况及运行中出现的故障情况。

2. 日常检查维护

（1）电源线是否损坏漏电。

（2）电池是否有电，电池电量不足时应连续充电＞12h。

（3）输液泵长时间不用时应将电池充满电，放置在干燥、阴凉的地方。

（4）要经常对输液泵进行擦拭，保持输液泵清洁，避免残留药液对机身造成腐蚀，用拧干的潮湿干净抹布或乙醇棉球对输液泵进行擦拭。

（四）输液泵的清洁与消毒

1. 关闭电源，并断开电源线与插座之间的连接。

2. 对输液泵表面的残留药液或者液体污渍用温水打湿的软布擦拭。

3. 用湿布或者棉球蘸 75% 乙醇对设备表面进行擦拭消毒，不可使用气体或者甲醛溶液对设备消毒。

4. 清洁消毒后，将输液泵放置在阴凉通风的环境下风干。

（五）常见故障及处理

1. 气泡报警

（1）管路中存在气泡：打开仓门取出泵管，排出气泡。

（2）溶液瓶或者注射器液体已空：更换新输液瓶或注射器。

2. 压力、阻塞报警

（1）流速调节器（螺旋夹）未松开：松开流速调节器（螺旋夹）。

（2）输液管打折或受压：解除输液管打折或受压。

（3）血块阻塞静脉通路：断开与患者的连接，清除管路中的血块。

（4）近心端血管压力过大：松解止血带，穿宽袖口衣服，避免输液肢体侧测血压。

（马金强　肖　芳）

第十一章　介入手术室物品管理

介入手术室物品种类繁多，本章主要阐述药品和各种医用耗材的管理。医用耗材按产品价值可分为高值耗材和低值耗材；按感染控制管理分为无菌物品和非无菌物品等。药品是向患者提供医疗服务的关键组成部分，药物安全、有效地使用，应建立完善规范的管理制度。随着介入医学的发展，各种新手术和微创手术的不断开展，介入手术中使用的医用耗材量越来越大，品种越来越多。医用耗材的规格、品项、结构越来越复杂。因此，介入手术室内应设专门的库房存放医用耗材、物品，严格按照国家相关库房管理制度进行管理，建立等级账册，确保介入手术器材产品在库存期间质量稳定，为患者提供安全、合格的产品，同时为科室和医院成本核算、成本分析提供可追溯的资料。

学习要求

记忆：熟知并记忆介入手术室常用药品的药名、剂量、用法、作用机制、不良反应、配伍禁忌等。

理解：介入手术室一次性耗材、可复用医疗器械、二级库房等管理方式方法，药品的管理注意事项。

第一节　医用耗材管理

医用耗材是指经药品监督管理部门批准的使用次数有限的消耗性医疗器械，包括一次性及可重复使用医用耗材。介入诊疗耗材是介入手术进行的必备器械，由于其品种繁多、专业性强、材质和型号多样，因此精准规范化管理和使用是患者手术安全的保障。医用耗材管理是指医疗机构以患者为中心，以医学科学为基础，对医用耗材的采购、储存、使用、追溯、监测、评价、监督等全过程进行有效组织实施与管理，以促进临床科学、合理使用医用耗材的专业技术服务和相关的医用耗材管理工作，是医疗管理工作的重要组成部分。医用耗材品种品规多，应用广泛，与医疗质量、医疗安全和医疗费用密切相关。规范医用耗材的使用和管理，对于深化医药卫生体制改革，维护人民健康具有重要意义。近年来国家相继出台和持续更新《医疗器械监督管理条例》《医疗器械临床使用安全管理规范》等法规和制度，规范医疗机构对医疗器械临床使用的安全管理，建立了医疗器械质量监管体制，以保证患者的手术安全。本节着重介绍医用耗材的临床管理规范。

一、原　　则

医学装备科作为医用耗材管理部门，负责医用耗材的遴选、采购、验收、存储、发放等日常管理工作。医务部负责医用耗材的临床使用、监测、评价等专业技术服务的日常管理工作。同时医院应当设立医用耗材管理委员会，执行医用耗材管理的有关法律、法规、规章；审核制定本机构医用耗材管理工作规章制度，并监督实施；审核本机构科室或部门提出的新购入医用耗材、调整医用耗材品种或者供应企业等申请，制订本机构的医用耗材供应目录；并推动医用耗材临床应用指导原则的制定与实施；监测、评估本机构医用耗材使用情况，指导临床合理使用医用耗材；分析、评估医用耗材使用的不良反应、医用耗材质量安全事件，对重点医用耗材进行监控。

介入手术室应加强和规范对医疗器械临床使用的安全管理，既要防止介入耗材积压过期，又要保证患者使用时所需材料型号齐全，能够准确快速提供使用，提高耗材管理效率并减少管理成本，以期降低医疗器械临床使用的风险，提高医疗质量、保障医疗安全。

二、一次性耗材管理

（一）一次性耗材的遴选与招标采购

1. 耗材的遴选　医院遴选建立医用耗材供应目录，并进行动态管理。按照合法、安全、有效、适宜、经济的原则，遴选出本机构需要的医用耗材并报医用耗材管理委员会批准，形成耗材使用目录并定期调整。纳入耗材目录的医用耗材应当根据国家药监局印发的《医疗器械分类目录》明确管理级别（分为Ⅰ级、Ⅱ级和Ⅲ级），并严格按照不同级别的管理要求进行管理和使用。

（1）Ⅰ级医用耗材：风险程度低，实行常规管理可以保证其安全、有效的医疗器械；由卫生技术人员使用。

（2）Ⅱ级医用耗材：具有中度风险，需要严格控制管理以保证其安全、有效的医疗器械；由有资格的卫生技术人员经过相关培训后使用。

（3）Ⅲ级医用耗材：具有较高风险，需要采取特别措施严格控制管理以保证其安全、有效的医疗器械；按照医疗技术管理有关规定，由具有有关技术操作资格的卫生技术人员使用。

2. 一次性耗材的招标采购

（1）对于临床正在使用的耗材：由使用科室对在用耗材的名称品种、规格型号、类别分类、目前使用情况、供货服务以及采购方式等方面进行审核，审批后由招标采供办公室组织实施招标、询标、续标。

（2）需要新进临床使用的耗材：由使用科室提出项目申请及技术需求，报医用耗材管理委员会组织专家论证，主管院长审核审批后交由招标采供办公室组织实施招标、询标。

（3）对于高值及置入类耗材：通用高值耗材和专科耗材或专机专用耗材分别由招标采供办公室和使用科室提交招标申请，按程序审批后由招标采供办公室组织实施跟标（指省市医用耗材集中招标品种、规格、品牌、价格等），非跟标品种（指未纳入省市医用耗材集中招标的产品）进行招标采购。

（二）一次性耗材的使用管理

1. 验收、储存和发放　一次性耗材管理部门负责医用耗材的验收、储存及发放工作。按照医用耗材验收制度，由专人验收合格后方可入库，并真实、完整、准确地进行验收记录。验收的重点内容为耗材是否符合遴选规定、质量情况、效期情况等。使用后的医用耗材进货查验记录保存至使用终止后 2 年。置入性医用耗材进货查验记录应当永久保存，确保信息可追溯。

医院应配备相对独立的医用耗材储存库房，配备相应的设备设施，完善库房管理制度和信息管理平台，定期对库存医用耗材数量进行核准与质量检查，确保医用耗材安全有效储存。同时应建立完善的一次性耗材定期盘点制度，指定专人定期对库存医用耗材进行盘点，做到账物相符、账账相符。

2. Ⅰ级医用耗材领用　由临床科室在物流管理系统提交用物申请，耗材管理部门审核申请后配送至临床科室，保证患者使用。临床科室设立相应的二级库房，以保证物品的存放和取用。

3. Ⅱ级/Ⅲ级/置入、介入类耗材领用　对于部分Ⅱ级/Ⅲ级耗材和所有的置入、介入类耗材，由于其具有金额较大、使用不确定等特点，为满足各类患者诊疗需求，须按预验收程序备存常规基数，实行专人专管。

（1）预验收入库品种确定：根据合同目录产品及临床使用情况提出预库存目录和技术（含品名、品牌、规格/型号、有效期、数量等）并建立预入库物资管理账务。确定介入类耗材扫码入库数据库（含品名、品牌、规格/型号、有效期、数量等）。

（2）按照临床确定的目录和基数，向医用耗材管理部门提交耗材采购申请，库管人员根据耗材申请通知代理商送货。持预申购单和入库单及货物，至耗材管理一级库进行预验收，再送至介入手术室二级库办理再验收登记手续扫码入库。

（3）预入库物资使用后，护士长根据患者使用量通过 OA 系统报计划到医用耗材管理部门并打印领用单，经库房管理人员核对预入库验收记录后正式办理入出库及付款手续。

（4）入库的一次性耗材按照定位标识合理安排储存，在储存期间保持库房的洁净干燥，入出库有登记，保证材料存储卡、账、物一致。做好有效期管理，临近有效期物品提前做好退库管理。

（5）非正常工作时间及紧急手术需用非库存产品时，由使用科室通知护士长、库房管理人员，可让供应商紧急送货，由使用科室医生和手术配合护士共同验收签字。48 小时内供货商持验收单据、货物外包装补办入出库手续。

（6）置入、介入类耗材实行溯源性管理。预申请单、验收记录、库存管理、耗材使用记录单、病历记录等均能实现可追溯性和闭环管理。

（7）置入、介入类耗材使用后由手术配合护士做好登记与交接工作。

4. 一次性耗材的信息化闭环管理　信息化管理是医用耗材规范化管理的必经之路，在流程上从招标采购、科室申请、计划订单、验收预入库、患者使用，到物品盘点、查询统计报表、有效期的管理等，涉及医疗材料的所有信息，最终实现闭环管理。实现全方位医疗材料真实信息记录，实时数据量化分析，提供耗材良性循环管理依据，提升服务品质和管理水平。

（三）医用耗材不良事件应急处理

耗材不良事件是指耗材在临床使用过程中发现有可能与耗材质量有关的不良事件、没有普遍外观缺陷的不良事件或其他单位发现质量事件的情况。各临床科室在发现与耗材质量相关问题后马上停止使用相关耗材，并立即向医务部、护理部及医用耗材管理部门报告，医务部、护理部及医用耗材管理部门接到报告后，通知其他科室停止使用，将有问题的耗材回收库房封存备检。如有患者伤害结果出现，按不良事件报告制度执行。医用耗材管理部门回收原有耗材的同时应向临床提供同功能合格的替代品，尽量不影响临床使用。相关部门应对所出现的问题进行了解，对有问题的产品进行检查，对外包装、产品资质、公司资质、损坏情况、是否按说明操作等情况进行了解并做好记录，通知供应商提供本批耗材相关质量检验合格证明。在怀疑产品质量有问题时，将所封存的耗材样品和供应商一起送法定机构复检。如复检后质量合格，恢复原供应关系。如复检后不合格，医用耗材管理部门负责配合相关职能部门向供应商进行索赔，并向省药监局报告，永久终止供货关系。医用耗材管理部门对类似问题进行检查，审查系统中有无漏洞，及时对系统进行完善，从系统上杜绝类似问题的再次发生。

三、二级库房管理

按照国家卫生计生委《三级综合医院评审标准实施细则》对医用消耗材料管理相关评价条款和我院《医用消耗材料管理办法》规定，规范医用消耗材料采购和领用行为，提高医疗质量，保证医疗安全，保障物资供应，推行临床二级库房管理。其中二级库房的环境管理及危化品存放要求同第一部分第三章第二节常用物品管理相关内容。

1. 医用耗材管理部门医用品库（医院一级库房）负责监管各相关科室二级库房，二级库房实施专人管理。二级库中所存放的医用耗材均为医院招标目录内产品。

2. 二级库入库的医用耗材应由医院医用品库验收登记后方可领用备存，二级库房不得私自接收由供应方直接供应并未经医院医用品库验收登记的医用耗材。

3. 对于节假日、夜间发生应急或紧急手术情况，医用耗材不能满足或解决患者问题时，使用科室与介入手术室护士长、库管人员联系，确认所需医用耗材为中标目录产品后填写"非库存物资紧急申购单"，可采取先紧急供货，并由手术医生和手术配合护士负责代验收。在正常上班后，由供应方持"非库存物资紧急申购单"及产品外包装在医院医用品库补办出入库手续。

4. 医院医用品库每季度对二级库房实施质量督查，定期检查耗材有效期，使用前应检查包装有无破损、失效。督查内容还包括手术患者信息、使用登记及使用耗材品种、名称、品牌、规格、数量、批号/条码、效期、计费价格、手术医生、供货商等详细信息的登记记录。

5. 每半年在纪委、审计、财务、招标采供办公室的监督下对二级库库存物资进行一次实物盘点，将实物盘点数与库房实物账核对，以保证财务账、库房实物账、实物登记卡和实物相符。

四、可复用医疗器械管理

复用医疗器械是指在不同患者之间重复使用的医疗器械，而在重复使用前必须经过恰当的去污等处理流程。为保证患者安全使用，可复用医疗器械要经过标准有效的处理流程再进行灭菌，处理流程包括回收、分类、清洗、消毒、干燥、器械检查与保养、包装、灭菌、储存和无菌物品的发放。并确保清洗质量、消毒质量和灭菌质量，有可追溯的记录。医院消毒供应中心对可复用医疗器械管理以满足手术、临床科室需求为主，提高器械使用率及工作效率，合理配置，避免成本浪费。

1. 专人负责科室器械申领、配置及报废工作：建立器械数据库，对各专科手术器械及临床诊疗器械建立固定基数与周转数，掌握器械使用情况，合理调整基数。每年度盘点一次，做到账物相符。

2. 器械申领根据固定基数及使用情况申领补充器械库存，新医疗器械接收时供货商应提供产品说明书，根据有关标准和合同质量条款对器械进行质量验收。

3. 专科器械更新和增加由护士长确定配置数量，科室主任审核，器械管理人员负责配置，维护信息系统中配包明细等内容，护士长负责对科室原有的配置基数进行修改。器械入库、出库、账目清晰、准确。

4. 器械清洗、检查、包装、交接等环节中检查器械数量、外观、功能。建立操作规程，正确拆卸、维护保养和组装。根据不同器械的维护特点，采用正确维护方法，如正确的器械润滑、保持器械功能完整性，减少生锈腐蚀等。使用专用篮筐装载，放置有序。备用器械标识清楚，特殊、贵重、精密器械、加急器械须有固定放置区域、指定岗位负责管理。

5. 可复用器械灭菌处理后专区存放，保存环境温度在 20 ～ 25℃，湿度在 40% ～ 60%，无菌物品储存时距地面 20cm，距天花板 50cm 以上，距墙壁 5cm 以上，按灭菌日期的时间有序摆放，定期检查。

6. 可复用医疗器械的增减：临床科室如需添加器械包，科室需填写器械领用单，配置明细和数量，包括器械名称、规格、数量、包名称等信息。护士长审核签字后向消毒供应中心提交申请，器械管理人员根据申请进行配置和扣费。器械的调整需由临床科室和消毒供应中心的护士长确认后方可执行；器械管理员同时更新信息系统中的器械名称及配置明细，同时打印器械清单及追溯二维码。

（肖　娟　肖　芳）

第二节　药品管理

近年来，介入治疗技术飞速发展，逐步应用于心、脑、肺等血管疾病，外周血管疾病，肿瘤及非血管疾病等诊疗领域，为保证介入治疗术中用药安全，介入手术室护士在严格执行医嘱的同时，需熟知介入手术室常用药品的药名、剂量、用法、作用机制、不良反应、配伍禁忌等。介入手术室常用药品种类较多，而且不同医院使用的药品也会有差别，本节在不同种类的药品中分别选择 1 ～ 2 种有代表性的药品进行阐述。急救药品的详细介绍以及药物的管理制度、使用注意事项参见第一部分第三章第三节药品管理相关内容。

一、抗肿瘤药物

（一）分类

1. 依据抗肿瘤药对肿瘤细胞周期作用的关系分为两类　细胞周期非特异性药物，对增殖细胞群中各期细胞有杀灭作用，没有选择性，此类药物作用较强，能迅速杀死肿瘤细胞；细胞周期特异性药物，有选择性，仅对增殖细胞群增殖周期的某一期有较强的作用，此类药物作用较弱，要一定时间才能发挥杀伤作用，达到一定剂量后效应不再增加。

2. 根据药物化学结构和来源分类 烷化剂、抗代谢物、抗肿瘤抗生素、抗肿瘤植物药等。

（二）介入手术室常用的抗肿瘤药物

1. 烷化剂（Alkylating agent） 是一类化学性质非常活泼的化合物，能与多种组织成分中的功能基团发生烃化反应，其最重要的药理作用是干扰 DNA 合成和细胞分裂。按其化学结构可分为氮芥类、亚硝脲类、乙撑亚胺类、甲烷磺酸酯类及环氧化物类。代表性药物环磷酰胺（Cyclophosphamide，CTX），为细胞周期非特异性药，其特点是体外无效，必须在体内活化后才起烷化作用。其抗瘤谱广，常用于血液系统肿瘤、霍奇金病及肺癌的治疗。制剂规格 0.1g、0.2g、0.5g。单药静脉注射按体表面积每次 $500 \sim 1000mg/m^2$，溶于 0.9% 氯化钠注射液 $20 \sim 30ml$；联合用药 $500 \sim 600mg/m^2$；儿童常用量每次 $10 \sim 15mg/kg$，溶于 0.9% 氯化钠注射液 20ml 中缓慢注射。介入手术术中使用剂量按 $500 \sim 1000mg/m^2$ 计算，使用 0.9% 氯化钠注射液稀释至 50ml，于肿瘤供血动脉内灌注。不良反应：骨髓抑制；化学性膀胱炎；与剂量有关，用药期间多饮水或给予巯乙磺酸钠，可预防或减轻不良反应。

2. 抗代谢药 是一类干扰核酸生物合成的药物，由于抗代谢药的化学结构与机体内存在的代谢物相似，所以在体内能与代谢物发生特异性拮抗，从而影响药物的作用。代表性药物如下。

（1）叶酸拮抗药

1）甲氨蝶呤（Methotrexate，MTX）：主要作用于 S 期，干扰核酸（DNA、RNA）的合成，使肿瘤细胞不能分裂繁殖。其临床常用于儿童白血病、肺癌、口腔癌及乳腺癌的治疗，鞘内注射对中枢神经肿瘤也有一定疗效。介入手术中亦常用于瘢痕妊娠或异位妊娠的胚胎灭活。制剂规格 5mg、10mg、20mg、50mg。使用剂量按 1mg/kg 体重计算，将 MTX 溶于 0.9% 氯化钠注射液并稀释至 50ml，于动脉内灌注。不良反应：常见口腔及消化道黏膜损伤、肝硬化、骨髓抑制、间质性肺炎。

2）雷替曲塞（Raltitrexed）：是水溶性的胸苷酸合酶抑制剂，不影响 RNA 合成等其他细胞内生命活动，因而不良反应较小。其主要用于结直肠癌、胃癌、头颈部恶性肿瘤、前列腺癌、肺癌、软组织肉瘤、白血病等的治疗。制剂规格 2mg。成人推荐给药剂量：静脉滴注为每次 $3mg/m^2$，溶于 0.9% 氯化钠注射液或 5% 葡萄糖注射液 $50 \sim 250ml$ 后静脉滴注 15 分钟以上，每 3 周重复给药 1 次。避免与其他药物混合输注；介入手术中用量按 $3mg/m^2$ 体表面积计算，通常 $2 \sim 4mg$ 溶于 0.9% 氯化钠注射液或 5% 葡萄糖注射液 50ml 后，经导管供血动脉内灌注。不良反应：最常见的不良反应有恶心、呕吐、腹泻、食欲不振；较少见的不良反应包括黏膜炎、口腔溃疡，有报道胃肠道出血可能与黏膜炎和／或血小板减少有关。

（2）嘧啶拮抗药

1）氟尿嘧啶（5-Fluorouracil，5-FU），对增殖细胞有明显杀灭作用。对消化道肿瘤、乳腺癌、卵巢癌、头颈部肿瘤及膀胱癌有一定疗效。制剂规格 5ml：125mg、10ml：250mg。氟尿嘧啶作静脉注射或静脉滴注所用剂量相差较大。单药静脉注射剂量一般为按体重一日 $10 \sim 20mg/kg$，连用 $5 \sim 10$ 日；若为静脉滴注，通常按体表面积一日 $300 \sim 500mg/m^2$，连用 $3 \sim 5$ 日，每次静脉滴注时间不得少于 $6 \sim 8$ 小时，或静脉泵入维持 24 小时；介入手术中用于原发性或转移性肝癌，多采用动脉插管注药，按体表面积一次 $500 \sim 600mg/m^2$ 溶于 0.9% 氯化钠注射液稀释到 50ml 于肿瘤供血动脉内灌注。不良反应：口腔溃疡、呕吐、腹泻、血便、心率加快等；少数患者停药后可出现小脑症状、共济失调、发音困难等。

2）替加氟（Tegafur），为氟尿嘧啶的衍生物，在体内逐渐变为氟尿嘧啶而起作用。其作用与氟尿嘧啶相同，在体内能干扰和拮抗 DNA、RNA 及蛋白质的合成。制剂规格 20ml：1.0g。单药成人一日剂量为 $800 \sim 1000mg$ 或按体重一次 $15 \sim 20mg/kg$ 计算。介入术中一般使用

800～1000mg溶于0.9%氯化钠注射液或5%葡萄糖注射液50ml中于肿瘤供血动脉内缓慢灌注。不良反应：较氟尿嘧啶轻，外周水肿、呼吸困难、肝功能受损等。也可与其他抗肿瘤药物联合应用。

3. 抗肿瘤抗生素　是由微生物产生的具有抗肿瘤活性的化学物质。代表性药物为多柔比星。

多柔比星（Doxorubicin）又名阿霉素（Adriamycin，ADM），属蒽环类，主要通过干扰转录过程阻止RNA合成而发挥抗肿瘤作用，为细胞周期非特异性广谱抗肿瘤药。多柔比星对S期细胞有较强的杀灭作用，并延缓G1期及G2/M期进程。其主要用于急、慢性白血病，恶性淋巴瘤，对胃癌、肺癌、膀胱癌、肝癌等多系统肿瘤均有效。制剂规格　10mg、20mg、50mg。注射用盐酸多柔比星按1.2mg/kg体重计算，通常一次剂量为40～60mg，溶于0.9%氯化钠注射液或5%葡萄糖注射液50ml，经导管供血动脉内灌注。也可根据肿瘤大小和载体的剂量，使用合适剂量的ADM（一般不超过80mg），与载体（如碘油、载药微球等）充分乳化或载药后经导管注射至肿瘤供血动脉内行化疗栓塞。不良反应：主要为心脏毒性，早期给予维生素B$_6$及辅酶Q10可降低毒性而不影响其抗肿瘤作用，还可引起骨髓抑制、消化道反应、脱发、口腔炎、皮疹及药物热等。

4. 植物来源抗肿瘤药　代表性药物有长春新碱和羟基喜树碱。

（1）长春新碱（Vincristine，VCR）：从长春花植物中提取纯化的生物碱，属细胞周期特异性抗肿瘤药，能抑制肿瘤细胞的有丝分裂，使细胞分裂停止于早中期。主要杀伤M期细胞，大剂量也影响S期细胞。其主要用于治疗血液肿瘤、乳腺癌、头颈部肿瘤、肺癌及肾母细胞瘤。制剂规格　0.5mg、1mg。成人剂量为1～2mg（或1.4mg/m^2）最大不大于2mg，年龄大于65岁者，最大每次1mg。儿童75μg/kg或2.0mg/m^2。介入手术中用量按照1.4mg/m^{2}体表面积计算，采用0.9%氯化钠注射液稀释至50ml，经导管于肿瘤供血动脉内灌注。不良反应：主要引起神经毒性，表现为手指及足趾麻木、感觉异常、腱反射迟钝或消失、外周神经炎、四肢酸软、麻痹性肠梗阻、复视、眼睑下垂及声带麻痹等，也可引起骨髓抑制、胃肠道反应、脱发等。

（2）羟基喜树碱（Hydroxycamptothecin，OH-CPT）：从我国特有珙桐科乔木喜树的根、皮及果实中提取的生物碱，属细胞周期特异性抗肿瘤药，主要杀伤S期细胞。其临床用于治疗原发性肝癌、胃癌、头颈部肿瘤、膀胱癌及直肠癌等。制剂规格　2mg、5mg、10mg。静脉注射，每次10～30mg，以0.9%氯化钠注射液溶解后静脉注射；膀胱灌注，每次10mg以0.9%氯化钠注射液10ml溶解，排尽尿液后灌注。不良反应：主要有胃肠道反应、骨髓抑制，较严重的是膀胱毒性，表现为尿频、尿痛、血尿等。

5. 铂类化合物　主要通过破坏DNA结构与功能而发挥抗肿瘤作用，属细胞周期非特异性药。代表性药物有奥沙利铂和洛铂。

（1）奥沙利铂（Oxaliplatin，L-OHP）：又名草酸铂，为第三代铂类抗肿瘤药。与其他铂类配合物不同，奥沙利铂有广泛的抗瘤活性，对结直肠癌、胃癌有较好疗效，对卵巢癌、非小细胞肺癌、乳腺癌和头颈部肿瘤也有效。制剂规格　50mg、100mg。经导管动脉内灌注时必须用葡萄糖注射液作为溶解剂，也不能用铝制针头或含铝的输注设备，经导管注入注射用奥沙利铂，按130mg/m^{2}计算，将奥沙利铂溶于5%或10%葡萄糖注射液50ml经导管供血动脉内灌注。不良反应：主要是外周神经病变，常由寒冷引起急性发作，表现为四肢、口腔和咽喉的感觉异常或迟钝，因此经导管动脉内灌注时，应注意为患者保暖。

（2）洛铂（Lobaplatin）：为第三代铂类抗肿瘤药，抗癌作用与顺铂、卡铂相似或更强，但对肾、耳及消化道等毒性较顺铂明显要低，而血液系统毒性发生较多，其中血小板减少发生率较高。其主要用于治疗乳腺癌、小细胞肺癌及慢性粒细胞白血病。制剂规格　50mg。使用前用5ml注射用水溶解，此溶液应4小时内应用（存放温度2～8℃），静脉注射按体表面积一次50mg/m^2，再次使用时应待血液毒性或其他临床副作用完全恢复，推荐的应用间歇期为3周；介入手术中动脉内灌注一般使用50mg，稀释至50ml，于肿瘤供血动脉内缓慢灌注。不良反应：血小板减少、恶心、呕吐、感觉异常、耳毒性、轻度的可逆性转氨酶升高。

二、抗凝血药

肝素（Heparin）：为抗凝血酶代表性药物，抗凝血作用强大、快速，在体内体外均有强大的抗凝作用，尚有抗血小板聚集作用。静脉注射后，抗凝作用立即发生。其抗凝机制主要是增强抗凝血酶Ⅲ（AT Ⅲ）的作用。即肝素与血浆中抗凝血酶Ⅲ（AT Ⅲ）结合而形成肝素 -AT Ⅲ复合物，进而灭活凝血因子。肝素使此灭活过程加速 1000 倍，而增强 AT Ⅲ对凝血因子的灭活。制剂规格　2ml：1.25 万 U。在介入手术中，为了防止血栓的形成，应采取以下措施：在导管、导丝、扩张器等器械进入血管前应用肝素盐水冲洗；导管内腔应保持肝素盐水；球囊扩张前，应经导管注入 3000 ～ 5000U 肝素。主要不良反应为出血、血小板减少症，因此在使用过程中，应经常监测活化部分凝血活酶时间（APTT）、血常规。

三、溶　栓　药

1. 尿激酶（Urokinase，UK）　由人尿或肾细胞组织培养液提取的第一代天然溶栓药，可直接激活纤溶酶原转化为纤溶酶，使血栓溶解。大剂量使用才能发挥溶栓作用，主要用于心肌梗死和其他栓塞性疾病。制剂规格　1 万 U、10 万 U、25 万 U、50 万 U。外周动脉血栓以 0.9% 氯化钠注射液配制（浓度为 2500U/ml），以 4000U/min 速度经导管注入，每 2 小时夹闭导管 1 次，再调整滴速为 1000U/min，直至血块溶解。常见不良反应为出血，但较轻，过敏反应少见。

2. 阿替普酶（rt-PA）　重组组织型纤维蛋白溶酶原激活剂，可以直接激活纤溶酶原转化为纤溶酶，适用于急性心肌梗死、急性大面积肺栓塞以及急性缺血性脑卒中静脉溶栓，亦可经导管动脉内灌注。制剂规格　10mg、20mg、50mg。使用注射用水溶解为 1mg/ml 或 2mg/ml 的浓度使用。对本品的活性成分和任何其他组成成分过敏者禁用，亦不可用于有高危出血倾向者。

四、镇静镇痛药

1. 盐酸吗啡注射液（Morphine Hydrochloride Injection）　属阿片受体激动剂，有强大的镇痛作用。其适用于其他镇痛药无效的急性锐痛，如严重创伤、烧伤、晚期癌症等。制剂规格　1ml：10mg。成人镇痛时常用量为皮下注射每次 5 ～ 10mg，每日 3 ～ 4 次。不良反应：眩晕、恶心、呕吐、便秘、呼吸抑制、尿少、排尿困难（老年多见）、直立性低血压（低血容量者易发生）等。

2. 盐酸曲马多注射液（Tramadol Hydrochloride Injection）　对 μ、κ、δ 型阿片受体有较弱的激动作用，作用比吗啡弱，但无吗啡样的不良反应。其适用于中、重度急、慢性疼痛，如手术、创伤及晚期癌痛等。制剂规格　1ml：50mg、2ml：100mg。静脉注射，肌内注射，皮下注射。每次50 ～ 100mg，每日 2 ～ 3 次。1 日剂量最多不超过 400mg，严重疼痛初次可给药 100mg。不良反应：多汗、头晕、恶心、呕吐、口干、疲劳等，长期应用也可成瘾。

五、降　压　药

1. 注射用硝普钠（Sodium Nitroprusside）　强效、速效血管扩张药，直接扩张小动脉和小静脉，降低外周血管阻力。给药后即刻起效，停药后 5 分钟内作用消失。其临床用于高血压急症和急性心力衰竭。制剂规格　50mg。用前将硝普钠 50mg 溶于 5% 葡萄糖注射液 5ml 中，再稀释于5% 葡萄糖注射液 250 ～ 1000ml 中，在避光输液瓶中静脉滴注。成人常用量：静脉滴注，开始按0.5μg/（kg·min）的速度，再根据治疗反应以 0.5μg/（kg·min）递增，逐渐调整剂量，常用剂量为每分钟按体重 3μg/kg。不良反应：恶心、呕吐、精神不安、肌肉痉挛、头痛、皮疹、出汗、发热等，孕妇禁用。

2. 乌拉地尔（Urapidil）　为选择性 α 受体阻滞剂，用于治疗各种类型的高血压及充血性心力衰竭。制剂规格　25mg。每次 10 ～ 50mg 缓慢静脉注射，降压效果应在 5 分钟内显示。若效果不够满意，可重复用药。可将 100mg 稀释到 50ml 后使用输液泵维持。静脉输液的最大药物浓度为

4mg/ml。推荐初始速度为 2mg/min，维持速度为 9mg/min。疗程一般不超过 7 天。不良反应有头痛、头晕、恶心、呕吐、疲劳、出汗、烦躁、乏力、心悸、心律不齐、上胸部压迫感或呼吸困难等，过敏反应少见。

六、组胺 H_1 受体拮抗剂

（一）药理作用

1. 抗 H_1 受体作用　H_1 受体拮抗剂可完全对抗组胺引起的支气管、胃肠道平滑肌的收缩作用。

2. 中枢抑制作用　多数 H_1 受体拮抗剂可通过血脑屏障，有不同程度的中枢抑制作用，表现有镇静、嗜睡。苯海拉明和异丙嗪抑制作用最强，氯苯那敏作用最弱。

3. 其他作用　多数 H_1 受体拮抗剂具有抗胆碱作用，可产生较弱的阿托品样作用；还有较弱的局部麻醉作用等。其主要治疗以组胺释放为主而引起的皮肤、黏膜变态反应性疾病。

（二）代表性药物

1. 马来酸氯苯那敏片（Chlorphenamine Maleate Tablets）　又名扑尔敏，抗组胺作用较强，用于各种过敏性疾病，常与解热镇痛药配伍以缓解流泪、打喷嚏等感冒症状。制剂规格　4mg。一般口服每次 4mg，每日 3 次。不良反应：可诱发癫痫，可致头晕、嗜睡，故癫痫患者禁用，驾驶员、高空作业者慎用，还可有口渴、多尿、心悸、皮肤瘀斑。

2. 盐酸异丙嗪注射液（Promethazine Hydrochloride Injection）　又名异丙嗪（Phenergan），为组胺 H_1 受体拮抗剂，其抗组胺作用持续时间较长，有明显中枢镇静作用，可增强麻醉药、催眠药、镇痛药的作用。其适用于各种过敏性疾病。制剂规格　2ml：50mg。一般一次肌内注射 25mg，必要时 2 小时后重复；严重过敏时可肌内注射 25 ～ 50mg，最高量不超过 100mg。不良反应：嗜睡、偶有粒细胞减少、黄疸、神经系统症状。

七、止 吐 药

盐酸甲氧氯普胺注射液（Metoclopramide Dihydrochloride Injection）又名胃复安，适用于各种病因所致的恶心、呕吐、嗳气、消化不良、胃部胀满、胃酸过多等症状，可应用于介入术中预防各类镇痛镇静药物引起的胃肠道反应。制剂规格　1ml：10mg。成人一次 10 ～ 20mg 肌内注射，一日剂量不超过 0.5mg/kg。不良反应：常见昏睡、烦躁不安、疲怠无力。

八、止 血 药

1. 酚磺乙胺注射液（Etamsylate Injection）　又名止血敏，可促使血小板循环量增加，增强血小板集聚与黏附并促使血小板释放凝血活性物质，从而缩短凝血时间。此外，其还可降低血管壁通透性，防止血液外渗，用于防治手术前后的出血。制剂规格　2ml：0.5g。肌内注射或静脉注射每次 0.25 ～ 0.5g，每日 0.5 ～ 1.5g。静脉滴注：每次 0.25 ～ 0.75g，每日 2 ～ 3 次，稀释后滴注。

2. 注射用矛头蝮蛇血凝酶（Hemocoagulase Bothrops Atrox for Injection）　又名巴曲亭，可用于各类出血性疾病，也可用来预防出血，如术前用药，可避免或减少手术部位及术后出血。制剂规格　0.5U、2U。静脉注射、肌内注射或皮下注射，也可局部用药。一般出血：成人 1 ～ 2U；儿童 0.3 ～ 0.5U。紧急出血：立即静脉注射 0.25 ～ 0.5U，同时肌内注射 1U。不良反应发生率较低，偶见过敏样反应。

九、介入手术室常用药品及使用方式/剂量

介入手术室常用药品及使用方式/剂量见表 11-2-1。

表 11-2-1　介入手术室常用药品及使用方式 / 剂量表

药品名称	制剂规格	使用方式 / 剂量
环磷酰胺	0.1g、0.2g、0.5g	单药静脉注射：按体表面积每次 500～1000mg/m²，溶于 0.9% 氯化钠注射液 20～30ml 联合用药：500～600mg/m² 介入手术术中使用剂量按 500～1000mg/m² 计算，使用 0.9% 氯化钠注射液稀释至 50ml，于肿瘤供血动脉内灌注
甲氨蝶呤	5mg、10mg、20mg、50mg	按 1mg/kg 体重计算，通常 50mg 溶于 0.9% 氯化钠注射液 50ml 经导管供血动脉内灌注
雷替曲塞	2mg	静脉滴注：每次 3mg/m²，溶于 0.9% 氯化钠注射液或 5% 葡萄糖注射液 50～250ml 后静脉滴注 15 分钟以上，每 3 周重复给药 1 次 介入术中用量按 3mg/m² 体表面积计算，2～4mg 溶于 0.9% 氯化钠注射液或 5% 葡萄糖注射液 50ml 经导管供血动脉内灌注
氟尿嘧啶	5ml：125mg、10ml：250mg	单药静脉注射剂量一般为按每日 10～20mg/kg，连用 5～10 日 静脉滴注，通常按体表面积每日 300～500mg/m²，连用 3～5 日，每次静脉滴注时间不得少于 6～8 小时，或静脉泵入维持 24 小时 动脉插管注药：按体表面积一次 500～600mg/m² 溶于 0.9% 氯化钠注射液稀释到 50ml
替加氟	20ml：1.0g	单药成人一日剂量为 800～1000mg 或按体重一次 15～20mg/kg 计算，溶于 0.9% 氯化钠注射液或 5% 葡萄糖注射液 500ml 中，每日 1 次静脉滴注，总量 20～40g 为 1 个疗程
多柔比星	10mg、20mg、50mg	1.2mg/kg，通常一次剂量为 40～60mg，溶于 0.9% 氯化钠注射液或 5% 葡萄糖注射液 50ml，经导管供血动脉内灌注
长春新碱	0.5mg、1mg	成人剂量 1～2mg（或 1.4mg/m²），最大不超过 2mg，年龄大于 65 岁者，最大每次 1mg。儿童 75µg/kg 或 2.0mg/m² 介入术中用量按照 1.4mg/m² 体表面积计算，采用 0.9% 氯化钠注射液稀释至 50ml，经导管于肿瘤供血动脉内灌注
羟基喜树碱	2mg、5mg	静脉注射：每次 10～30mg，以 0.9% 氯化钠注射液溶解后静脉注射 膀胱灌注：每次 10mg 以 0.9% 氯化钠注射液 10ml 溶解，排尽尿液后灌注
奥沙利铂	50mg、100mg	经导管注入注射用奥沙利铂，按 130mg/m² 计算，将奥沙利铂溶于 5% 或 10% 葡萄糖注射液 50ml，经导管供血动脉内灌注
洛铂	50mg	静脉注射：按体表面积一次 50mg/m² 介入术中动脉内灌注一般使用 50mg，稀释至 50ml，于肿瘤供血动脉内缓慢灌注
肝素	2ml：1.25 万 U	在导管、导丝、扩张器等器械进入血管前应用肝素盐水冲洗；导管内腔应保持肝素盐水；球囊扩张前，应经导管注入 3000～5000U 肝素
尿激酶	1 万 U、10 万 U、25 万 U、50 万 U	外周动脉血栓以 0.9% 氯化钠注射液配制（浓度 2500U/ml），以 4000U/min 的速度经导管注入，每 2 小时夹闭导管 1 次，再调整滴速为 1000U/min，直至血块溶解
阿替普酶	10mg、20mg、50mg	使用注射用水溶解为 1mg/ml 或 2mg/ml 的浓度使用
盐酸吗啡注射液	1ml：10mg	皮下注射每次 5～10mg，每日 3～4 次
盐酸曲马多注射液	1ml：50mg、2ml：100mg	静脉注射、肌内注射、皮下注射每次 50～100mg，每日 2～3 次
硝普钠	50mg	溶于 5% 葡萄糖注射液 5ml 中，再稀释于 5% 葡萄糖注射液 250～1000ml 中静脉滴注。成人常开始按 0.5µg/（kg·min）速度，再根据治疗反应以 0.5µg/（kg·min）递增

药品名称	制剂规格	使用方式 / 剂量
乌拉地尔	25mg	每次 10 ～ 50mg 缓慢静脉注射，降压效果应在 5 分钟内显示。若效果不够满意，可重复用药。可将 100mg 稀释到 50ml 后使用输液泵维持
马来酸氯苯那敏片	4mg	每次 4mg，每日 3 次
盐酸异丙嗪注射液	2ml：50mg	肌内注射 25mg，必要时 2 小时后重复；严重过敏时可肌内注射 25 ～ 50mg，最高量不超过 100mg
甲氧氯普胺注射液	1ml：10mg	一次 10 ～ 20mg 肌内注射，一日剂量不超过 0.5mg/kg
酚磺乙胺注射液	2ml：0.5g	肌内注射或静脉注射每次 0.25 ～ 0.5g，每日 0.5 ～ 1.5g 静脉滴注每次 0.25 ～ 0.75g，每日 2 ～ 3 次，稀释后滴注
注射用矛头蝮蛇血凝酶	0.5U、2U	静脉注射、肌内注射或皮下注射，也可局部用药。一般出血：成人 1 ～ 2U；儿童 0.3 ～ 0.5U。紧急出血：立即静脉注射 0.25 ～ 0.5U，同时肌内注射 1U

十、碘对比剂

部分内容参见第一部分第三章第三节药品管理，本节重点介绍碘对比剂的水化的方法和碘对比剂不良反应的处理。

（一）水化

建议在使用碘对比剂前 6 ～ 12 小时至使用后 24 小时，对患者给予水化。水化的机制：增加肾血流量；降低肾素 - 血管紧张素系统的活性；降低碘对比剂相关的血液黏滞度和渗透性；等渗性 0.9% 氯化钠注射液可扩充血管内容积；用碳酸氢钠可使肾小管内液体碱性化，可降低肾小管损害。水化方法如下。

1. 动脉内用药者　推荐碘对比剂注射前 6 ～ 22 小时静脉内补充 0.9% 氯化钠注射液或 5% 葡萄糖注射液加 254mmol/L 碳酸氢钠溶液，不少于 200ml/h；注射碘对比剂后亦应连续静脉补液，不少于 200ml/h，持续 24 小时；提倡联合应用静脉补液与口服补液，以提高预防对比剂肾病效果。

2. 静脉内用药者　口服补液方式，注射碘对比剂前 4 ～ 6 小时开始，持续到使用碘对比剂后 24 小时口服水或 0.9% 氯化钠注射液，使用量 200ml/h；条件允许者，建议采用前述条款中动脉内用药者水化方法。

（二）碘对比剂不良反应及处理

因介入手术室使用碘对比剂为动静脉鞘管内注射，故碘对比剂外渗和血管空气栓塞不常见，本部分内容重点阐述过敏样反应。碘对比剂的过敏样反应与对比剂的种类有很大关系，离子型对比剂的过敏反应明显大于非离子型对比剂。过敏样反应如下。

1. 轻度反应　出现发热、恶心、呕吐、面色苍白、头痛及荨麻疹等。

处理：如一般情况较好，可观察，不做特殊处理，暂停用药，嘱患者多饮水。必要时可肌内注射异丙嗪 25mg 和 / 或地塞米松 5 ～ 10mg。

2. 中度反应　出现频繁恶心、呕吐、荨麻疹、血压偏低、呼吸困难、头痛、胸腹部不适等。

处理：除一般对症处理外，给予抗过敏药，肌内注射异丙嗪 25mg。输液并加用氢化可的松 200mg 静脉滴注，或甲泼尼龙 40mg 静脉推注或滴注；或地塞米松 5 ～ 10mg 静脉注射，以对抗支气管痉挛所致的呼吸困难，给予高流量面罩吸氧，或给予止吐药等。

3. 重度反应

（1）神经系统可表现为抽搐及癫痫。可静脉注射地西泮 10mg，可用糖皮质激素及补充血容量。

（2）出现血压急剧下降、面色苍白、晕厥、意识障碍、心律失常、心跳及呼吸骤停等。立即给予肾上腺素 0.3 ～ 0.5mg 肌内注射，可 5 分钟之后重复，并可用上述糖皮质激素。

（3）血管神经性水肿，表现为面部口腔及皮肤大片皮疹，皮下及黏膜下出血，可肌内注射异丙嗪。

（4）心搏骤停和呼吸停止时，要紧急进行抢救，此时可记住 A、B、C、D 等方面的处理。A 为 airway（气道），应保持通畅；B 为 breathing（呼吸），可人工呼吸、给氧；C 为 circulation（循环），心搏骤停时，应行体外心脏按压；D 为 drugs（药物），根据情况给予药物治疗。

4. 迟发性过敏反应 即在使用对比剂几小时或数日后出现轻重不等的过敏症状（特异性反应），其发生率高达 20%。由于是迟发，容易忽视与对比剂的联系，应提高警惕。

（陈冬萍　饶　珉　张华珍）

第十二章 介入手术室护理安全管理

介入手术虽然创伤小，出血少，但只要是手术就有风险。本章主要阐述介入手术室相关安全护理、安全管理，如患者核查管理、体位管理、辐射防护管理、不良事件管理以及应急预案。而与放射诊疗部门大体一致的部分，如辐射的相关概念与理论知识，对比剂不良反应/渗漏、患者坠床/跌倒、非计划性拔管等不良事件的预防与应急预案，以及火警、停水、停电、相关仪器故障等应急预案的管理，见第一部分第四章放射诊疗部门护理安全管理相关内容。

学习要求

了解： 了解医疗照射的危害及原理，辐射防护用具的种类及使用方法，个人剂量牌作用。

理解： 理解其患者安全核查及身份识别的重要性，掌握患者身份识别、安全核查的时机及内容。理解体位对介入手术的影响，并掌握各类型手术方式的体位要求。

掌握： 熟知介入手术室护理不良事件及其预防措施，快速识别介入手术室相关突发事件，记忆并掌握对应应急预案。

第一节 患者安全核查管理

一、概　述

介入手术室是集中为各专业学科提供诊断、治疗及抢救的重要基地，具有工作面广、专业化程度高、人员流动大、工作节奏快、患者病情复杂且变化快等特点，极易发生不良事件。准确识别患者身份、严格执行手术安全核查是保障介入手术安全的基础。

二、患者身份识别及安全核查

（一）接患者入手术室身份识别及安全核查

目前介入手术患者接送有两种模式：护士接送和专职护工接送。

1. 接送人员持"介入手术患者交接记录单"至病区，与病区护士共同核对患者科室、姓名、性别、年龄、病案号、诊断、介入手术名称、要携带的药物、影像资料及术前准备情况等。与病区护士共同至患者床边再次核对，无误后分别在交接记录单上签名并将患者转运至手术室。

2. 接送人员转运患者至介入手术室后，接送人员与手术护士及等候区责任护士三方按交接记录单逐项核对手术患者姓名、病案号、手术方式等信息，无误后引领患者进入手术室候诊区等候。

（二）介入手术前身份识别及安全核查

患者进入手术间后需再次进行身份识别，查对重点为患者身份信息及手术方式。

1. 局部麻醉手术患者核查　局部麻醉手术由手术护士、手术医生、技师三方严格按照"手术安全核查表"逐项核查，无误后方可开始手术。

2. 全身麻醉手术患者核查　麻醉实施前，由麻醉医生、手术护士、手术医生共同核对患者信息；手术开始前由手术医生、手术护士、麻醉医生、技师四方共同按"手术安全核查表"逐项核查，无误后方可开始手术。

3. 清醒且具有完全行为能力的患者核查　需采用提问加查看患者腕带信息的方式核对患者身

份；幼儿、高龄、意识不清、语言交流障碍等无法自我陈述的患者，由陪同人员陈述患者姓名并核对腕带信息，无陪同的患者必须核对腕带信息，以确保患者身份信息正确。

（三）介入手术中身份识别及安全核查

手术部位皮肤消毒完毕后需再次核对患者身份信息。（核对方式同术前）

（四）介入手术后身份识别及安全核查

1. 手术结束前，由手术护士、手术医生、技师，再次核对患者身份信息及手术信息（全身麻醉术后需麻醉医生共同核对），核对无误后方可结束手术。

2. 接送人员与手术护士再次依"手术安全核查表"核查无误后方可将患者移出手术间送回病区。

三、转运、交接管理

患者安全是一切医疗活动的根本出发点和目标。介入手术患者的转运与交接是其中的重要环节，包括接送手术患者出入介入手术室和介入手术室内患者转运及交接两部分。

（一）接患者入室

1. 接送人员更换外出服、外出鞋并检查运送平车性能后，提前 30 分钟接患者至介入手术室。

2. 接送人员协助意识清醒且能行走的患者入室换鞋。依"手术安全核查表"与候诊区责任护士逐项核对患者身份信息后交接患者随身携带的仪器、药品、病历及影像资料等。

3. 候诊区责任护士为患者测量入室时生命体征。查看患者皮肤、通道、管路等，为患者行心理护理、减压、导尿等术前准备，并将患者义齿、衣物及首饰等贵重物品交给家属。

（二）患者室内转运及交接

待手术台空置，候诊责任护士与接送人员运送患者至手术台，候诊责任护士与手术护士共同核对患者信息，交接资料、管路等。

（三）送患者出室

1. 患者手术结束后，手术护士为患者擦净皮肤上的血渍，整理好衣被。妥善固定并标记管路后由多人协作移至转运床上。

2. 手术护士与接送人员（全身麻醉患者还需麻醉医生陪同）将患者转运至复苏间。

3. 手术护士持"术后护理交接表"和麻醉医生（局部麻醉患者不需要）共同与复苏间责任护士、接送人员进行患者信息、仪器、管路物品交接。

4. 复苏完毕，复苏间责任护士电话通知电梯等待。接送人员更换外出衣、外出鞋运送患者回病区。

注意事项：接送人员运送患者时站在患者头侧观察病情变化；须拉好床栏，以防坠床；各种转运设备保障电源充足，仪器设备不要压在患者身上；病情危重患者转运时需有医生陪同；全身麻醉患者转运时需有麻醉医生陪同。

（肖　芳　丁　虹　饶　珉）

第二节　患者体位管理

一、概　　述

手术体位是指患者术中的卧位，是依据手术部位和手术方式决定的。介入手术是指在 DSA 技术引导下，将特制的导管、导丝等精密器械引入人体进行疾病的诊断和治疗的手术方式。其手术体位需依据患者的病变部位，结合 DSA、CT、MRI 成像技术，进行动态调整，体位护理需与设备调节保持高度一致。好的手术体位管理将有助于增加患者舒适度，减少手术并发症，提高手术成功率，从而改善患者的就医体验、提高满意度。

二、安置原则

在安置患者介入手术体位过程中要尽量让患者处于手术床的中间，以免调整体位时发生坠床。体位安置不仅要保障患者安全舒适，避免皮肤受压损伤，保持体位稳定性，还要保障患者正常的生理功能，保证外周血液回流通畅，既能充分暴露手术野又保护好患者隐私。

三、常见手术体位安置方法

介入手术具有不开刀、创伤小、手术部位局限的特点，常用的体位有仰卧位、侧卧位及俯卧位三种。

（一）仰卧位

仰卧位为介入手术中最常见的体位，适用于脑血管造影及胸、腹部、四肢血管性介入手术。标准的仰卧位是将患者头部放于软枕上（图 12-2-1），使患者双臂自然平放于身体的两侧，中单固定双肘部，双下肢伸直平放适当分开外展。安置要点：患者仰卧受压部位（枕后、背部骨隆突、肘部、骶尾部、足跟部）需加以啫喱垫（图 12-2-2）或泡沫减压贴；对于肥胖患者则需在腰臀部垫一软枕，以充分暴露穿刺部位；患者身上所有的管路和电极线尽量放置于患者身体两侧，妥善固定所有管道，预留出足够的长度以适应术中透视时床板移动或转 CT 时患者双手上举所需要的距离。

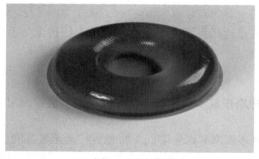

图 12-2-1　头圈

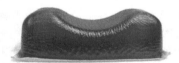

图 12-2-2　足跟垫

（二）侧卧位

侧卧位适用于肺穿刺活检术及气管、支气管、食管、贲门成形术等。侧卧位是指患者身体向一侧自然侧卧，头部侧向健侧，双手臂屈曲置于健侧，臀部稍后移，下肢前屈或伸直，腿间垫以枕头，身体两侧加以支撑，使脊柱处于水平线上保持生理性弯曲的手术体位。肺穿刺活检术对患者体位稳固性要求非常高。在肺穿刺活检中，患者细微的体位变动就有可能形成较大穿刺偏差，从而引起非目标组织损伤，甚至大出血。安置要点：腰腹部支持垫要稳定牢靠，体位摆放应让患者感觉舒适以避免不必要的改变；必要时加以约束带固定。

（三）俯卧位

俯卧位适用于以腘静脉为入路通道及从腰、背部行介入手术等。患者俯卧于手术床上，面部和胸部朝下，背部朝上，胸腹部不受压，双手自然放于身体两侧，双下肢伸直。安置要点：需要用头枕（图 12-2-3）支撑患者的头部，保护患者眼睛、鼻子及面部的管路不受压；用软枕（图 12-2-4）抬高患者的胸腹部，以保障患者的正常呼吸，避免女性乳房、男性阴囊受压；双小腿下垫以软枕使双足可以自然下垂；患者身上所有的管路和电极线尽量放置于患者身体两侧。

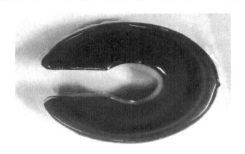
图 12-2-3　马蹄形头圈

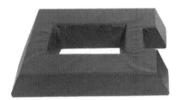
图 12-2-4　俯卧位体位垫

四、常见手术体位并发症及预防

（一）常见手术体位并发症

常见手术体位并发症主要有压疮、管路脱出和坠床等意外伤害。

（二）预防措施

1. 术前充分了解患者的手术方式及部位，详细评估患者的全身情况；术中密切观察，及时汇报、处理并记录。

2. 加强患者的术前宣教，告知患者手术床的宽度有限，嘱患者尽量卧于手术床的正中间，双侧加以挡板支撑，以防患者麻醉后肌肉松弛出现肢体滑落。患者在床上变换体位时手术床的双侧均需站有医护人员，以免患者坠床。

3. 所有骨隆突处、常见受压部位均衬水囊或泡沫减压贴，以预防压疮；摩擦较大的部位，衬以泡沫垫，以缩小剪切力，特别注意休克、皮肤潮湿、循环不好、肥胖、年老体弱的患者。

4. 全身麻醉手术者摆放体位前应联合麻醉医生和临床医生，避免使患者的全身各部的肌肉过度拉伸，各类电极线及管路不可压于患者身下，以免造成医疗设备相关性压疮。各种管道需妥善固定，且需预留一定的长度以适应透视时手术床的移位。

5. 体位安置完成后再次确认床单是否平整、清洁、干燥，局部麻醉的患者询问其感受，有不适及时给予体位调整。

6. 手术消毒前再次检查手术体位是否稳固，所有的支撑软枕是否有移位，必要时用约束带固定。所有管路是否固定妥当并引流通畅，发现问题及时解决。

7. 对于手术时间过长的患者，如诉不适，依情况给予受压部位按摩或适当微调体位，以促进局部血液循环。

8. 对于年幼患儿可让其家属陪同，协同摆放体位；对于过于肥胖者要增加支撑挡板以防身体组织滑落。

9. 手术结束后应及时检查皮肤受压情况及管路情况，做好交接班。

10. 发生体位并发症时，应及时告知医生积极采取措施，做好相应的手术护理记录。

（饶　珉　丁　虹）

第三节　辐射防护管理

一、概　　述

介入手术需在 X 线监视下进行操作，因此医务人员身体各部位会受到不同程度的辐射剂量，且介入手术操作过程复杂、时间长，其受照剂量远大于一般的诊断 X 线检查。我国《电离辐射防护与辐射源安全基本标准》（GB 18871—2002）规定工作人员的职业照射水平，连续 5 年内年平均有效剂量限值为 20mSv，任何一年最大有效剂量限值为 50mSv；公众人员接受的辐射年有效剂量限值为 1mSv（特殊情况下，如果 5 个连续年的年平均剂量不超过 1mSv，则某一单一年份的有效剂量可提高到 5mSv）。为了保障工作人员和患者的健康与安全，促进介入放射事业的健康发展，必须充分重视介入放射的辐射防护，尽可能地降低辐射的危害。从事放射介入的医务人员必须加强自我防护意识，掌握防护原则和具体防护措施。

二、防护装置及检测设备

介入放射学具有近距离同室操作、操作时间长、受照剂量大、防护困难等特点，应做好工作人员的职业防护和工作场所的检测。工作场所的检测包括介入机房防护检测和近台同室操作透视防护区检测平面上周围剂量当量率。职业个体防护包括使用辅助防护设施、穿戴个人防护用品、佩戴个人剂量计等。介入放射学防护装置具有专业性，产品必须经国家认定的质量监督检验机构进行检验，获得产品检验合格证、生产许可证和销售许可证。下面介绍几种常见防护装置及检测设备。

（一）防护装置

1. 辅助防护设施　必配铅悬挂防护屏／铅防护吊帘、床侧防护帘／床侧防护屏风；选配移动铅防护屏风。在介入手术过程中应使用悬挂的透明铅防护屏风及床侧防护帘，床侧防护屏风作为第一线保护，当 DSA 两侧均有人员暴露时，应在手术台的两侧安装辅助防护设施。其尺寸应根据实际临床手术要求，至少能防护第一手术者位、第二手术者位。辅助防护设施的铅当量应不小于 0.25mmPb（临床中多为 0.5mmPb），移动铅防护屏风铅当量应不小于 2mmPb。首次使用前，应由有资质的放射卫生技术服务机构对透视防护区检测平面上周围剂量当量率进行检测，用来测试辅助防护设施是否起到有效防护作用。

2. 个人防护用品　必配铅橡胶围裙、铅橡胶颈套、铅防护眼镜、介入防护手套；选配铅橡胶帽子。介入手术室中的人员应穿着合身的铅衣及铅围脖，尽量减少铅衣与铅围脖间空隙，穿戴不小于 0.025mmPb 的介入防护手套，且操作时尽量远离主射束。其余防护用品铅当量应不小于 0.25mmPb，其中用于甲状腺、性腺的防护用品铅当量应不小于 0.5mmPb。可优先使用铅面罩，若无则使用铅眼镜，镜面大小至少为 27cm²。首次使用个人防护装置前，应由医学物理学家检查铅的等效性和完整性，并且每年进行一次检查。

（二）检测设备

1. 个人剂量计　佩戴后可检测介入手术的工作人员外照射剂量，管理部门对所受辐射有效剂量进行评价，确保放射工作人员的受照剂量符合国家标准。介入手术医生宜佩戴两个个人剂量计，一个佩戴在铅衣内，一个佩戴在铅衣外锁骨对应的衣领位置；若只有一个个人剂量计，应佩戴在铅围裙外锁骨对应的领口位置。如有需要，介入医生可考虑在眼睛水平或手部佩戴头箍剂量计、腕部剂量计、指环剂量计等。

2. 便携式辐射防护测量仪　可以检测辐射水平。可应用于机房防护检测和近台同室操作透视防护区检测平面上周围剂量当量率的检测等，在使用时如果辐射超过了警报级别，则会发出声音报警，体积较小，方便携带。

三、防护用具管理

（一）铅衣及铅围脖等个人防护用品

1. 介入手术室工作人员定期进行铅防护用品使用和保管的培训。

2. 使用铅衣前检查铅衣内外表面是否有损伤，附属配件的连接是否牢固，然后依次穿戴铅衣、铅围脖。勿穿着铅衣蹲、坐、躺或靠压。

3. 在铅衣的外面穿手术衣，以保证手术区域的无菌及保持铅衣不被污染到血渍；禁止铅衣外不穿无菌手术衣进行有创操作。

4. 使用完后，应把铅衣等防护用品放平或用衣架挂起，不能折叠，以免长期折叠造成破裂。

5. 防护用品应放在不受阳光直射，远离热源，通风良好的室内，严禁与酸、碱等化学物品接触。

6. 铅衣沾染污渍应及时使用弱碱性清洁剂进行擦洗，不可机洗，不可熨烫，不可烘干，挂通风处晾干后放入铅衣消毒柜中保存。

7. 介入手术室应对每件铅衣编号，记录使用时间、检测时间；若发现老化、断裂或损伤应及时更换，一般铅衣使用年限为 5 ～ 6 年。

8. 填写介入手术室铅衣日常维护情况登记表（表 12-3-1）。

表 12-3-1　介入手术室铅衣日常维护情况登记表

编号	铅衣型号	日常维护情况				备注
		第一周	第二周	第三周	第四周	
1	紫色连体	已清洁消毒	已清洁消毒	已清洁消毒	已清洁消毒	20××年×月×日投入使用
2	蓝色两件套	已清洁消毒	已清洁消毒	已清洁消毒	发现破损 已报废	20××年×月×日投入使用 20××年×月×日报废
3	黑底黄花两件套	已清洁消毒	已清洁消毒	已清洁消毒	已至有效期 已报废	20××年×月×日投入使用 20××年×月×日报废

（二）铅防护屏风及床侧防护帘等辅助防护设施

1. 铅防护屏风需使用无菌塑料套覆盖，床侧防护帘外面可使用一次性塑料袋等将其包围，每台手术结束后更换。

2. 使用铅防护屏风时勿大力推拉，避免其损伤，床侧防护帘勿随意折叠，以免破裂。

3. 严禁与强酸、强碱等化学物品接触，发现污渍使用弱碱性清洁剂擦洗。

四、防护措施

（一）工作人员

1. 介入手术室医务人员应熟练掌握业务技术，接受放射防护和有关法律知识培训，满足放射工作人员岗位要求。

2. 介入术中工作人员必须穿戴合适的防护用品；佩戴个人剂量计，接受个人剂量监测，定期做职业健康体检，资料建档保存。

3. 减少曝光时间，既能减少医生的辐射剂量，又能降低患者的辐射剂量。

4. 工作中使用尽可能低的合理的射线剂量以满足治疗需求，对于血管介入手术，可使用脉冲产生足够的诊断图像，积极缩小视野，当散射线辐射最小时，可移除滤线栅。

5. 术前进行详细规划，例如使用 3D 工作站。

6. 定期对电离辐射设备进行维护和评估。

（二）患者

1. 加强对患者自身防护意识教育，避免片面追求准确性，短期内多次行影像学检查。

2. 对确需检查患者的敏感部位，如性腺、甲状腺、晶状体等应遮盖有效屏蔽物。

3. 术中将患者放置在尽可能靠近检测器的位置，可使用影像融合、数字变焦和适当尺寸的监视器，减少辐射暴露。

4. 应对有生育计划的患者进行提醒。

（肖书萍　郑传胜）

第四节　护理不良事件预防

介入手术室作为医院的介入手术平台，涉及多学科、多系统疾病，具有病种多、病情复杂、急诊患者多、工作节奏快等特点，易发生护理不良事件，因此必须采取有效的护理质量管理措施防止护理不良事件的发生。本节主要从药物不良反应、术中压疮和职业暴露三个方面来阐述介入相关护理不良事件的预防。

一、药物不良反应（化疗药物不良反应）

（一）药物不良反应预防

放射治疗、介入手术药物不良反应多发生于碘对比剂和化疗药物，使用药物前充分评估，使用中严密观察，熟悉不良反应的临床表现和处理流程，保证患者的用药安全。

1. 术前充分评估患者的风险／获益比：详细询问患者的病史，评估患者的全身状况及过敏史，完善患者的实验室检查，结合患者的病情和状况评价药物使用的适应性、潜在风险和获益比，选择适宜的药物。

2. 在药物使用前备齐抢救用物，用药过程中严格按照浓度、剂量、时间要求给药，禁忌过浓过快。首次用药和每次开始使用药物时，速度应缓慢。

3. 严密观察患者的用药反应及主诉，关注高危患者，如老年人、营养不良者和曾有过敏史的患者。同时观察患者的皮肤黏膜有无改变，有无恶心、呕吐、疼痛、肿胀、组织溃疡甚至坏死。

4. 疑有药物外渗或已发生药物外溢，立即停止注射，保留针头或导管强力抽吸，减少药物存留，局部或浅表部位及时使用利多卡因和解毒剂局部皮下封闭注射，抬高患肢并冷敷（但如铂类等特殊化疗药物应热敷），24小时后用50%硫酸镁溶液湿敷或遵医嘱外用药膏。

5. 患者在使用化疗药物时，会产生不同程度的疼痛，观察疼痛的性质和持续时间，安慰患者，告知疼痛的原因，必要时遵医嘱给予镇痛剂。

6. 化疗患者出现胃肠道不良反应时，嘱患者头偏向一侧，预防性使用止吐药，呕吐时头偏向一侧，及时清除口腔内容物，防止误吸及窒息。

（二）预防流程（图 12-4-1）

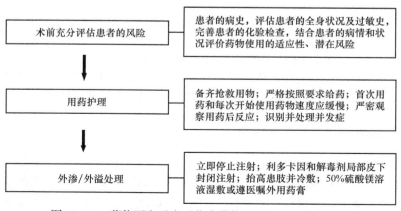

图 12-4-1　药物不良反应（化疗药物不良反应）预防流程

二、术中压力性损伤

（一）压力性损伤的预防

压力性损伤是指由压力或压力联合剪切力导致的皮肤和/或皮下组织的局部损伤，通常位于骨隆突处，但也可能与医疗器械或其他物体有关。随着介入新技术的不断开展，固定性的手术体位、零机会的体位改变、支撑面受限和额外体位辅助器械的使用，使介入患者术中压力性损伤的发生有上升的趋势。主要表现在手术时间较长的患者骨隆突处，如肩胛部、骶尾部、足跟部，留置胃管、尿管患者胃肠道和泌尿生殖道黏膜与医疗器械相关的压力性损伤。

1. 评估患者压力性损伤的风险因素：包括活动和移动的受限、潮湿、患者营养状态、皮肤易感性和耐受性、患者局部组织的感知觉和组织血液灌注情况等。

2. 患者术前等待时间和手术时长使患者发生压力性损伤的概率增加。因此合理的手术安排，缩短患者术前等待时间和避免手术延迟可有效减少术中压疮的发生。

3. 缩短手术前后患者的制动，合理使用体位器械、预防性使用敷料降低患者术中压力性损伤。

4. 手术患者术前访视时对患者使用围术期压疮风险评估表进行高危风险患者筛查，患者进入手术室后，手术配合护士再次进行患者易感部位皮肤的评估和筛查，对评分高危的患者采取预防措施。

5. 介入围术期多学科联动形成动态压力性损伤评估预防体系，采用评估—实施—反馈—再评估的方式实施检测，利用健全的护理信息化网络平台进行跟踪评价，提前预警，实现科室间的无缝交接，不可忽视其他专科的危险因素，可以采用多学科协同合作的方式进行压力性损伤的评估与预防。

6. 术中压力性损伤的预防措施主要集中在选择最佳的支撑面、体位的安置和皮肤保护三个方面。

（1）支撑面：是指用于压力再分布的特殊装置，如某种床垫、床的组套、床垫替代品等，其目的是对组织负荷、微环境和/或其他治疗功能做出调整以有效降低术中获得性压力性损伤的发生。

（2）体位的安置及改进术中获得性压力损伤产生的影响：关注手术时间长、术中获得性压疮发生率高的手术患者，通过术中针对性地调整体位、使用加温设备等预防压力性损伤的发生。

（3）皮肤保护：使用预防性皮肤护理措施。临床最常见的是使用润肤剂和预防性敷料。前者是通过润肤剂来保护皮肤防止干燥以降低皮肤损伤风险，后者是通过在经常受到压力、摩擦力、剪切力影响的骨隆突处使用泡沫敷料预防压力性损伤。

（二）预防流程（图 12-4-2）

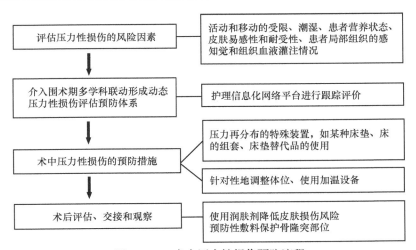

图 12-4-2　术中压力性损伤预防流程

三、医务人员职业暴露

医务人员在从事诊疗、护理活动过程中意外接触有毒、有害物质或传染病病原体，有可能损害健康或危及生命的情况，分为感染性职业暴露、放射性职业暴露、化学性（如消毒剂、某些化学药品）职业暴露及其他职业暴露。医院感染性职业暴露是指医务人员在从事诊疗、护理活动时意外地被患者的血液等体内物质污染，或被患者血液等体内物质污染的针头、手术刀等锐利器械刺破自己的皮肤，还包括被这类患者抓伤、咬伤等，而有可能导致感染性疾病发生的一类职业暴露，即为医院感染性职业暴露。医院感染性暴露涉及所有参与手术的工作人员，包括手术室护士、护工、护理员、进修生、学生、保洁等。

（一）医务人员职业暴露预防

标准预防是基于患者的所有血液、体液、分泌物、排泄物（不含汗液）、破损皮肤和黏膜均可能含有感染性病原体的原则，针对所有患者和医务人员采取的一组感染预防措施。标准预防包括手卫生，根据预期可能的暴露选用手套、隔离衣、口罩、护目镜或防护面屏以及安全注射，也包括采取恰当的措施处理患者环境中污染的物品与医疗器械。

1. 接触污染物品时，应戴手套，脱去手套后应立即洗手，必要时手消毒。

2. 使用个人防护用品：在预期可能接触到血液、体液、分泌物、排泄物或其他有潜在传染性物质时，正确地使用个人防护用品。防护用品包括手套、口罩、防护面罩、护目镜、隔离衣、防护服、帽子、鞋套等。

3. 侵袭性操作时小心锐器刺伤，利器放入锐器盒内、医疗废物放入黄色医疗废物袋内。

4. 患者接触过的物品和环境应及时消毒处理。

5. 接触飞沫传播的疾病患者时，须戴外科口罩。

6. 接触空气传播的疾病患者时，须戴医用防护口罩。

（二）医务人员职业暴露防护措施

1. 加强医务人员血源性病原体职业暴露防护知识的培训。对医务人员健康状况进行评估，进行预防接种，提高人体免疫水平。

2. 严格执行标准预防措施，接触不同疾病的传播途径采取相应的隔离措施。

3. 按规范实行标准预防措施，严格穿戴工作服、口罩、帽子，必要时穿隔离衣、防渗透围裙、胶鞋，可能发生喷溅或进行动脉穿刺时戴面部防护罩。

4. 熟练掌握锐利器械的操作技术，严格遵守各项操作规程，针头使用后禁止套上针帽、折弯、损坏或者用手摆弄针头、刀片；用过的针头、刀片和其他锐器必须毁形或丢弃于耐刺、防渗漏的收集盒内。

5. 严格执行手卫生，按照六步洗手法进行洗手或进行手消毒。接触血液、体液、排泄物、分泌物或皮肤黏膜有破损时须戴手套，脱手套后严格洗手。

6. 进行化疗药物配制或接触其他化学性废物时，应在纱布口罩外戴一次性口罩，戴双层手套，必要时穿围裙；割安瓿时使用纱布围绕安瓿颈部；抽取药液时，插入双针头以排除瓶内压力，在瓶内进行排气后拔针；如药液不慎溅入眼内或皮肤上，应立即用 0.9% 氯化钠注射液反复冲洗；接触化疗药物的一次性用具，统一放置标识明确，单独交接统一处理。

7. 被患者的血液、体液、分泌物和排泄物污染的医疗用品和仪器设备应及时做好清洁消毒处理，防止污染扩散。

8. 医务人员职业暴露防护流程（图 12-4-3）。

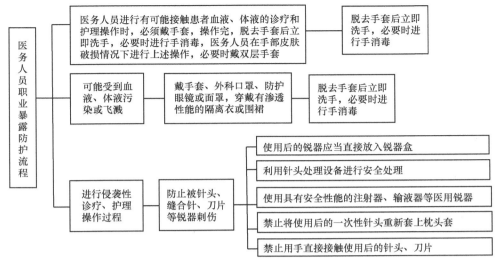

图 12-4-3　医务人员职业暴露防护流程

（三）职业暴露后的处理

1. 不慎被锐器刺伤、应立即采取相应保护措施，如皮肤有伤口，反复轻轻挤压尽可能挤出损伤处的血液。

2. 用肥皂和清水冲洗伤口或污染的皮肤 2～3 分钟，如果是黏膜暴露，用 0.9% 氯化钠注射液反复冲洗。

3. 受伤部位消毒与包扎：伤口用 75% 乙醇或 0.5% 聚维酮碘消毒并包扎伤口。

4. 24 小时内留取基础血样备查。

5. 掌握感染性职业暴露处置程序和职业暴露一般处置办法。

（四）报告与随访

1. 立即报告科主任、护士长。

2. 发生锐器伤后，紧急处理的同时，填写"医务人员职业暴露登记表"，上报医院感染控制办公室，协助评估职业暴露情况并指导处理。

3. 明确患者的感染状态，是否具有血源性传染病（乙型肝炎、丙型肝炎、HIV 等）。

4. 追踪和随访：医院感染科督促锐器伤当事人按时进行疫苗接种和化验，并追踪确认化验结果和服用药物，当事人需配合医生进行定期监测随访。

5. 医院和有关知情人应为职业暴露当事人严格保密，不得向无关人员泄露当事人的情况。

6. 在锐器伤处理过程中，医院感染控制办公室为职业暴露当事人提供咨询、心理疏导，帮助减轻其紧张恐慌心理，稳定情绪。

（肖　娟　肖书萍）

第五节　应急预案

一、突发事件应急预案与处理流程

（一）心搏骤停的应急预案与处理流程

1. 病情评估

（1）意识丧失，面色苍白：轻拍或轻摇患者，并大声呼叫患者，判断患者是否有反应。若患者无任何反应，可判定患者意识丧失。

（2）大动脉搏动突然消失，血压测不出：示指和中指指尖触及患者气管正中部（相当于喉结的部位），旁开两指，至胸锁乳突肌前缘凹陷处。判断时间为 5～10 秒。因颈动脉较为表浅，且颈部便于暴露，常选择颈动脉作为判断动脉搏动是否消失的首选部位。

（3）呼吸停止或叹息样呼吸：头偏一侧，靠近患者面部。一看：眼睛看患者胸廓有无起伏；二听：侧耳听患者有无呼吸音；三感觉：面部感觉患者有无呼吸气流。

（4）瞳孔散大，对光反射迟钝或消失：瞳孔直径大于 5mm，且散大呈持续性时称之为瞳孔散大。用手电筒照射瞳孔，其变化很小，移开光源，瞳孔不扩大或扩大不明显称之为对光反射迟钝或消失。

2. 应急预案

（1）患者疑似发生心搏骤停：评估现场抢救环境的安全性，确保环境安全。

（2）判断患者意识：轻拍患者，并大声呼叫。确认患者意识丧失。

（3）立即呼救，寻求帮助。请医务人员准备急救车和除颤仪，并记录时间。

（4）判断患者颈动脉搏动并快速检查患者呼吸情况。确认患者大动脉搏动消失和无自主呼吸。

（5）立即给予心肺复苏、电除颤。请麻醉科给予气管插管。

（6）开放静脉通路，给予心电监护，正确执行医嘱。

（7）评估患者心肺复苏效果。若复苏有效，操作完成后将患者头偏一侧，注意保暖，等待下一步的高级生命支持。若心肺复苏进行 30 分钟以上，患者仍无反应、无自主呼吸、无脉搏、瞳孔无回缩等有效指征，可停止抢救。

（8）密切观察患者病情变化，详细记录抢救过程。

（9）安抚患者情绪，做好解释工作。

3. 处理流程　见图 12-5-1。

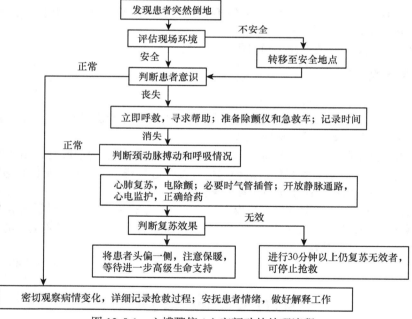

图 12-5-1　心搏骤停 / 心室颤动的处理流程

（二）肝癌破裂出血的应急预案与处理流程

1. 病情评估

（1）疼痛：患者多以急性右上腹疼痛为主要表现，突发者约占 95%，随着病情进展可表现为全腹痛。VAS 疼痛评分量表得分多为 7～10 分的剧烈疼痛。

（2）低血容量休克：大多数患者会有脉搏细速，血压下降，呼吸急促，发绀；头晕，面色苍白，出冷汗，指端湿冷；烦躁不安或表情淡漠；尿少甚至无尿的表现。这主要是由于有效循环血容量降低的原因。

（3）胃肠道反应：肝脏破口大，出血迅速时，患者会表现出腹胀、恶心、呕吐等症状。

（4）检查及体征：腹部查体时，患者可表现为腹部压痛、反跳痛、腹肌紧张。诊断性腹腔穿刺可抽出不凝血。血常规检查可提示血红蛋白降低，白细胞和中性粒细胞升高。急诊 CT、B 超常表现为肝周或包膜下或腹腔内有高密度影。

2. 应急预案

（1）患者疑似发生肝结节破裂出血：立即给予心电监护，吸氧，通知医生。

（2）建立两条以上静脉通路，协助患者取半坐卧位，注意保暖。

（3）协助医生进行诊断性腹腔穿刺。根据腹腔穿刺结果给予对应处置。

（4）遵医嘱进行采血、备血，做好输血前准备。

（5）正确执行医嘱，进行补液扩容。备齐抢救物品及药品。

（6）协助患者进行必要的检查，如急诊 CT、B 超等。

（7）医生根据患者病情及检查结果评估患者是否需要急诊手术。必要时请急诊科会诊，向患者及其家属解释病情或术前谈话。

（8）需急诊手术者，与手术室联系，做好术前准备。将患者送至手术室，做好患者术后返回病房的准备工作。

（9）密切观察病情，安抚患者及其家属情绪，做好详细记录。重点交接班。

3. 处理流程 见图 12-5-2。

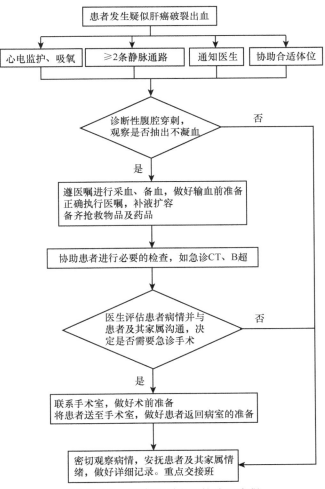

图 12-5-2 肝癌破裂出血的处理流程

（三）患者突发咯血的应急预案与处理流程

1. 病情评估

（1）判断出血部位：咯血是指喉部以下的呼吸道或肺部出血，伴随咳嗽从口腔咯出的症状。所有经口腔吐出的血并非均为咯血。鼻腔出血会伴有前鼻道出血且不伴咳嗽或伴有鼻涕倒流的感觉。口咽部出血可在口腔检查时发现伤口。同时也要区分咯血和呕血。咯血时一般为鲜红色血液，同时会有泡沫痰，大量咯血时伴有窒息感；呕血属于上消化道出血，一般为暗红色，伴有上腹部不适或恶心呕吐，夹杂有食物残渣，可能会伴有黑便或血便。

（2）评估咯血量：可分为痰中带血、小量咯血、中等量咯血和大咯血。大咯血是指 24 小时咯血量超过 500ml 或一次咯血量超过 100ml。

（3）病史：现病史包括患者咯血持续的时间、此次起病的情况（突发、反复发作等）、诱因及咯血量，同时还要关注患者的伴随症状，以及相关危险因素。

2. 应急预案

（1）患者突发咯血，立即给予吸氧、心电监护，建立至少两条静脉通路，通知医生。

（2）安抚患者情绪，保持镇静。明确病灶部位患者，可指导患者患侧卧位，避免血液流至健侧肺部；不明确病灶部位患者，应指导患者头偏一侧，避免屏气，以免引起呛咳窒息。大量咯血者禁食水；小量咯血者进温凉流质饮食。

（3）遵医嘱查血、备血，做输血前准备。给予止血补液等对症治疗。备齐抢救物品，做好吸痰、气管插管、气管切开等抢救准备，注意观察患者有无窒息征兆。

（4）医生根据患者病情及检查结果评估患者是否需要急诊手术。必要时进行多学科会诊，向患者及其家属解释病情或术前谈话。

（5）需急诊手术者，与手术室联系，做好术前准备。将患者送至手术室，做好患者术后返回病房的准备工作。

（6）严密观察病情变化，做好详细记录。重点交接班。

（7）及时更换污染床单位，避免诱发咯血。

3. 处理流程 见图 12-5-3。

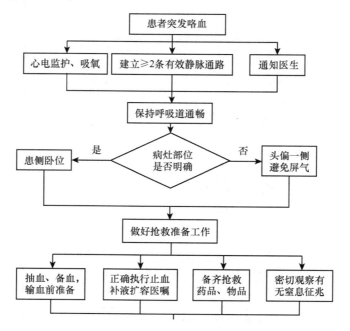

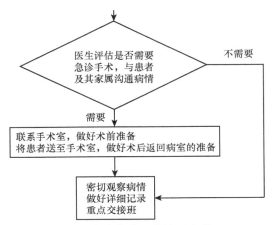

图 12-5-3　患者突发咯血的处理流程

（四）患者突发上消化道出血的应急预案与处理流程

1. 病情评估

（1）呕血和 / 或黑便：是上消化道出血的特征表现。呕血和黑便的性质与出血部位、量及速度有关。幽门以上部位出血常表现为呕血；幽门以下部位出血常表现为黑便。量少而出血速度慢的幽门以上部位病变可仅见黑便；出血量大且速度快的幽门以下部位病变会因血液反流入胃而引起呕血。

（2）周围循环衰竭：因失血引起有效循环血容量减少导致周围循环衰竭。失血量在 400ml以内常无自觉症状；出血量中等时，患者可出现头晕、心慌、冷汗、乏力、晕厥、少尿等症状；若出血量达到全身血量的 30% 以上时，可出现休克症状，严重者可出现血压测不出，甚至导致死亡。

（3）贫血：上消化道出血早期血常规可无明显变化，3～4 小时可在实验室检查中表现出贫血、低蛋白血症。

（4）氮质血症：由失血引起。

2. 应急预案

（1）患者发生了上消化道出血：立即建立两条以上静脉通路，心电监护，吸氧，通知医生。备齐抢救药品、物品。

（2）遵医嘱给予查血、备血，做输血前准备。正确执行医嘱，止血、补液、扩容、升压。

（3）食管胃底曲张静脉破裂大出血患者，立即给予三腔二囊管压迫止血。

（4）安抚患者情绪，保持镇静，避免情绪激动诱发再出血。保持呼吸道通畅，防止误吸引起窒息。禁食禁饮，绝对卧床，休克者取中凹卧位，注意保暖。给予留置导尿管，准确记录出入量。

（5）医生根据患者病情及检查结果评估是否需要急诊手术或内镜下止血，必要时可请多学科会诊，与患者及其家属解释病情或术前谈话。

（6）需要手术者，做好各项术前准备。将患者送至手术室后，做好术后返回病室的准备。

（7）密切观察病情，详细记录病情变化，重点交接班。

3. 处理流程　见图 12-5-4。

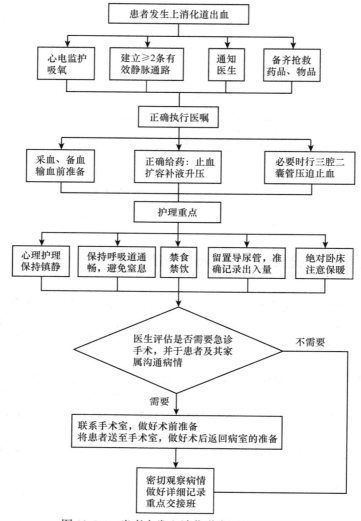

图 12-5-4 患者突发上消化道出血的处理流程

（五）患者突发主动脉夹层的应急预案与处理流程

1. 病情评估

（1）疼痛：患者突发主动脉夹层时常以剧烈的胸部疼痛为主要症状，呈刀割或撕裂样，向胸前区及背部放射。随着夹层分离，疼痛可延及腹部、下肢、上臂及颈部。疼痛常难以忍受，甚至可致晕厥，起病即达峰值。

（2）高血压：患者常伴有高血压，且绝大部分发病者血压控制效果较差。患者会因剧烈疼痛而呈现休克状，但血压不低甚至升高。

（3）心血管症状：夹层血肿累及主动脉瓣时，可引起主动脉瓣关闭不全；一侧颈、肱或股动脉脉搏减弱或消失，主要反映了主动脉分支受压迫或内膜裂片堵塞起源；夹层破裂入心包可引起心包堵塞；夹层破裂入胸膜腔可引起胸腔积液等。

（4）其他压迫症状：根据夹层压迫不同部位可引起对应的压迫症状。压迫腹腔动脉、肠系膜动脉可出现恶心、呕吐、腹胀、腹泻、黑便等症状；压迫喉返神经可引起声音嘶哑；压迫上腔静脉可导致上腔静脉综合征；夹层分离至肾动脉可出现血尿。

2. 应急预案

（1）患者突发疑似主动脉夹层：立即建立≥2条有效静脉通路（留置针型号以18～20G为佳），心电监护，吸氧，通知医生。备齐抢救物品。

（2）正确执行医嘱：降压、镇痛、抽血备血、补液扩容，并观察用药后效果，合理调整药物输注速度。

（3）协助患者完成必要的检查，如急诊CTA、心电图、B超等。

（4）密切观察生命体征，关注患者疼痛性质、范围及四肢动脉搏动情况。重视患者大、小便情况。

（5）指导患者绝对卧床，勿剧烈活动，避免腹压升高行为，保持情绪稳定，避免诱发主动脉内膜继续撕裂。

（6）医生根据患者病情及检查结果评估是否需要急诊手术，必要时可请多学科会诊，与患者及其家属解释病情或术前谈话。

（7）需要手术者，做好各项术前准备。将患者送至手术室后，做好术后返回病室的准备。

（8）密切观察病情，详细记录病情变化，重点交接班。

3. 处理流程 见图12-5-5。

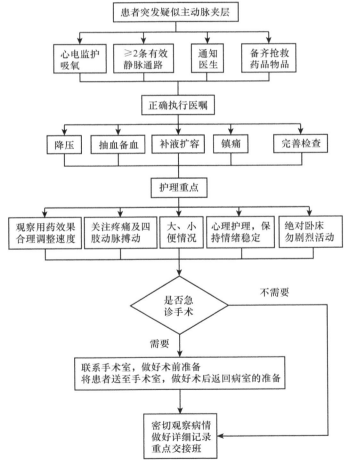

图12-5-5 患者突发主动脉夹层处理流程

（六）特殊感染患者急诊介入手术应急预案与处理流程（以新型冠状病毒感染为例）

1. 预防措施 严格执行医院感染办公室关于感染性手术管理的规定，并做好术后消毒、物品处理。

2. 处理措施

（1）特殊感染患者需行急诊介入治疗：对患者展开流行病学筛查，包括核酸、抗体检查；流行病学及症状体征；影像学检查等。

（2）各项筛查均为正常患者，按常规流程手术。

（3）未筛查、不能排除及确诊患者于专用感染介入手术间行介入手术，使用机罩，一次性床单等保护仪器设备，患者专用转运床放手术间内，用后消毒，使用消毒机对手术间循环消毒，在手术间外悬挂警示牌，告知相关人员不得随意进出手术间，术中使用一次性物品器械。

（4）手术间内护士穿铅衣，二级防护，配合医生完成手术；手术间外护士一级防护，准确记录患者生命体征并做好人员管理。手术间内外护士不允许交换岗位。手术结束后手术间内护士按规定处理医疗废物，用 2000mg/L 含氯消毒剂擦拭手术台及铅衣，并使用紫外线消毒手术间。

（5）术中能排查者，立即排查；否则，收入隔离或缓冲病房继续排查。联系医院感染科行物表及空气采样，结果合格方能再次使用。

（6）医院感染专家组根据手术过程是否严格执行三级防护和是否有意外暴露，决定参与手术人员的医学观察，观察期间出现异常应及时就医。

3. 处理流程 见图 12-5-6。

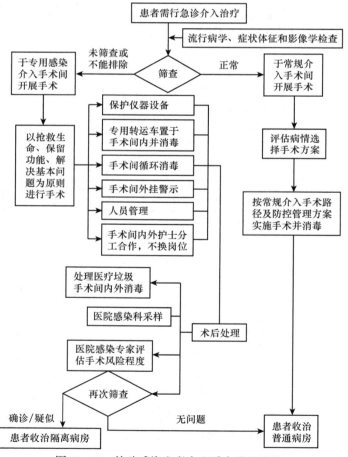

图 12-5-6　特殊感染患者介入手术处理流程

二、常用仪器、设备故障应急预案与处理流程

（一）心电监护仪故障应急预案及处理流程

1. 预防措施

（1）每日检查工作状态并登记在仪器维护保养本。

（2）定期维护，若发现异常及时送修或更换零件。

2. 应急预案

（1）使用中的心电监护仪发生故障：查看心电监护仪报警原因。

（2）若为测量值异常，观察患者症状及体征，排除误报警后给予对症处理；若黑屏，检查电源线、各接头是否松动；若无测量数值，检查心电监护仪是否连接正确，及时更换电极片，接头等；若电源异常，启用备用电源；若都排除后仍报警，更换心电监护仪；若停电，使用心电监护仪储备电池，待储备电池电源耗尽更换备用心电监护仪。

（3）必要时可采用人工测心率、脉率、血压。

（4）上报科室负责人。

（5）及时将发生故障心电监护仪送设备科维修，并在仪器维护保养本上登记。

3. 处理流程　见图 12-5-7。

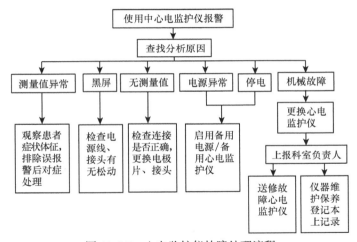

图 12-5-7　心电监护仪故障处理流程

（二）静脉输液泵/注射泵故障应急预案及处理流程

1. 预防措施

（1）每日检查工作状态并登记在仪器维护保养本。

（2）定期维护，若发现异常及时送修或更换零件。

2. 应急预案

（1）使用中的静脉输液泵/注射泵发生故障：安抚患者情绪，密切观察病情变化，查看报警原因。

（2）非机器故障，按照提示进行相关处理；机器故障则更换静脉输液泵/注射泵或采用常规输注方法。

（3）上报科室负责人。

（4）若为机器故障，及时送设备科维修，并在仪器维护保养本上登记。

3. 处理流程　见图 12-5-8。

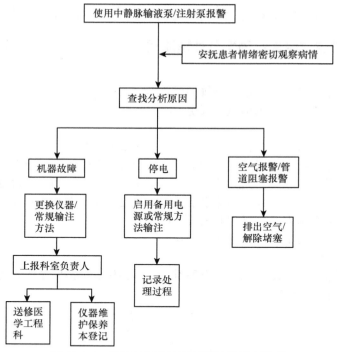

图 12-5-8 静脉输液泵 / 注射泵故障处理流程

（三）除颤仪故障应急预案及处理流程

1. 预防措施

（1）每日检查工作状态并登记在仪器维护保养本。

（2）定期维护，若发现异常及时送修或更换零件。

2. 应急预案

（1）使用中的除颤仪发生故障：医生继续心肺复苏，护士更换备用除颤仪、密切观察患者病情变化。

（2）查看除颤仪发生故障原因，是否可排除。

（3）上报科室负责人。

（4）及时送设备科维修并在仪器维护保养本登记。

3. 处理流程 见图 12-5-9。

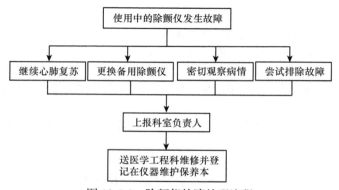

图 12-5-9 除颤仪故障处理流程

（四）心电图机故障应急预案及处理流程

1. 预防措施

（1）每日检查工作状态并登记在仪器维护保养本。

（2）定期维护，若发现异常及时送修或更换零件。

2. 应急预案

（1）使用中的心电图机发生故障：安抚患者情绪，查看故障原因，看是否可恢复。

（2）若为连接错误，重新连接导联线；若为参数异常，根据患者病情重新设置参数；若电源异常，启用备用电源；若机器故障，更换备用心电图机或申请床边心电图。

（3）上报科室负责人。

（4）及时送设备科维修，并在仪器维护保养本上登记。

3. 处理流程　见图 12-5-10。

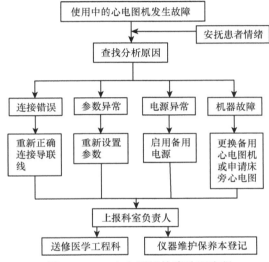

图 12-5-10　心电图机故障处理流程

（五）高压注射器故障应急预案及处理流程

1. 预防措施　每日检查工作状态并定期维护，若发现异常及时送修或更换零件。

2. 应急预案

（1）使用中的高压注射器发生故障：医生暂停操作，护士安抚患者情绪，技师查看故障原因，评估是否可恢复。

（2）若为针筒安装不严实导致活塞扭曲，立即重新安装针筒；若为空气报警或管道阻塞，立即重新排气或解除管道阻塞；若为压力报警，立即停止注射，重新设置压力值；若为对比剂渗漏引起注射器粘连，立即停止注射，关闭电源，使用温湿毛巾擦拭各接口，重启高压注射器；若为机械故障，更换同品牌高压注射器，联系工程师维护修理，并在大型医疗器械保养维护本上登记。

（3）上报科室负责人，讨论分析原因。

3. 处理流程　见图 12-5-11。

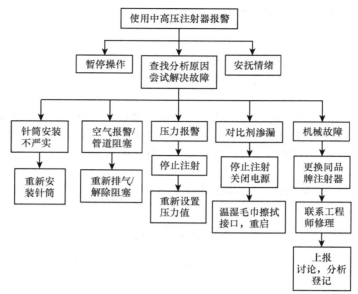

图 12-5-11　使用中的高压注射器发生故障处理流程

三、不良事件应急预案与处理流程

（一）对比剂引起过敏性休克及对比剂外渗的应急预案与处理流程

对比剂引起过敏性休克及对比剂外渗的应急预案与处理流程，参见第一部分第四章第四节"护理不良事件预防"中的相关内容。

（二）放射性暴露应急预案与处理流程

1. 放射性暴露应急救援原则

（1）迅速报告原则。

（2）主动抢救原则。

（3）生命第一原则。

（4）科学施救，控制危险源，防止事故扩大原则。

2. 放射性暴露应急预案

（1）发现疑似放射源暴露，工作人员立即关闭放射源，组织患者及其他工作人员安全有序撤离，保护好现场环境，及时上报科室、医院领导，并逐级上报。

（2）做好现场人员生化检测及心理安慰工作。

（3）应急处理领导小组召集专业人员，根据具体情况迅速制订事故处理方案。

（4）诊断级别的少量放射性物品泄漏，立即用吸水材料将其吸干，再用湿布与去污剂由外向里反复擦洗，防止污染面积扩大，并用辐射仪器监测，直到降到规定水平以下；发生治疗量级的放射性污染事故时，应立即封闭事故现场，做好警示标识，并立即根据事故性质和程度逐级向院放射防护领导小组及主管部门领导报告处理。并在有关部门的指导下进行去污处理，如果达不到去污要求者，应封闭现场进行衰变，达到合格后才能恢复工作。若是 DSA 机出现控制键失灵，球管不间断曝光，则需设备科或工程师到达现场，对故障设备进行检查，排除原因。

（5）组织有关人员进行事故发生原因的讨论，从中吸取经验教训，采取措施防止类似事故重复发生。凡严重或重大事故，向上级主管部门报告。

3. 处理流程　见图 12-5-12。

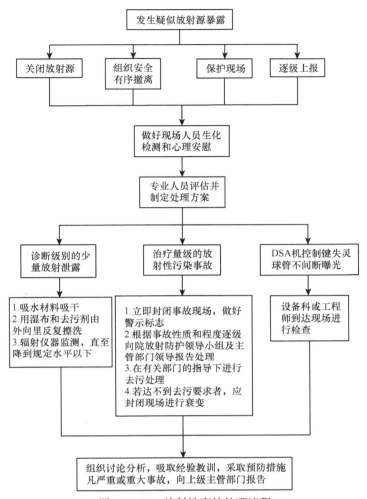

图 12-5-12 放射性事故处理流程

（三）患者检查过程中坠床的应急预案与处理流程

1.病情评估

（1）评估患者的意识状态、年龄、病情、对手术的配合情况。

（2）评估患者的用药。

2.应急预案

（1）对坠床风险较高患者，做好解释工作后，给予正确约束。

（2）患者在介入手术过程中发生坠床：立即暂停操作，勿搬动患者。

（3）评估患者病情及损伤情况，若为轻伤，可搬至检查床上休息并做好安抚工作，继续进行手术。若为重伤，就地抢救。

（4）遵医嘱予以对应处置，密切观察，详细如实记录。

（5）做好患者及家属的安抚工作。

（6）术毕护送患者返回病房，做好交接工作。

（7）上报护理部，填写护理不良事件表。

（8）组织相关人员讨论分析，做好预防措施，避免类似事件发生。

3.处理流程 见图 12-5-13。

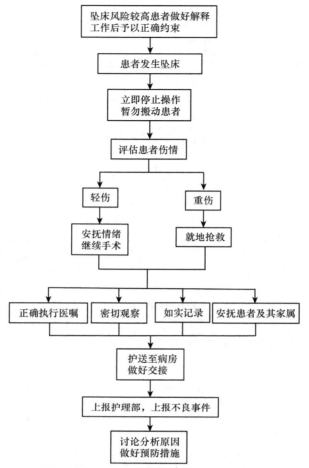

图 12-5-13 患者检查过程中坠床处理流程

（肖　芳　李小芳　张华珍）

第十三章 介入手术室环境及感染控制管理

介入手术是介于内科治疗与外科手术治疗间的微创诊治方法，随着微创介入技术的广泛开展和应用，介入手术室成为医院通过介入技术对患者实施诊疗、抢救的重要场所。介入手术是有创操作，DSA设备属于Ⅱ类放射源医疗设备，因此介入手术室的整体布局除了要符合《医院洁净手术部建筑技术规范》（GB50333—2013）标准外，还要有适合医学影像设备工作的环境，满足辐射安全防护标准，便于X线防护，利于无菌操作，并经过感染控制和放射防护等相关部门的环境评估。

学习要求

了解：了解介入手术室环境布局，并熟知环境卫生学要求。

掌握：环境、物品、器械与设备等消毒方法、频率以及合格标准；工作人员、患者感染控制管理措施。

第一节 环境布局要求

一、诊疗区域设置的环境要求

1. X射线防护要求 遵从《放射诊断放射防护要求》（GBZ130—2020），并符合《电离辐射防护与辐射源安全基本标准》（GB18871—2002）。在建筑设计中，除手术间墙面、房顶、地面、观察窗、防护门等采用规范防护外，PACS设备、影像设备、监控系统等硬件设备也应满足放射防护管理原则。

2. 手术间空间要求 各种设备的安装需根据DSA机运转范围定位放置，符合方便、安全、无菌原则，避免梁、柱冲突，确保所有设备正常使用。在空间面积上普通介入手术室一般建议50～60m²，不小于40m²，复合手术室面积为70～80m²。高度设计参照《医院洁净手术部建筑技术规范》，普通介入手术室不应低于2.7m，根据DSA机等的运动高度，一般在2.7～3m。温湿度要求：手术间空调一般是制热与制冷功能随时切换，保证患者和手术人员体感舒适，温度在20～24℃，湿度为50%～60%。DSA机房要保持低温干燥，工作环境要求温度为18～22℃，湿度为30%～70%，不能有冷凝水。

3. 空气净化要求 介入手术室应符合《医院消毒卫生标准》（GB15982—2012）环境标准要求，可选用消毒后空气中的细菌菌落总数≤4.0CFU/皿（15分钟，直径9cm平皿），获得卫生部消毒产品卫生许可批件的空气消毒产品即可。有呼吸道传染病患者所处场所受客观条件限制，可采取自然通风或机械通风，或是负压装置或安装空气净化消毒装置的集中空调新风系统。复合手术室按《医院洁净手术部建筑技术规范》（GB50333—2013）要求，洁净度应达到层流净化手术室的百级标准。

二、诊疗环境的区域划分

1. 介入手术室严格按照《医院洁净手术部建筑技术规范》（GB50333—2013）及医院感染管理要求分为限制区、半限制区（缓冲区）和非限制区，三通道设计是实现有效医院感染管理的硬件基础。各区严格划分，以门相隔，并设明确标志及放射线防护标识。设置独立的感染手术间。消防、急救通道通畅，应急钥匙定点放置，人人知晓。

（1）限制区包括手术间、控制室、机房、外科手消毒区、无菌物品库房等。

（2）半限制区包括手术间外走廊、患者等候区、更衣室等。

（3）非限制区包括办公室、更衣室、家属等候区、污物处置间等。

2. 各主要功能间的配置

（1）手术间放置必备的设备，如 DSA 机、手术器械台、壁柜、急救车、中心供氧和负压吸引装置、心电监护仪、除颤仪、高压注射器、吊式铅屏风、阅片灯、温湿度计等。

（2）控制室与手术间一墙之隔，中间装有铅玻璃，设有 X 线机操作控制台、监护器、刻录机、录影录像设备，便于控制室人员与手术者配合。

（3）设备间主要放置 DSA 机柜、信息系统机柜、隔离变压器等设备。

（4）外科手术消毒区专供手术者洗手用，设置在手术间旁边，手术者洗手后直接入手术间。洗手装备有感应冷热水龙头、洗手液和消毒凝胶、电子钟、无菌干手纸或感应吹干机。

（5）无菌物品间存放各种导管、导丝及介入器材等。存放、使用符合《消毒隔离质量标准》。无菌物品专柜存放，标识醒目，在有效期内。取放符合要求，按有效期先后及灭菌先后顺序放置，保持清洁、干燥、整齐、规范化，并有专人负责保管，定期检查。一次性使用医疗用品不得重复使用；可重复手术器械及物品必须一用一灭菌，统一送医院消毒供应中心处理。保持温度在 22 ~ 25℃，湿度在 40% ~ 60%；室内应装空气消毒设施，定期消毒。

三、不同区域的建筑要求

1. 墙壁、地面、吊顶　在防护设计中应符合国家医用诊断 X 线机防护设施要求；墙面、地面应满足硬度高、拼缝少、防潮、防火、抗化学消毒剂、整体性好等要求，吊顶应平整、下垂度小并满足无菌操作和消毒隔离管理制度要求。设置的中心供氧和负压吸引装置、电源插座、开关、材料药品柜应嵌入墙内。

2. 铅门应宽大，内外都可开关，有防辐射功能，无门槛，便于平车进出。

3. 走廊宽度应不少于 2.5m，便于平车病床运送患者及避免往来人员碰撞。

4. 辅助设施　主要包括水暖、强弱电、通风、医疗管道等的配置要求，应采用独立双路电源供电；供水及排水管道应安装在设备层或技术夹道内，不得穿越洁净手术室；排水设备应在排水口下部设置水封装置等。

（邓燕妮　肖书萍）

第二节　环境卫生学监测

介入手术室人员流动性大，涉及的科室及病种多，急诊、重症患者多，发生感染概率较大，因此手术室的医院感染控制质量、环境卫生学监测工作对患者的生命安全及手术室正常工作有着重要意义。通过环境卫生学监测可及时发现与医院感染相关的危险因素，针对性地进行医院感染质量持续改进，为医院感染预防和控制提供重要的参考依据。常见的介入室环境卫生学监测包括空气监测、物体表面监测、医务人员手监测、终末消毒。

一、空气监测

（一）采样时间

介入手术室分为复合手术室和普通手术室，复合手术室为Ⅰ类环境，在洁净系统自净后与从事医疗活动前采样；普通手术室为Ⅱ类环境，在消毒或规定的通风换气后从事医疗活动前采样。

（二）检测方法

1. Ⅰ类环境可选择平板暴露法和空气采样器法，参照《医院洁净手术部建筑技术规范》（GB50333—2013）要求进行检测。空气采样器法可选择六级撞击式空气采样器或其他经验证的空气采样器；检测时将采样器置于室内中央 0.8 ~ 1.5m 高度，按采样器使用说明书操作，每次采样时间不应超过 30 分钟；房间大于 10m^2 者，每增加 10m^2 增设一个采样点。

2. Ⅱ类环境采用平板暴露法。室内面积≤30m²，设内、中、外对角线 3 点，内、外点应在距墙壁 1m 处；室内面积＞30m²，设 4 角及中央 5 点，4 角的布点部位应在距墙壁 1m 处。将普通营养琼脂平皿（直径 90mm）放置各采样点，采样高度为距地面 0.8～1.5m；采样时将平皿盖打开，扣放于平皿旁，暴露 15 分钟后盖上平皿盖及时送检。

3. 将送检平皿置（36±1）℃恒温箱 48 小时，计菌落数，必要时分离致病性微生物。

（三）合格标准

合格标准参考《医院消毒卫生标准》（GB 15892—2012）。

Ⅰ类环境空气中细菌菌落数≤4.0CFU/皿（30 分钟）；

Ⅱ类环境空气中细菌菌落数≤4.0CFU/皿（15 分钟）。

（四）检测频率

每季度、手术室新建及改建验收时、怀疑医院感染暴发或疑似暴发与空气污染有关时，进行微生物检测。

二、物体表面监测

（一）采样时间

潜在污染区/污染区消毒后采样；清洁区根据现场情况确定。

（二）采样面积

被采表面＜100cm²，取全部表面；被采表面≥100cm²，取 100cm²。

（三）采样方法

用 5cm×5cm 灭菌规格板放在被检物体表面，用浸有无菌 0.03mol/L 磷酸盐缓冲液或 0.9% 氯化钠注射液采样液的棉拭子 1 支，在规格板内横竖往返各涂抹 5 次，并随之转动棉拭子，连续采样 1～4 个规格板面积，剪去手接触部分，将棉拭子放入装有 10ml 采样液的试管中送检。门把手等小型物体则采用棉拭子直接涂抹物体采样。若采样物体表面有消毒剂残留时，采样液应含相应中和剂。

（四）合格标准

物体表面的细菌菌落数≤5.0CFU/cm²，致病性微生物不得检出。

（五）监测频率

每季度、特殊感染需要随时采样。

三、医务人员手卫生监测

医务人员手卫生监测同第一部分第五章第二节放射科环境卫生学监测。

（施　平　肖书萍）

第三节　环境卫生学管理

感染小组设置同第一部分第五章第三节放射科环境卫生学管理。

一、进出手术室要求

介入手术室在建筑布局上应遵循环境卫生学、感染控制和放射防护要求，为独立的单元系统，根据环境卫生清洁等级分为限制区、半限制区、非限制区并有明显的标识，三区之间有门隔开；三通道，即患者通道、医务人员通道、污物通道。

（一）工作人员进出手术室要求

1. 有专门的医务人员通道进入，通道门口安装门禁读卡器，本科室工作人员为有权限的通行对象（进修生、规培生、实习生不列入此权限，由带教老师带入）。

2. 凡进入介入手术室工作人员着装必须符合手术室要求，更换手术室专用鞋、洗手衣、一次性圆帽、口罩。

3. 进入手术室人员，必须严格遵守手术室规章制度及无菌技术操作规程；服从介入手术室护士长及老师管理。除参加手术的医生、护士及手术有关人员外，其他人员不得入内。

4. 坚决杜绝患者家属、本院职工及手术室人员亲友，以各种名义进入手术间参观手术过程。

5. 病房工作服及非手术室物品不得带入手术间。

6. 临时需要外出的人员，需更换专用外出衣、外出鞋。

7. 手术结束，应脱去手术衣帽、更换鞋，并放入指定位置，离开手术室。

（二）患者进出手术室要求

1. 病房管床医生根据患者的情况，提前在电脑预约患者的手术房间及时间，手术当天由陪送人员（特殊患者主管医生护送）护送患者至手术室门口，手术室登记员登记患者手术信息，等待手术。

2. 术前由巡回护士、技师、医生共同核对患者的基本信息、手术名称、手术部位、术前准备情况，无误后接患者进入手术间，全身麻醉患者须与麻醉医生共同核对患者相关信息。

3. 由患者通道进入手术间，患者进入手术室须在非限制区更换推车，步行者更换手术室专用鞋、手术服，与手术无关物品不得带入手术间。

4. 手术结束后，提前电话通知电梯在手术楼层等候；轻症患者由陪送人员负责护送；全身麻醉手术患者与麻醉医生共同护送；危重症患者由医生护送（必要时护士随行）；危重患者转运时备齐急救器材物品，严格床边交接班，确保有效交接患者。

（三）参观与外来人员管理制度

1. 参观与外来人员须经医务处、手术部管理者批准同意，由接待人员引导进入手术室。

2. 参观与外来人员必须遵守介入手术室所有规章制度，按照指定日期、时间、人数到手术间进行参观。

3. 参观与外来人员按照手术室进出规定更换鞋、衣、帽，不得大声喧哗及讨论与学习无关的话题；不得私自拍照、摄像；不得靠近无菌手术区域，不得随意互串手术间；遇到紧急抢救及时退出。

4. 根据《手术部（室）医院感染控制规范》，参观人员与术者距离应在 750px 以上，高度不应超过 1250px，参观人数每手术间不应超过 3 人，感染手术不接待参观人员。

二、连台手术、感染手术防护及术后处理

（一）连台手术处理

1. 连台手术应根据介入手术感染的风险合理安排（先无菌、后有菌）。两台手术之间必须清理手术间，杜绝交叉感染。相关研究表明，连台手术患者感染发生率明显高于非连台手术，因此连台手术之间必须保证足够的空气消毒时间和规范的物表消毒。

2. 连台手术中间应增加空气消毒频率，每台手术结束后要及时通风换气、清理手术室地面、操作台上的医疗废物及其他垃圾。

3. 连台手术物体表面清洁、消毒路径统一。美国疾病控制中心于 2012 年发布的《医疗机构环境清洁实践指南》中提出，对于医疗机构物体表面、地面，遵循最佳清洗路径的指导方针，顺时针擦拭、从上到下擦拭、最干净处到最脏处擦拭。

4. 每台手术结束后参照《医疗机构环境表面清洁与消毒管理规范》（WS/T 512—2016）对手术室内医疗设备表面（手术床、铅屏风、监护仪、DSA 操作面板等）及环境表面（地面、桌面、门把手等）进行清洁，遇污染时消毒，根据污染程度选择不同消毒剂浓度，消毒完成后再开始连台手术。

（1）空气消毒：工作状态下推荐使用动态空气消毒机对手术间空气进行持续消毒，每日空气消毒，并建立消毒登记本。也可安装换气系统。

（2）物表、地面消毒：应在每台手术后采用 1000～2000mg/L 含氯消毒液湿式拖地，作用 10 分钟，每日 2 次；一次性消毒湿巾或 75% 乙醇进行擦拭消毒桌面、门把手，每日至少 2 次。如有血液、粪便、体液污染时随时消毒、应先用吸湿材料去除可见的污染，然后再清洁和消毒。

（3）设备消毒：参考仪器设备说明书，选择符合国家相关要求、合适浓度的消毒剂。可每日使用复合季铵盐一次性消毒湿巾进行擦拭，使用一次性保护套保护精密仪器不被污染，每台手术予以更换。

（二）感染手术防护及手术后处理

感染患者在标准预防的基础上，手术室应根据基本的传播途径（接触传播、飞沫传播、空气传播和其他途径传播），结合本科室的实际情况，制定相应的隔离防护措施。隔离防护措施包括手卫生、隔离、正确使用防护用品、预防锐器伤、正确处理医疗废物、处理环境中污染的物品与医疗器械。

1. 感染手术应安排在专用感染手术间，有条件的医院最好在有负压系统的隔离手术间进行，关闭专用手术间空调，若有独立的新风系统及空气净化器呈持续开启状态。

2. 参与手术人员通过医院感染防护知识培训，可以正确执行"医务人员穿脱防护用品流程"；有皮肤病、呼吸道疾病未治愈的医务人员不得参与手术。

3. 手术间和术中有醒目隔离标识，严格控制参与手术人数、必要时手术人员分两组（手术间内和手术间外）；严格遵守医院隔离技术规范。

4. 医护人员防护标准参照《医院隔离技术规范》（WS/T 311—2009）执行。特殊感染（如呼吸道传播疾病）实施医患双向防护。医护人员防护：参与手术人员穿戴铅衣二级（以上）防护；控制室巡回护士、技术员一级防护；全身麻醉患者麻醉医生三级防护，并且在手术全过程中严格执行标准预防、无菌操作技术。患者防护：非全身麻醉患者、无严重自主呼吸困难者手术全程均应佩戴一次性医用外科口罩，手术室护士应当检查患者口罩是否佩戴规范。

5. 感染手术术中尽量使用一次性物品和用品，精密贵重仪器（C 形臂、平板探测器）套一次性保护套，需要消毒时参考仪器设备说明书，选择合适的消毒剂；可复用的医疗器械参照《医疗机构消毒技术规范》（WS/T 367—2012），先消毒，清洁，再消毒。

6. 手术完毕后，手术间终末消毒，根据病原体类型、传播方式，选用不同的消毒剂，可参考《疫源地消毒总则》（GB 19193—2015）进行物表、地面、墙壁消毒。空气消毒参照《医院空气净化管理规范》（WS/T 368—2012），可选择地面喷洒浓度 1%～2% 过氧乙酸熏蒸密闭 2 小时，普通紫外线灯照射延长 1 小时，高强度紫外线空气消毒器 ≥ 30 分钟。

7. 参与手术间人员建议手术结束后必须先消毒双手，按照国家卫健委标准流程脱个人防护用品，出感染手术间，沐浴更衣后进行下一台手术或离开手术室。

8. 感染性手术须在保洁员完成湿式打扫后，对手术室空气、高频接触物表（手术床、控制面板、监护仪），严格按照环境卫生学监测指南，进行监测、记录。

9. 特殊感染患者术后手术间禁止连台做手术，应对手术间进行彻底消毒，由医院感染管理科采样检测符合《医院消毒卫生标准》（GB 15982—2012）后才能继续使用。

10. 特殊感染患者、医疗废物保洁人员，根据疾病传播途径佩戴个人防护用品，必要时穿隔离衣、戴一次性帽子、一次性手套、医用防护口罩完成消毒清洁工作。

11. 医疗废物处理同本书第一部分第五章第三节放射科环境卫生学管理医疗废物处理。

三、终末消毒

1. 手术结束后清洁消毒手术间内可见污物，整理医疗废物、喷雾消毒手术间密闭 2 小时。

2. 关闭手术间空调净化系统，可使用喷雾消毒器喷洒 3% 过氧化氢 /0.2% 过氧乙酸，喷雾用量按 $10 \sim 20ml/m^3$（1g/m）计算，消毒 2 小时；也可使用双模式过氧化氢机器人消毒机，其采用过氧化氢溶胶喷雾及紫外线消毒同时作用，消毒 1 小时。手术间均关闭 2 小时以上再重新开启空调净化系统。

3. 转运车床垫拆卸后，放置于手术间内接受过氧化氢 / 过氧乙酸喷雾消毒或过氧化氢机器人消毒机喷雾消毒处理，转运车表面按照手术间物表消毒方法处理。

4. 物表消毒：地面使用 2000 ~ 5000mg/L 含氯消毒剂擦拭，保持 30 分钟后用清水拖地；器械车、仪器设备、操作台等表面，使用 1000 ~ 2000mg/L 含氯消毒剂擦拭，保持 30 分钟后再用清水擦拭。

5. 空气净化系统应根据医院手术室设计模式，通知层流工程技术人员，按相关规范要求对负压手术间排风高效过滤器和回风口过滤器进行更换，擦拭与消毒排风口、回风口与送风口。

6. 负压 / 感染手术间消毒处理完毕后，应与感染管理科联系进行物表和空气采样检测，结果合格后方可用于非 COVID-19 患者的手术。

四、医疗废物处理

1. 医疗废物应遵循《医疗废物管理条例》，同放射科环境卫生学管理医疗废物处理。

2. 明确收集范围：医疗废物遵循医疗废物与生活垃圾分类处理指南（图 13-3-1），疑似或传染患者产生的生活垃圾，按医疗废物进行管理和处置。

主要分类	医疗废物		可回收废物		生活垃圾	主要分类
	感染性废物	损伤性废物	塑料输液袋 / 瓶	玻璃输液瓶		
主要范围	1. 被患者血液、体液、具有传染性的排泄物污染的塑料、橡胶类废物及棉纤维类等其他材质的废物 2. 使用后废弃的一次性使用无菌医疗器械，如一次性使用注射器、输液器等；内固定钢板 3. 实验室废弃的血液、血清、分泌等标本和容器 4. 传染患者或疑似传染病患者的生活垃圾 5. 微生物实验室废弃的病原体培养基、标本、菌种、毒种保存液及其承载容器（就地压力蒸汽灭菌后）	1. 医用针头、缝合针、针灸针、探针、穿刺针、解剖刀、手术刀、手术锯、备皮刀和各种导丝、钢钉等 2. 盖玻片、载玻片、破碎的玻璃试管、玻璃安瓿等 3. 一次性镊子、一次性探针、一次性使用塑料移液吸头等	使用后未被患者血液、体液污染的各种一次性输液袋 / 瓶	使用后未被患者血液、体液污染的各种玻璃输液瓶	除医疗废物和可回收废物以外的各种垃圾，如日常生活产生的垃圾、各种外包装袋等	主要范围
初级包装	黄色塑料袋	黄色利器盒	蓝色塑料袋	蓝色塑料袋	黑色塑料袋	初级包装
专用容器标识	警告！ Warning 感染性废物 Infectious medical waste	警告！ Warning 损伤性废物 Injured medical waste	可回收 Recyclable	可回收 Recyclable	生活垃圾 Domestic Waste	专用容器标识

图 13-3-1 医疗机构诊疗科室垃圾分类处理指南

3. 规范包装容器：医疗废物使用专用包装袋或容器，包装应防渗漏、遗撒和穿漏。医疗废物包装袋及盛放容器应符合《医疗废物专用包装袋、容器和警示标志标准》（HJ 421—2008）的要求。

4. 安全收集：医废袋或利器盒达 3/4 时应封口，医废袋采用鹅颈式封口，建议各科室根据医疗废物产生量选择合适容量的锐器盒和医疗废物专用袋、桶。

5. 放射性废物按时间顺序有规律地集中存入废源室 ≥ 10 个 T1/2 后，方可处置。

6. 做好转移登记：使用专用的污物梯，按规定的路线、时间转移到医疗废物暂存处；医疗废物产生地医务人员和运送人员应共同清点废物种类，每个包装袋、容器外有标签（医废产生单位、日期、类别及需要的特殊说明），交接人员分别签名，记录应保持 3 年。

7. 特殊感染患者产生的所有废弃物，均应按医疗废物分类收集。医疗废物袋使用双层鹅颈式封口，再用 1000mg/L 的含氯消毒液喷洒消毒或者在外面加套一层医废袋，并特别标注"特殊感染（气性坏疽、艾滋、结核、SARS 等）"，联系后勤单独转运。

8. 规范储存：符合医疗废物暂存处设置标准，应当有严密的封闭措施，房间须上锁并贴有警示标识，暂存不应超过 48h，尽快交由医废处置单位进行处置，并进行清洁消毒。

（肖　芳　杨丽芹　张华珍）

第四节　无菌操作

无菌操作是手术治疗过程中所有参与人员必须严格执行的一类操作。无菌操作的要求：操作前将操作空间中的细菌和病毒等微生物消灭，确保操作空间与外界隔离，防止微生物的侵入。

一、一般无菌要求

1. 介入手术室设置和布局要科学、合理，人物、洁污流向符合功能流程，其中清洁区、污染区、无菌区划分明显，有实际隔断措施。

2. 介入手术室环境卫生要求见第一部分第五章第二节环境卫生学监测。

3. 环境清洁　无菌操作前 30 分钟禁止卫生处理，避免人员走动，减少空气中的尘埃。

4. 工作人员　无菌操作前修剪指甲、衣帽穿戴整齐、戴口罩、洗手。

5. 推荐使用一次性医疗用品，可有效地控制医源性感染，避免重复利用。

6. 接送患者的转运平车应定期消毒，消毒时清洁车轮。

7. 消毒液每天更换一次，每天监测化学消毒剂的浓度，确保消毒液浓度在有效范围内。

8. 按中华人民共和国国务院令第 380 号《医疗废物管理条例》做好介入手术后医疗废物的管理，可设立医疗废物专用电梯密闭转运。

二、术中应遵循的无菌技术原则

建立无菌区，若有怀疑应立即更换。无菌区的建立应尽量贴合需要使用的时间，以减少暴露和污染的机会。区域内所有物品皆是经过灭菌的。

正确使用无菌包或无菌容器，无菌包及容器的边缘视为有菌，取用时注意避让。无菌用品取出后，即使未使用也不能再放至无菌容器内，待再次灭菌消毒后使用。

接触无菌区需手臂灭菌、穿无菌衣及戴无菌手套。穿戴无菌衣和手套时，手不能碰触手术衣和手套的外面。戴好手套的手也不可直接接触患者皮肤。刀片或器械一旦与皮肤接触就不能再次使用。

减少空气污染，保持净化效果。介入手术室内应尽可能减少人员走动。连台手术人员应重新洗手、穿无菌手术衣及戴无菌手套，手术间地面及用物应用消毒液擦拭，并用紫外线照射

30分钟或开空气消毒机进行空气消毒。限制参观人员数量，确保参观者距离手术人员30cm以上。

对无菌手术台上方的影像增强器和铅屏风均应罩无菌机套，摄片定位时手术区加铺无菌单，严防无菌区污染。

手术人员接触置入物和在进行置入操作时要更换手套，并清洗手套上的滑石粉，安放过程中防止置入物被污染。

三、无菌物品储存原则

1. 介入手术室内物品应摆放整齐，保持清洁，无菌手术包、器械包按灭菌有效期先后顺序放于专用无菌柜内，防止潮湿与污染，专人专管，每天检查。物体表面平均菌落数 $\leq 5.0 CFU/cm^2$。

2. 介入手术室手术器具及物品必须一人一用一灭菌，保持清洁无灰尘和血迹。使用有效期内标识齐全的无菌手术器械包、敷料包及一次性使用无菌医疗用品。无菌物品必须存于无菌包或无菌容器内，无菌包外注明物品名称置于醒目处。非无菌物品与无菌物品分开放置，无菌物品一旦使用、过期或受潮需重新进行灭菌消毒处理。

3. 推荐使用经环氧乙烷灭菌过的一次性无菌手术包，可有效防止微生物侵入，特别是急诊手术无法完成术前感染筛查或明确有经血液和体液传播的感染疾病患者，强烈推荐使用一次性无菌手术包规避感染的风险。

4. 辐射防护物品每次使用后应进行擦拭消毒，主要包括铅帽、铅衣、铅手套和围脖、防护眼镜等。若一旦被血液或体液污染时用含有双链季铵盐的湿巾进行消毒和擦拭。

5. 使用1000mg/L含氯制剂消毒湿巾或清洁的软湿布每日擦拭物品表面，如有体液或血液污染时用2000mg/L含氯消毒液浸泡消毒。

6. 设备表面每日使用复合季铵盐一次性消毒湿巾进行擦拭，使用一次性保护套保护DSA机器不被污染，每台手术予以更换。

7. 精密仪器要使用一次性保护套，应使用超声波加酶清洗浸泡管腔内的血液和污垢。仪器表面使用复合季铵盐一次性消毒湿巾进行消毒。

8. 每例患者使用后的仪器、手术器械均应清洁，遇污染时立即消毒。对于不耐高温、不耐湿的物品首选环氧乙烷灭菌。

四、常用无菌技术操作

1. 手消毒 全部参与介入手术的人员需按要求执行手卫生。不同患者手术之间、手被污染或手套破损时，必须再次进行外科手消毒。

（1）洗手的方法与要求

1）洗手之前应先摘除手部饰物，并修剪指甲，长度应不超过指尖。

2）清洁剂涂抹双手、前臂和上臂下1/3，并认真揉搓。注重指甲下的污垢和手部皮肤皱褶处的清洁。

3）流动水冲洗双手、前臂和上臂下1/3。

4）使用干手物品擦干双手、前臂和上臂下1/3。

（2）注意事项

1）严格按照七步洗手法揉搓的步骤进行揉搓。

2）不应戴假指甲，保持指甲周围组织的清洁。

3）双手置于胸前并高于肘部，使水流由手部走向肘部。

4）术后摘除外科手套后，应用肥皂（皂液）清洁双手。

2. 无菌手术衣的使用 参与介入手术的术者和助手需要穿全包型无菌手术衣，如有破损或污染时应立即更换。其他人员在介入手术室限制区和半限制区内应穿医院洗手衣，参观人员应穿参观衣，工作人员外出时应穿外出衣。

（1）穿无菌手术衣的方法与要求

1）拿取无菌手术衣，选择较宽敞处站立，面向无菌台，手提衣领抖开，使无菌手术衣的另一端下垂。

2）两手提住衣领两角，衣袖向前位将手术衣展开，举至与肩同齐水平，使手术衣的内侧面面对自己，顺势将双手和前臂伸入衣袖内，并向前平行伸展。

3）助手在穿衣者背后抓住衣领内面，协助将袖口后拉（手不出袖），并系好领口的一对系带及左页背部与右侧腋下的一对系带，戴好手套。

4）解开腰间活结，将右叶腰带递给台上其他手术人员，旋转后与左手腰带系于胸前，使手术衣右页遮盖左页。

（2）注意事项

1）穿无菌手术衣必须在相应介入手术室进行。

2）穿无菌手术衣人员必须戴好手套，方可解开腰间活结或接取腰带，未戴手套的手不可拉衣袖或触及其他部位。

3）手术人员非必要不来回走动，与其他手术人员换位时应注意互相避让，背靠背交换，以免碰撞污染。暂时离开机房时要确保手术衣的无菌，一旦污染立即更换。

3. 无菌手套 所有参与介入手术的医护人员均应戴无菌手套，如明确为血源传播的病原体感染的患者手术时，应使用双层手套。相关指南建议介入手术使用一次性灭菌橡胶外科手套，介入手术须2小时后更换1次手套。

（1）无接触式戴无菌手套的方法与要求

1）穿无菌手术衣时双手不露出袖口。

2）隔衣袖取手套放于同侧的掌侧面，指端朝向前臂，拇指相对，反折边与袖口保持平齐，隔衣袖抓手套边沿并将之翻转包住手及袖口。

3）调整好手套的位置，完成后双手交叉置于胸前。

（2）注意事项

1）戴手套时应注意：未戴手套的手不可触及手套外面，而戴好手套的手则不可触及未戴手套的手及手套的内面。

2）佩戴好的手套如有破损，立即更换。戴好手套后清除手套上的滑石粉，避免落入无菌区刺激组织。

3）脱手套时，应翻转脱下不可强拉，如手套上有脓血等污染，应先在消毒液内洗净，再脱下浸泡。

4）戴手套后，手臂不可下垂，应保持在腰上、肩下范围内活动。

4. 患者皮肤消毒 患者皮肤消毒可杀灭手术切口处及周围皮肤上的暂居菌，最大限度地杀灭或减少常居菌，防止细菌进入手术切口内。穿刺部位或手术切口周围皮肤须使用2%葡萄糖酸氯己定（Chlorhexidine Gluconate，CHG）乙醇溶液进行皮肤消毒，若患者不宜使用2%CHG，则可选用聚维酮碘或者1%活力碘。

（1）消毒范围：手术野及其外扩展＞15cm处为手术切口皮肤消毒范围。经桡动脉路径消毒范围：以穿刺点为中心＞15cm，上至前臂下至五指尖及指缝间；经股动脉路径消毒范围：以穿刺点为中心＞15cm，即双侧腹股沟，上至平脐线下至膝关节上10cm。

（2）注意事项

1）消毒前检查手术区皮肤的清洁情况，充分暴露消毒区。

2）如患者有消毒液过敏史，注意禁止使用。

3）消毒液不可过多，以免消毒液流向患者其他部位。

4）消毒过程中消毒者双手勿与患者皮肤或其他物品接触，消毒钳不可放回手术器械里。

5. 口罩 介入手术时术者和助手需采取最大程度无菌屏障预防措施（包括戴口罩），以减少污染。行介入手术时应戴一次性外科口罩，可最大限度减少医护人员向患者传播口鼻部细菌。对怀疑或确认需要采取空气隔离患者行介入手术时，应升级佩戴医用防护口罩。

6. 手术帽 参与介入手术者行介入手术时应戴布制无边式手术帽或一次性无边式手术帽，以期建立最大程度的无菌屏障来减少感染的发生率。

7. 手术鞋 所有进入介入手术室的人员在限制区和半限制区内应穿专用手术鞋，减少介入手术室区域的污染。

8. 护目镜和面罩 对预知手术过程中可能发生血液、体液、分泌物等喷溅的情况应戴护目镜和防护面罩。个人眼镜等不能作为替代品，推荐使用防护面罩。

（徐　寅　张华珍）

第十四章 介入手术室护理常规及技术规范

介入手术不同于外科手术，除不合作的患者和儿童外，一般只做局部浸润麻醉，因此术中的护理工作显得尤为重要。如何在保证患者情绪稳定的同时，又能顺利地展开护理工作，配合医生、技术员的诊断和治疗，使手术顺利进行，需要护理人员具有较高的专业能力。本章主要阐述不同介入手术术中护理常规和技术规范，为介入手术室的护理工作者提供参考。

学习要求

熟悉：熟悉介入手术（如血管性/非血管性介入）护理常规。

掌握：按专科操作质量标准掌握高压注射器的使用、铺无菌操作台操作规范、化疗药物配置技术操作规范。

第一节 不同介入手术术中护理常规

一、血管性介入护理常规

（一）术前准备

1. 环境仪器准备

（1）手术间准备：手术间规范消毒，符合无菌操作条件、调节室内灯光，保持环境温度在20～24℃，相对湿度在40%～60%。

（2）设备仪器准备：血管造影设备、高压注射器、彩色多普勒超声、AngioJet 血栓抽吸机、抢救仪器（心电监护仪、负压吸引器、除颤仪、麻醉机、输液泵）处于待工作状态。

2. 器械药品准备

（1）常用物品：无菌手术包（介入）、无菌手套、手术衣。

（2）器械准备：常用器械有血管鞘、导管、导丝、微导管、微导丝；特殊器械有 RUPS-100、导引导管、栓塞材料、球囊导管、血管支架、一次性使用血栓抽吸导管；其他器械连接管、一次性使用三通阀、一次性使用"Y"形连接阀、注射器（5ml、10ml、20ml）、压力泵、缝合器、腔静脉滤器等。

（3）药品准备：常用药品 0.9% 氯化钠注射液、肝素、利多卡因、罂粟碱、镇痛药物等；急救药物、特殊药品（化疗药、对比剂）。

3. 患者准备

（1）向患者和家属讲解造影的目的、介入治疗的必要性和重要性，同时告知术中可能发生的并发症，争取患者和家属的理解并配合，并签署知情手术同意书。

（2）协助患者取下身上所有带金属的衣物、饰品，更换病员服。

（二）评估

1. 基础评估 患者生命体征、基础病史、特殊用药、过敏史、心理状态。

2. 辅助检查评估 影像学和实验室检查结果，穿刺肢体评估。

（三）术中护理

1. 手术安全核查，做好心理护理，向患者讲解术中注意事项，需要呼吸配合指导吸气屏气，人性化满足患者合理要求。

2. 开放静脉通路、连接心电监护必要时吸氧。

3. 安置患者正确、舒适的体位，妥善固定患者，确保患者术中安全；非投照部位辐射防护（甲状腺、性腺）。

4. 手术部位消毒、铺巾、局部麻醉（不能配合患者全身麻醉，必要时约束）；高压注射器使用准备，抽取对比剂，设定注射参数。

5. 密切观察生命体征及病情变化，发现异常及时处理。

6. 了解不同手术类型术中不同要求，如血管疾病患者主动定时定量配合肝素化，肿瘤患者导管置于靶血管后遵医嘱准备化疗用药。

7. 熟悉手术器械和手术步骤，准确及时传递术中需要的耗材和药品。

8. 认真记录患者手术过程及术中特殊情况的处理，清点耗材，高值耗材记录并粘贴标签于高值耗材单。

9. 手术前后清点物品数目相符，记录及时、准确，包括医疗器械、一次性医用耗材，凡使用人体置入物详细记录置入物名称、数量。

10. 协助术者拔管、穿刺点压迫止血、加压包扎。正确转运患者安返病房。

（四）术中常见并发症

1. 药物不良反应　过敏反应主要表现为面部红热、瘙痒、皮疹、呕吐、恶心、喉头水肿、呼吸困难；少见心动过缓、心动过速、房室颤动和血压下降、心搏骤停。处置：立即停止注射药物，遵医嘱静脉内推注地塞米松或氢化可的松等药物；心跳缓慢和血压下降者可皮下注射肾上腺素 1mg，并用升压药物；心跳停止者立即行心肺复苏；喉头水肿严重者气管插管或气管切开。

2. 穿刺点出血和血肿　少量出血形成血肿，患者多无症状，血肿较大时，患者会出现肢体血液循环障碍、足背动脉搏动减弱，甚至生命体征改变。处置：立即协助医生重新有效加压包扎，快速补液、必要时输血；无效则行手术切开，减压止血。

3. 血管痉挛　动脉痉挛患者会出现局部剧烈疼痛、脑部血管痉挛会伴有意识障碍、大面积脑梗死等，术中应密切观察患者疼痛的性质。处置：暂停手术操作观察，必要时应用止痛药物，无效可遵医嘱应用扩张血管药物，例如盐酸罂粟碱注射液、硝酸甘油注射液稀释后动脉导管缓慢灌注。

4. 血管破裂、夹层　患者表现为疼痛、面色苍白、心慌、胸闷、心率加快、血压进行性下降、失血性休克等。处置：立即建立静脉双通路，快速补液，升压、输血治疗；末端小血管可用弹簧圈栓塞；小破口将球囊长时间压迫，球囊压迫无效穿孔，可置入覆膜支架封闭破口；必要时外科手术治疗。

5. 血栓形成　脑部血栓患者可出现意识、语言障碍、肢体神经功能缺损；肺栓塞患者表现为呼吸困难、胸痛、咯血、咳嗽等。处置：尽早给予抗凝治疗，可经导管注入尿激酶，或置入溶栓导管回病房持续溶栓；肺栓塞应予以高流量氧气吸入，密切监测呼吸、血氧饱和度变化，配合医生积极抢救。

6. 血管迷走神经反射　主要表现为患者突发心率进行性减慢和血压下降、心慌、胸闷、面色苍白、出冷汗等。处置：术前可预防性应用镇痛、镇静药物，根据心率减慢和血压下降情况，遵医嘱给予阿托品、多巴胺、补充血容量、吸氧等积极做好对症处理。

7. 休克、窒息　患者表现为心率加快、血压降低、氧饱和度下降、呼吸困难，多见消化道大出血、大咯血患者。处置：建立静脉双通道、有效氧疗、术中患者头偏向一侧，调整口鼻呼吸、确保分泌物及时清除；有休克指征患者补充血容量、边输血边手术、负压吸引器备用、必要时给予气管插管。

（五）例：经颈静脉肝内门体分流（TIPS）介入术中护理

1. 术前准备

（1）环境仪器准备同本节"血管性介入护理常规"中相关内容。

（2）器械物品准备

1）常用物品同本节"血管性介入护理常规"中器械物品准备中相关内容。

2）特殊器械物品：经颈静脉肝内穿刺器械（RUPS100）、0.035in 超滑导丝（150cm）、0.035in 加硬导丝（260cm）、5F 或 6F 血管鞘、5F 单弯导管、5F Cobra 导管、5FPIG 导管、微导管、球囊（直径 6 ~ 8mm）、支架（8mm×5cm、6cm、7cm、8cm Viatorr 支架或其他支架）、弹簧圈、组织胶等。

（3）患者准备（同本节"血管性介入护理常规"中相关内容）

2. 评估

（1）基础评估、辅助检查评估同血管介入护理常规。

（2）出血状况评估：推荐应用一般情况评估，即意识、气道、生命体征；周围循环评估，即皮肤、尿量、中心静脉压；出血情况评估，即出血部位、出血性质等。

3. 术中护理

（1）同本节血管性介入护理常规。

（2）特殊护理

1）体位护理：手术帽，去枕仰卧位，肩部略抬高，头转向左侧略后仰，腰部垫一软枕，双下肢自然分开。铺无菌巾时注意充分暴露右侧颈内静脉，在不影响患者手术的情况下，提高患者的舒适度。

2）消化道出血的护理：建立静脉双通路、术中密切观察患者的呕血情况，如血液反流入呼吸道致呼吸道阻塞，应立即配合医生抢救，必要时给予气管插管或气管切开。

3）疼痛护理：TIPS 术中疼痛是在经皮颈内静脉穿刺时、肝内门静脉穿刺和球囊扩张分流道时，主要是后两者。局部麻醉药仅对颈静脉穿刺起到镇痛作用，为避免术中医生在肝实质内穿刺和球囊扩张分流道时引起患者剧烈疼痛，建立静脉通路后即给予盐酸吗啡注射液 10mg 皮下注射。护士术中要不断询问患者疼痛的变化，记录用药时间，必要时重复应用镇痛药物，以减轻患者的不适。密切观察患者有无应用吗啡导致的呼吸困难和嗜睡等不良反应，介入手术室应备纳洛酮，以缓解应用吗啡导致的不良反应。

4）食管下段胃底静脉硬化栓塞术护理：提前准备合适规格的弹簧圈或组织胶。组织胶是一种在微量阴离子存在时可快速固化的水样物质，为防止阻塞管道，栓塞前护士需要准备新的无菌包，一次性使用无菌注射器（2ml、5ml、20ml）、50% 葡萄糖注射液、一次性使用三通阀、碘油注射液、组织胶，协助医生更换无菌手套。用三通将碘油和组织胶 1 ：（1 ~ 3）混匀，经过微导管栓塞后用 50% 葡萄糖注射液冲管，注意防止异位栓塞。栓塞时护士要密切观察患者的意识、血氧饱和度、胸闷等变化以防止异位栓塞而导致严重并发症的发生。

5）辅助门静脉压力测量：测压过程中，从屏蔽、距离、时间三方面做好医、护、患的防护工作。保持测压液体通路装置通畅，嘱患者保持平卧位，不可随意活动肢体，缓慢呼吸或短暂屏气，便于医生操作，同时做好记录。

4. 术中常见并发症

（1）同本节血管介入常见并发症。

（2）出血：腹腔出血是术中穿刺时损伤肝动脉、肝外门静脉、穿破肝包膜或引起肠系膜血管壁撕裂引起的出血，是 TIPS 术中最严重的并发症。因此术中应密切观察患者有无腹痛、进行性腹部膨隆、血压下降、心率增快等异常情况，应立即报告医生停止手术，加快输液速度、快速补充血容量、应用升压药物，必要时备血、输血。胆道出血是穿刺误伤胆道及邻近血管造成的，为 TIPS 术中常见的并发症，但一般情况造成严重后果的可能性比较低，无须特殊治疗。若患者出血呈持续性，药物治疗无效可考虑覆膜支架置入或栓塞出血血管。

（3）支架移位与成角：护士在术中应指导患者平静呼吸或短暂屏气，身体不要移动，以免呼吸运动幅度过大影响支架释放的位置。

（4）心脏压塞：为操作时器械损伤右心房所致。当患者术中进行性血压下降、面色苍白、心率增快，心音遥远、颈静脉怒张、烦躁不安时，应考虑心心脏压塞的存在，应报告医生停止手术，紧急做心包穿刺引流，排血减压、缓解压塞，暂时改善血流动力学，争取抢救时间。

二、非血管性介入术中护理常规

（一）术前准备

1. 环境仪器准备

（1）手术间准备：手术间规范消毒，符合无菌操作条件、调节室内灯光，保持室温温度在 20 ～ 24℃；相对湿度在 40% ～ 60%。

（2）设备仪器准备：血管造影设备、彩色多普勒超声、射频仪，抢救仪器处于待工作状态。

（3）放射防护用品确保齐全。

2. 器械药品准备

（1）常用物品：无菌手术包（介入）、无菌手套、手术衣。

（2）器械准备：常用器械活检针、Chiba 针、套管针、定位针、射频针、微穿刺系统、导丝；特殊器械：引流导管、球囊导管和非血管腔道支架（食管支架、胆道支架）；其他：一次性使用"Y"形连接阀、一次性使用三通阀、绷带、引流袋、压力泵、石蜡油等。

（3）药品准备：常用药品 0.9% 氯化钠注射液、利多卡因、对比剂、无水乙醇、组织固定液、镇痛药物；急救药品。

3. 患者准备

（1）向患者和家属讲解介入治疗的必要性和重要性，同时告知术中可能发生的并发症，争取患者和家属的理解并配合，并签署手术同意书。

（2）协助患者取下身上所有带金属的衣物、饰品，更换病员服。

（二）评估

1. 基础评估　患者生命体征、基础病史、特殊用药、过敏史、心理状态。

2. 辅助检查评估　影像学和实验室检查结果。

（三）术中护理

1. 手术安全核查，做好心理护理，向患者讲解术中注意事项，需要呼吸配合指导吸气屏气，人性化满足患者合理要求。

2. 开放静脉通路、连接心电监护必要时吸氧。

3. 安置患者正确舒适的体位，妥善固定患者，确保患者术中安全；非投照部位辐射防护（甲状腺、性腺）。

4. 手术部位消毒、铺巾、局部麻醉（不能配合患者全身麻醉）。

5. 动态监测患者生命体征，并记录，有异常立即报告医生。

6. 观察术中不良反应：如疼痛、咯血、迷走神经反射者遵医嘱对症处理。

7. 术中手术标本规范保存、登记及送检；留置引流管者给予妥善固定。

8. 术毕协助术者穿刺点压迫止血，以穿刺处不出血为宜，加压包扎，正确转运患者安返病房。

（四）例：经皮肝穿刺胆道引流（PTCD）介入术中护理

1. 术前准备

（1）环境仪器准备：同本节"非血管性介入术中护理常规"中相关内容。

（2）器械物品准备

1）常用药品同本节"非血管性介入术中护理常规"中"器械物品准备"中相关内容。

2）特殊器械准备：21G 或 22G 胆道穿刺套件、0.035in 超滑及加硬导丝（150cm）、5F 造影导管（常用 40cm KMP 导管）、不同直径的胆道内、外引流导管（常用 6F ～ 12F）。

（3）患者准备：（同本节"非血管性介入护理常规"中相关内容）

2. 评估

（1）基础评估、辅助检查评估同本节"非血管性介入术中护理常规"。

（2）专科评估：皮肤巩膜有无黄染、是否伴有瘙痒；营养状况评估等。

3. 术中护理

（1）同本节非血管介入护理常规。

（2）特殊护理：恶性梗阻性黄疸患者一般情况较差，难以耐受长时间手术操作，术中应在满足手术需要的情况下，尽可能使患者取舒适卧位；提前对患者进行呼吸训练，以免呼吸运动影响穿刺的准确性，延长手术时间；疼痛的患者术前 10 分钟应用镇痛药物，减轻患者术中的不适。

4. 术中常见并发症

（1）同非血管介入常见并发症。

（2）出血：多来源于穿刺时对肋间动脉、肝动脉、门静脉的损伤。术中密切观察患生命体征的变化，如出现血压下降、心率增快等症状，立刻通知医生停止手术，给予快速补液、吸氧，必要时行血管造影诊断并栓塞治疗。

（3）感染：胆道感染患者，在大量注入对比剂时引起胆道压力增高可使细菌逆行入血，造成菌血症。患者突然出现寒战及发热，此时应立即停止手术，稳定患者情绪，同时给予吸氧、静脉推注地塞米松 10mg 抗过敏治疗，可边手术边静脉滴注抗生素。

（4）胆心反射：术中胆道受牵拉、疼痛刺激、部分患者可能会引起胆心反射，如患者出现胸闷不适、心率进行性下降、血压降低等症状，应立即停止手术、及时处理，镇静、吸氧、升压（阿托品 0.6 ～ 0.75mg 静脉推注）、镇痛（吗啡 10mg 皮下注射）等综合处理，避免患者症状加重危及生命。

三、感染性患者介入手术中护理

（一）术前准备

1. 环境仪器准备　同本节"血管性介入护理常规""非血管性介入术中护理常规"中相关内容。

2. 器械药品准备　同本节"血管性介入护理常规""非血管性介入术中护理常规"中相关内容。

3. 手术人员准备　手术室接到感染患者手术通知，应立即汇报护士长和上级相关部门，启动相关感染手术隔离制度和操作流程应对手术；医护人员防护标准参照《医院隔离技术规范》（WS/T311—2009）执行。

4. 手术间安排　感染手术安排在感染手术间（靠近入口处），可启用人机共处消毒机持续消毒至手术完成。移除手术间内多余仪器设备和物品，DSA 手术床铺双层一次性床单，手术间门口悬挂"感染手术，无关人员不得进出"。

5. 患者准备　除本节"血管（非血管）性介入护理常规"中所述相关内容外，还需注意以下特殊感染患者的情况。

（1）特殊感染（如 SARS）患者签字，原则上由与患者无密切接触的家属签字，有密切接触的患者可在隔离状态下电话沟通，并录音作为凭证。

（2）特殊感染详细了解患者流行病学调查，重点询问疫区接触史、体温监测情况，查阅相关检查，如 CT 等。

（二）评估

1. 基础评估　同本节"血管性介入护理常规""非血管性介入术中护理常规"中相关内容。

2. 辅助检查评估　同本节"血管性介入护理常规""非血管性介入术中护理常规"中相关内容。

3. 特殊感染评估　患者全身皮肤状况、呼吸情况和氧饱和度。

（三）术中护理

1. 常规术中护理　同本节"血管性介入护理常规""非血管性介入术中护理常规"中相关内容。

2. 特殊护理

（1）感染患者本身免疫力低下，手术风险高，对手术的耐受性差，术中应提高护理操作的精密度，如高压注射器提前备满碘对比剂，尽量避免术中添加碘对比剂；注意遮盖非手术部位、保暖；严格控制参加手术人数；保证术中物品充足；手术时间 > 4 小时应重新消毒各种无菌巾等。

（2）手术间内工作人员参照医院"隔离技术规范"采取相应防护措施，术者和助手使用最大的无菌屏障预防措施，戴双层无菌手套。手术过程中，手术间内人员不能随意外出，必要时技师和护士配两套人员（手术室内、外），分别协助手术，如手术间内人员必须外出按术后处置方法经特殊处置后方可外出。

（3）参与手术人员严格执行手卫生规范、无菌操作，规范使用器械、设备。避免针刺伤，无菌手套破损、隔离衣有破损或可疑污染随时更换。各类风险区域的环境表面一旦发生患者体液、血液、排泄物、分泌物等污染时应立即用 1000 ~ 2000mg/L 有效氯消毒液，实施污点消毒。

（4）术中护理文件记录，高质耗材的登记、记账等由手术室外巡回护士负责，术后与手术间内巡回护士核对无误后签名，尽量避免纸质版护理文书带入、带出手术间。

（四）术中常见并发症

除本节"血管（非血管）性介入护理常规"中所述相关内容外，还可能发生感染。术前评估相关感染的风险因素；术中严格无菌，所有器械做到高效消毒；参与手术人员为本科经验丰富医、技、护；为减少感染风险，患疖肿、湿疹等皮肤病或呼吸道疾病的医务人员，在未治愈前不得参加手术。

（五）术后处置

1. 复用器械处置　先消毒、后清洁、再灭菌。参照《医疗机构消毒技术规范》（WS/T 367—2012），手术结束后首先电话联系消毒供应中心做好接收器械准备；巡回护士将可复用器械擦去明显血迹、污渍，耐热和不耐热器械分开放置，用 2000 ~ 5000mg/L 含氯消毒液喷洒，双层黄色医疗废物袋包装，与消毒供应中心交接。

2. 患者转运　制订患者转运路线（感染手术路径），走专用通道，直接进手术室，不在等候区停留；术毕直接按既定路线转至隔离病区。协助陪送人员穿防护服、戴一次性帽子、口罩、手套。全身麻醉患者意识恢复、生命体征稳定后送至隔离病区 / 监护室。转运床用 1000 ~ 2000mg/L 含氯溶液喷洒，作用时间 > 30 分钟。

3. 术后被患者血液、体液污染的辐射防护用品，建议用含有双链季铵盐的湿巾清洁消毒

（禁用乙醇和含氯消毒液），再用清水纱布擦拭，悬挂于铅衣架上晾干，放置于铅衣消毒柜中消毒。

4. 术毕手术间终末消毒，遵循《疫源地消毒总则》（GB 19193—2015），进行消毒效果评价。

5. 医疗废物处理　同感染性患者术中护理。

四、患儿介入术中护理

（一）术前准备

1. 环境仪器设备　同本节"血管性介入护理常规""非血管性介入术中护理常规"中相关内容。

2. 器械物品准备　巡回护士要熟悉患儿病情，提前准备好术中患儿需要的特殊型号的介入材料。

3. 患儿准备

（1）原则上学龄前儿童血管性介入建议全身麻醉，学龄期儿童根据患儿具体配合程度选择麻醉方式，非血管介入建议局部麻醉。

（2）患儿心理护理对象除了患儿本人，必然包括其家属或监护人，做好其思想工作，让家属或监护人充分信任并正确配合医护人员共同治疗。

（3）不能配合的患儿通知麻醉科做好全身麻醉准备，禁食时间为 8 小时，直至麻醉诱导后患儿进入睡眠状态下再入手术室。

（二）评估

1. 基础评估　同本节"血管性介入护理常规""非血管性介入术中护理常规"中相关内容。

2. 辅助检查评估　同本节"血管性介入护理常规""非血管性介入术中护理常规"中相关内容。

3. 评估患儿的发育情况　测量身高、体重。

（三）术中护理

1. 常规术中护理　同本节"血管性介入护理常规""非血管性介入术中护理常规"中相关内容。

2. 特殊护理

（1）全身麻醉患儿配合麻醉医生建立两条及以上静脉通路，方便术中及时、有效用药。严密观察患儿生命体征（监测血压用婴幼儿血压袖带）、四肢循环情况、皮肤温度及色泽、血氧饱和度的变化。

（2）未行全身麻醉的患儿，根据情况使用约束带，注意患儿的心理护理，3 岁以下儿童采取触摸、安抚等接触性语言；3～6 岁可不时与患儿交谈，询问感觉，鼓励患儿，也可以讲讲故事说笑话、分散其注意力，尽可能减少心理上的创伤。

（3）术中要特别注意保护患儿的甲状腺及重要的生殖器官，尽可能缩短手术时间，减少 X 线照射时间，以免影响其日后的生长发育和功能。

（4）术毕，用 0.9% 氯化钠注射液纱布将穿刺点周围的血渍擦净，以免给患儿及家长带来不必要的恐慌和担心。

（四）术中常见并发症

术中常见并发症除本节"血管（非血管）性介入术中常见并发症"外，还应注意因患儿术中躁动、不配合，易造成出血、感染、坠床等并发症。

处置：术中严格执行无菌操作；巡回护士全程陪同患儿；手术时间可根据患儿的作息时间安排在快要入睡的时候，如中午或晚上，不打破患儿的作息规律，使患儿易于接受。

附：常见护理记录单（见附表 14-1-1）

附表 14-1-1 介入手术安全核查及术中记录表

日期：_____　科室：_____　姓名：_____　性别：_____　住院号：_____

手术名称：_____

1. 患者手术前	2. 麻醉前准备（局部麻醉免填）	3. 患者离开手术室之前
● 手术医生、技师及护士共同确认患者身份、手术部位及 手术方式　□ 知情同意　□ ● 患者对比剂过敏史 有 □　无 □ ● 静脉通路建立完成 是 □　否 □ ● 皮肤完整性检查 是 □　否 □_____ 引流管 有 □　无 □	患者床号、姓名、性别、年龄正确 是 □　否 □ 介入手术方式确认 是 □　否 □ 介入手术知情同意 是 □　否 □ 麻醉知情同意 是 □　否 □ 麻醉方式确认 是 □　否 □ 麻醉设备安全检查 是 □　否 □	● 手术医生、技师及护士共同确认患者身份□ ● 手术用物是否正确 是 □　否 □ ■ 置入支架 是 □　否 □ ● 皮肤完整性检查 是 □　否 □_____ ● 留置鞘管 有 □　无 □ ● 患者去向 ◆ 回病房　□ ICU □　NICU □　CCU □ ◆ 其他_____ 引流管：有 □　无 □
手术医生签名：_____ 技 师 签 名：_____ 护 士 签 名：_____	麻醉医生签名：	手术医生签名：_____ 技 师 签 名：_____ 护 士 签 名：_____

介入手术术中观察记录									
时间	意识	P（HR）	R	BP	SPO$_2$	术中用药	病情观察	签名

（肖　芳　杨丽芹　张华珍）

第二节　技术规范

一、高压注射器技术操作规范

（一）操作目的

血管造影时高压注射器通过造影导管进入血管，将足量高浓度对比剂快速、准确地注射到检查部位，可以对病变部位进行诊断性造影与治疗。

（二）操作质量标准（表 14-2-1）

表 14-2-1 高压注射器技术操作质量标准

操作步骤	操作要点	标准分
操作前准备（10 分）		
（1）护士准备：口罩、帽子佩戴规范、更换洗手衣裤	遵守医院感染控制要求	5
（2）环境准备：符合无菌操作条件，调整合适的温湿度	符合 DSA 机器要求和手术要求	2
（3）物品准备：一次性使用高压注射器及附件、单路连接管、无菌手套、碘对比剂（根据患者病情、造影部位准备不同浓度对比剂）	必要时备温箱	3
操作步骤（75 分）		
（1）确认线路连接正确，接通高压注射器电源，等待自检进入程序设置界面备用	查看高压注射器是否处于工作状态	5
（2）核对对比剂、注射针筒的有效期、包装有无破损、潮湿	双人核对对比剂名称、剂量、浓度、有效期	5
（3）洗手、戴无菌手套，无菌操作下安装高压注射器针筒	严格执行无菌操作	5
（4）核对对比剂，无误后抽吸对比剂，保持针筒垂直向上放置，按后退键活塞为吸入状态，按前进键活塞为排出状态	正确操作高压注射器	10
（5）抽取碘对比剂时速度不宜太快，以免有太多气泡吸入，当剂量窗显示抽吸的药物剂量达到介入治疗所需药物的剂量后，停止抽吸	注意抽吸速度不宜过快，以免损坏高压注射器	10
（6）无菌操作下打开单路连接管，连接高压注射器针筒接头	注意无菌操作、切忌污染还重复使用	10
（7）确认高压注射器管道连接正确后，针筒垂直向上，转动针筒活塞排净空气，待空气全部排尽后将注射针筒朝下倾斜放置备用	排净空气、防止空气栓塞	5
（8）合理调整高压注射器的位置		5
（9）根据导管直径及长短、病变大小、血流的速度，设置控制面板参数（延迟时间、注射速率、总量、压力限值）	根据患者术中血管情况、准确设置注射参数	10
（10）密切观察高压注射器工作状态及患者有无碘对比剂不良反应，及时处理	及时记录患者术中特殊情况及抢救	10
其他（15 分）		
（1）仪表：共 5 分。要求衣帽、鞋、头发整洁并符合要求，戴口罩，指甲长短适宜，不符合标准扣 5 分		5
（2）操作目的及注意事项：共 10 分，为需要掌握的理论部分。其中操作目的 2 分，注意事项 8 分		10
（3）操作程序缺项或不符合要求按各项实际分值扣 1 分；操作程序颠倒一处扣 1 分		

（三）注意事项

1. 操作前确认患者有无碘对比剂过敏史，使用前建议将对比剂加温至 37℃。

2. 严格遵循无菌操作规程，确保连接管连接完好，防止空气栓塞。

3. 高压注射器控制面板设置参数准确无误，方可执行注射。

4. 高压注射器管路污染时立即更换。

二、铺无菌操作台操作规范

（一）操作目的

将无菌介入手术包铺在干燥的器械台上，形成无菌区，供手术操作使用，防止手术器械材料污染。

（二）操作质量标准（表 14-2-2）

表 14-2-2　铺无菌操作台操作质量标准

操作步骤	操作要点	标准分
操作前准备（10 分）		
（1）护士准备：口罩、帽子佩戴规范、更换洗手衣裤	遵守医院感染控制要求	5
（2）环境准备：符合无菌操作条件，选择近手术区域较宽敞的位置	定时消毒	2
（3）物品准备：器械台（治疗车）、无菌手术包（一次性介入包）、干燥无菌持物钳、快速手消毒剂、清洁抹布		3
操作步骤（75 分）		
（1）评估环境	操作前 30 分钟停止打扫	5
（2）洗手、戴口罩		6
（3）备清洁、干燥的器械台，无菌手术包放在器械台合适的位置		8
（4）检查无菌手术包的名称、有效期、包装有无潮湿、破损		8
（5）开启无菌持物钳，检查无菌指示卡有无变色，在持物筒盖上注明开启时间并签名		8
（6）器械护士开启无菌手术包外包装，按无菌操作方法使用无菌持物钳打开手术包内层，不可跨越无菌区	铺无菌操作台时，身体与无菌操作台保持适当距离，手不可触及无菌包内面	20
（7）无菌包内的无菌物品，应由穿戴好手术衣和无菌手套的手术人员依次摆放在无菌治疗台合适的位置，便于手术操作	铺好的无菌操作台超过 4 小时应重新更换	15
（8）处理用物	按医疗垃圾分类	5
其他（15 分）		
（1）仪表：共 5 分。要求衣帽、鞋、头发整洁并符合要求，戴口罩，指甲长短适宜，不符合标准扣 5 分		5
（2）操作目的及注意事项：共 10 分，为需要掌握的理论部分。其中操作目的 2 分，注意事项 8 分		10
（3）操作程序缺项或不符合要求按各项实际分值扣 1 分；操作程序颠倒一处扣 1 分		

（三）注意事项

1. 开无菌手术包应在最接近手术使用的时间打开，避免人员走动，选择室内宽敞位置，超过 4 小时应视为污染需重新更换。

2. 无菌手术包必须包装完整，怀疑有破损或污染时应立即更换。

3. 打开无菌包时，未消毒的手不能触及包内面，不可跨越无菌区。

三、化疗药物配制技术操作规范

（一）操作目的

掌握化疗药物的正确配制及注意事项，确保在配制过程中严格无菌操作、保护操作者及环境。

（二）操作质量标准（表 14-2-3）

表 14-2-3　介入手术室化疗药物配制操作质量标准

操作步骤	操作要点	标准分
操作前准备（10 分）		
（1）护士准备：衣帽整洁、修剪指甲，洗手，戴口罩	遵守医院感染控制要求	3
（2）环境准备：75% 乙醇擦拭操作台面，保持室内清洁，定期消毒	专用配药室、空气流通	3
（3）物品准备：无粉乳胶手套、一次性防渗透防护衣、一次性口罩、帽子、防护镜等，一次性防护垫、一次性注射器、无菌纱布、常规消毒用物		2
（4）药品准备：根据医嘱准备化疗药物、溶媒	根据医嘱准备药物	2
操作步骤（75 分）		
（1）核对化疗药物有效期、浓度、剂量	双人核对	10
（2）洗手，穿防渗透防护衣，戴口罩、帽子、双层手套		5
（3）操作台铺一次性防渗防护垫，减少药物污染，便于清理操作台	一旦污染及时更换	5
（4）再次核对化疗药物、取合适的注射器及注射针，并检查包装有无破损、有效期		5
（5）打开安瓿瓶时应先轻弹颈部，包裹一次性纱布，可以避免划破手套、药物飞溅；如果溶解干燥粉剂，按照化疗药说明书的要求，用合适的溶媒沿安瓿壁慢慢加入，抽吸药物使用较大注射器抽吸，防止针栓脱出造成污染	操作时动作轻柔，防止药物飞溅　排气时化疗药物不可排于空气中　化疗药物污染皮肤、眼镜等及时处理	15
（6）再次核对，无误后把抽出的药物放入无菌治疗盘内备用，完成配制后，用75% 乙醇擦拭操作台面	化疗药物现配现用	10
（7）整理用物，操作中使用的注射器、纱布、化疗药物安瓿等物品应放在专用的污物袋内集中封闭处理，防化疗药蒸发污染室内空气	完成药物配制后，按要求及时处理用物	15
（8）操作完毕，脱去手套及防护用具，用肥皂及流动水洗手，保证皮肤无药物残留	配制结束必须流水清洗双手	10
其他（15 分）		
（1）仪表：共 5 分。要求衣帽、鞋、头发整洁并符合要求，戴口罩，指甲长短适宜，不符合标准扣 5 分		5
（2）操作目的及注意事项：共 10 分，为需要掌握的理论部分。其中操作目的 2 分，注意事项 8 分		10
（3）操作程序缺项或不符合要求按各项实际分值扣 1 分；操作程序颠倒一处扣 1 分		

（三）注意事项

1. 化疗药物的配制人员应严格执行无菌操作，了解化疗药物的剂量、用途及配制要求。

2. 配制化疗药物应在通风宽敞处，操作过程中一旦手套破损应立即更换。

3. 配制过程中化疗药液不慎溅在皮肤上或眼睛里应立即用 0.9% 氯化钠注射液反复冲洗。

4. 配药后所用的污物应当放于专用污物袋集中封闭处理。

（肖　芳　杨丽芹　张华珍）

第十五章 介入手术室质控标准及质量监测指标

加强介入手术室护理质量管理，从结构、过程、结果三个环节制定一套科学的介入手术室护理质量评价与监测指标，通过对监测数据的分析找到改善的策略，不断提高护理工作质量。

学习要求

掌握：掌握介入手术室质量评价方法，并合理运用。

理解：介入手术室质控标准，了解专科质量敏感指标。

第一节 质控标准及评分方法

通过前文详细阐述的介入手术室人、机、料、环、法等各方面的护理质量控制要求，汇总介入手术室护理质量评价标准（表 15-1-1）作为介入手术室护理质控依据，可提高介入手术室护理质量管理水平。

表 15-1-1 介入手术室护理质量评价标准

检查者： 实得分：（满分 100 分，合格分 90 分） 检查日期：

项目	评价内容	标准分	符合率（权重）	评价方法（扣分标准：一项不符合要求扣1分）	扣分原因	实得分
制度管理（5分）	1. 医院有完整的质量管理体系，科室有质量管理小组	1	0.01	查阅资料		
	2. 有专科管理制度、工作流程；有各岗位工作职责；有紧急或特殊情况下的护理人员调配方案；有护士分层管理、培训培养和绩效管理方案	1	0.01	访谈护士查阅资料		
	3. 有突发事件及应急预案的处理流程；有培训和演练；有急危重症患者"绿色通道"急救流程；定期进行评价及改进	1	0.01	查阅资料		
	4. 有专科护理常规；有专科护理技术操作标准；常见并发症的预防及处理规范	2	0.02	查阅资料		
环境管理（5分）	1. 布局合理，标识清楚，洁污区域分开	2	0.02	现场检查		
	2. 手术间温湿度适宜，环境温度 20～24℃；相对湿度 50%～60%；DSA 机房温度 18～22℃，湿度 30%～70%	1	0.01	现场检查		
	3. 环境干净整洁，物品定点放置，设施摆放规范	1	0.01	现场检查		
	4. 消防、急救通道通畅，应急钥匙定点放置，人人知晓	1	0.01	访谈护士查阅资料		
感染管理（25分）	1. 护理人员知晓各工作区域功能及要求并有效执行。备感染手术间，特殊患者使用	1	0.01	现场检查		
	2. 工作人员严格执行标准预防，按医院感染要求着装，戴口罩、帽子、手套，进出手术间换鞋，根据患者类型进行相应防护级别	2	0.02	现场检查		
	3. 手卫生及职业暴露处理：每个手术间配备手卫生装置、外科手消毒设施和干手设施；工作人员手消毒操作规范，掌握职业暴露后报告及处理程序	2	0.02	现场检查		

续表

项目	评价内容	标准分	符合率（权重）	评价方法（扣分标准：一项不符合要求扣1分）	扣分原因	实得分
感染管理（25分）	4. 连台手术间处理：推荐使用动态空气消毒机对手术间空气进行持续消毒；物表及地面采用 1000～2000mg/L 含氯消毒剂擦拭；设备表面每日使用复合季铵盐一次性消毒湿巾进行擦拭，使用一次性保护套保护精密仪器不被污染，每台手术予以更换。	3	0.03	现场检查		
	5. 感染手术间处理：严格遵守医院隔离技术规范；物表、地面、墙壁、设备等根据病原体类型、传播方式，选用不同的消毒剂，进行终末消毒；空气消毒喷洒 1%～2% 过氧乙酸熏蒸密闭 2 小时，普通紫外线灯照射延长 1 小时，高强度紫外线空气消毒器≥30 分钟	3	0.03	现场检查		
	6. 终末消毒：每日工作结束后进行终末消毒，先行环境消毒，再行设备消毒、地面消毒，最后用紫外线消毒	3	0.03	现场检查		
	7. 特殊感染手术（气性坏疽、不明原因传染病等）使用一次性医疗用品，复用物品双层黄色医疗废物袋包装并注明标识送处理，有特殊感染器械、环境处理流程	2	0.02	现场检查		
	8. 术中无菌操作，帽子、口罩、洗手衣、无菌手套穿戴规范；手术使用的器械、敷料等物品均在有效期内，并注明日期、时间、签名	2	0.02	现场检查		
	9. 无菌物品、一次性物品存放、使用符合《消毒隔离质量标准》	2	0.02	现场检查		
	10. 参观人数≤3 人／台，非手术人员不得进入手术间	1	0.01	现场检查		
	11. 按医院感染要求定期监测环境卫生，复合介入手术间达到Ⅱ类环境要求，普通手术室达到Ⅲ类环境要求；记录齐全，定期分析和改进	2	0.02	查阅资料		
	12. 医疗废物按《医疗卫生机构废物管理办法》，严格分类放置，标识清晰，记录完整	2	0.02	现场检查		
耗（器）材管理（5分）	1. 介入耗材依据《医疗器械临床使用安全管理规范》及有关法律、法规。无菌物品依据《无菌物品使用安全管理规范》及有关法律、法规。医院有介入库房信息管理系统，耗材的出、入库管理可以查询和追溯	1	0.01	现场检查查阅资料		
	2. 库房耗材按有效期先后摆放于阴凉干燥的储物柜内，距地面≥20cm，距墙≥5cm，距天花板≥50cm	1	0.01	现场检查		
	3. 定期检查耗材有效期，使用前应检查包装有无破损、失效	1	0.01	查阅资料		
	4. 库房干净整洁，定期记录库内温度（0～30℃）和湿度（45%～75%），防火、防盗、防水，不得存放私人物品，非工作人员不得入内	1	0.01	现场检查		
	5. 危化品根据性能分区、分类、分库储存，有目录、定基数，定位放置，标识醒目，两种易燃品不得同柜存放。同一区域储存两种或两种以上不同级别的危险品时，应按最高等级危险物品的性能标识	1	0.01	现场检查		
药品管理（10分）	1. 有备用药品目录、数量，定点放置，标识清楚	2	0.02	现场检查		
	2. 有出入库登记，定期盘存，按有效期先后摆放，近效期优先使用	2	0.02	现场检查查阅资料		
	3. 药物有变质、浑浊、沉淀、絮状物等，不得使用	2	0.02	现场检查		
	4. 安瓿、输液瓶等有裂缝或瓶口松动，不得使用	2	0.02	现场检查		
	5. 急救车做到"五定"，即定时间、定数量、定点放置、定期检查、定专人管理，保证完好率100%	2	0.02	现场检查查阅资料		

续表

项目	评价内容	标准分	符合率（权重）	评价方法（扣分标准：一项不符合要求扣1分）	扣分原因	实得分
仪器管理（5分）	1. 开机前检查机器，查看相关指标是否处于功能状态，标识清楚	1	0.01	现场检查		
	2. 检查完成后清洁机器，使其保持功能状态	1	0.01	现场检查		
	3. 各种仪器设备均设专人负责保管、清洁、安全等工作，并有专用记录本，记录使用、故障及维修过程	1	0.01	现场检查		
	4. 急救设备完好率100%。急救车做到"五定"，即定时间、定数量、定点放置、定期检查、定专人管理	1	0.01	现场检查		
	5. 安装中心吸氧、中心吸引的介入手术室应有备用氧气筒和电动吸引器并处于完好备用状态	1	0.01	现场检查		
护理病历书写符合（5分）	1. 有专科护理文书，如"手术患者交接单""介入手术安全核查及术中记录表"等	1	0.01	现场检查 查阅资料		
	2. 手术前后清点物品数目相符，记录及时、准确，包括医疗器械、一次性医用耗材，凡使用人体置入物详细记录置入物名称、数量	2	0.02	现场检查 查阅资料		
	3. 定期进行质量评价、反馈与改进	2	0.02	现场检查 查阅资料		
护理安全管理（15分）	1. 严格落实患者身份识别制度：①转运患者核对；②术前核对；③术中核对；④术后再次核对	3	0.03	现场检查		
	2. 严格落实查对制度：①三方核查；②手术患者交接查对；③治疗护理查对	3	0.03	现场检查		
	3. 有预防坠床、跌倒、压疮、非计划拔管的应急预案	2	0.02	现场检查		
	4. 依据《临床输血技术规范》等有关规定，严格落实输血管理制度、输血技术操作规范	3	0.03	现场检查		
	5. 护士知晓设备故障处理方法	2	0.02	现场检查		
	6. 护士知晓护理安全不良事件上报制度	2	0.02	现场检查		
专科护理（10分）	1. 评估手术风险，针对介入治疗、护理等方面及时对其进行健康教育	2	0.02	现场检查		
	2. 协助摆放体位，预防跌倒、坠床、妥善安置管道，严防脱管	2	0.02	现场检查		
	3. 按无菌要求准备手术仪器设备	1	0.01	现场检查		
	4. 根据患者手术方式，向患者宣教术中注意事项	1	0.01	现场检查		
	5. 术中严密观察患者情况，发现异常及时处理	2	0.02	现场检查		
	6. 手术完毕合理转运患者，行相关知识宣教	2	0.02	现场检查		
优质护理（5分）	1. 依据《护士条例》等相关法律、法规和规定，规范执业并落实护理工作	2	0.02	访谈护士 查阅资料		
	2. 持续深化优质护理方案，为患者提供全面、全程、专业、人性化的护理服务	1	0.01	访谈护士 查阅资料		
	3. 优质护理有记录、有改进、有效果	2	0.02	查阅资料		
辐射防护管理（10分）	1. 认真学习国家放射卫生法规、标准，持"放射工作人员证"上岗	2	0.02	查阅资料		
	2. 定期健康体检、个人剂量监测和参加放射防护知识培训	2	0.02	查阅资料		
	3. 对患者的非手术部位有屏蔽防护措施	2	0.02	访谈患者		

续表

项目	评价内容	标准分	符合率（权重）	评价方法（扣分标准：一项不符合要求扣1分）	扣分原因	实得分
辐射防护管理（10分）	4. 加强个人防护措施，穿戴铅衣裙、围脖，用铅屏风隔离等	2	0.02	现场检查		
	5. 按规定佩戴个人剂量计	1	0.01	现场检查		
	6. 放射防护相关警示标识醒目，警示灯正常	1	0.01	现场检查		
总得分		100	1			

注：评价结果采用分数还是权重表示，由医院规模或其他因素决定，两选一即可。具体分数或权重可根据行业规范、医院要求及科室专科实际情况进行遴选和实施

（肖　芳　王　玲）

第二节　质量监测指标

一、介入手术室质量评价指标

根据介入手术室质量管理内容及指标的可测性、客观性原则，介入手术室监测内容主要包含但不限于下述质量评价指标。监测方法，目前效率最高的是基于计算机信息系统的定期监测方法。通过前瞻性收集相关数据，将指标相关数据录入计算机系统，需要时直接抓取汇总，尚未开展计算机信息系统的医疗机构则由护士人工录入；监测频率，根据监测目的、监测结果等决定统计周期，可以是月数据、季度数据、半年数据、年数据或其他时间段；针对各项指标的目标值，不同医院要求不同，且需动态调整。

（一）设备仪器管理合格率

基本公式：设备仪器管理合格率 = 周期内设备仪器使用完好例数 / 同期使用设备仪器总例数 ×100%

（二）急救设备完好率

基本公式：急救设备完好率 = 周期内急救设备使用完好次数 / 同期急救设备使用总次数 ×100%

（三）耗（器）材管理规范率

基本公式：耗（器）材管理规范率 = 周期内抽查耗（器）材管理规范次数 / 同期抽查耗（器）材管理规范总次数 ×100%

（四）药品管理合格率（急救药品合格率）

基本公式：药品管理合格率（急救药品合格率）= 周期内抽查药品（急救药品）管理完好次数 / 同期抽查药品总次数 ×100%

（五）患者身份识别正确率

基本公式：患者身份识别正确率 = 单位时间内手术患者身份识别正确例数 / 单位时间内手术患者总例数 ×100%

（六）手术安全核查执行率

基本公式：手术安全核查执行率 = 单位时间内手术安全核查执行正确例数 / 单位时间内手术安全核查例数 ×100%

（七）输血安全正确率

基本公式：输血安全正确率 = 周期内输血安全正确人次 / 周期内输血总人次 ×100%

（八）置入耗材可追溯率

基本公式：置入耗（器）材可追溯率 = 置入耗材可追溯件数 / 置入耗材总件数 ×100%

说明：随机抽查在院（或出院）手术置入耗材患者病历 × 份数。

（九）辐射防护管理合格率

基本公式：辐射防护管理合格率 = 单位时间内手术患者防护正确例数 / 单位时间内手术患者总例数 ×100%

说明：核查单位时间内所有手术人数。

（十）护理技术操作合格率

基本公式：护理技术操作合格率 = 护理技术操作考核合格人数 / 参加考核护士总数 ×100%

（十一）专科护理落实率

基本公式：专科护理落实率 = 单位人次专科护理落实合格项目数 / 单位人次专科护理总项目 ×100%

（十二）护理文书书写合格率

基本公式：护理文书书写合格率 = 护理文书书写合格份数 / 护理文书书写总份数 ×100%

（十三）危险品管理达标率

基本公式：危险品管理达标率 = 危险品管理符合要求数 / 危险品总数 ×100%

（十四）介入手术中非计划性脱管率

基本公式：介入手术中非计划性脱管率 = 周期内介入手术中非计划性脱管次数 / 同期介入手术患者携带管道总数 ×100%

二、介入手术室专科敏感性指标

在医院管理"大数据"背景下，护理敏感性指标逐渐成为护理人员发现护理工作问题的重要工具，实操性强。介入手术室护理工作具有较强的专科性，科学、全面、实用、量化的专科护理敏感性指标体系能更好地保证介入手术的成功与安全，为患者提供优质护理服务作保障。表 15-2-1 从结构、过程、结果三维度进行分类，详细示例介入手术室专科敏感性指标，以供护理人员参考。

表 15-2-1　介入手术室专科敏感性指标

一级指标	二级指标	三级指标	计算公式（×100%）	周期及评价方式
结构指标	人力资源	护士 / 手术比例	护士人数 / 介入手术总例数	每日 / 每月 / 每年 查阅资料、现场抽查
		中级以上职称占比	中级以上职称护士人数 / 全科护士人数	每年 查阅资料

续表

一级指标	二级指标	三级指标	计算公式（×100%）	周期及评价方式
结构指标	知识与技术	护士培训率	护理人员培训次数 / 介入手术室岗位培训总次数	每年 查阅资料
		专科理论、操作技能考核合格率	护理人员介入专科理论、操作技能考核合格人数 / 参加考核的护理人员总人数	每季度 查阅资料
	环境与设备	环境消毒合格率	环境消毒合格次数 / 环境消毒总次数	每月 随时记录、查阅资料
		仪器、设备使用故障率	仪器、设备使用故障例数 / 每月手术总例数	每月 随时记录、查阅资料
	制度及预案	管理制度落实率	管理制度落实次数 / 管理制度总次数	每半年 随时抽查、查阅资料
		护理人员岗位职责落实率	抽查岗位职责落实次数 / 抽查岗位职责总次数	每半年 随时抽查、查阅资料
		突发事件应急预案落实率	应急预案演练项目数 / 应急预案总项目数	每半年 查阅资料
过程指标	手术信息安全核查	患者基本信息核查正确率	患者基本信息核查正确例数 / 手术总例数	每月 随时记录、查阅资料
		手术部位信息核查正确率	手术部位信息核查正确例数 / 每月手术总例数	每月 随时记录、查阅资料
		手术方式信息核查正确率	手术方式信息核查正确例数 / 每月手术总例数	每月 随时记录、查阅资料
		麻醉方式信息核查正确率	麻醉方式信息核查正确例数 / 每月手术总例数	每月 随时记录、查阅资料
	术中配合	准时开台率	准时开台手术工作日数 / 当月手术总工作日数	每月 随时记录、查阅资料
		术中抢救成功率	术中抢救成功例数 / 手术抢救总例数	每月 随时记录、查阅资料
		高值耗材错误打开率	高值耗材错误打开例数 / 手术总例数	每月 随时记录、查阅资料
		文件书写不规范发生率	文件书写不规范发生例数 / 手术总例数	每月 随时记录、查阅资料
		防护用品正确使用率	防护用品正确使用例数 / 手术总例数	每月 随时记录、查阅资料
		患者防护措施落实率	患者防护用品正确使用例数 / 手术总例数	每月 随时记录、查阅资料
结果指标	不良事件	手术患者压疮发生率	手术患者压疮发生例数 / 手术总例数	每月 随时记录、查阅资料
		手术患者跌倒 / 坠床发生率	手术患者跌倒 / 坠床发生例数 / 手术总例数	每月 随时记录、查阅资料
		非计划拔管发生率	非计划拔管发生例数 / 手术总例数	每月 随时记录、查阅资料
		用药错误发生率	用药错误发生例数 / 手术总例数	每月 随时记录、查阅资料
		输液反应发生率	输液反应发生例数 / 手术总例数	每月 随时记录、查阅资料

续表

一级指标	二级指标	三级指标	计算公式（×100%）	周期及评价方式
结果指标	满意度	患者对术前访视的满意度	各患者对术前访视的满意度总和／手术总例数	每月 随时记录、查阅资料
		患者对术后回访的满意度	各患者对术后回访的满意度总和／手术总例数	每月 随时记录、查阅资料
		医生对护理工作的满意度	各医生对护理工作的满意度总和／参与评价的医生总人数	每月 随时抽查、查阅资料
		护士工作满意度	各护士对护理工作的满意度总和／参与评价的护士总人数	每月 随时抽查、查阅资料
	知晓率	患者对术前准备内容的知晓率	各患者对术前准备内容的知晓率总和／手术总例数	每月 随时记录、查阅资料
		患者对术中配合内容的知晓率	各患者对术中配合内容的知晓率总和／手术总例数	每月 随时记录、查阅资料
		患者对术后注意事项的知晓率	各患者对术后注意事项内容的知晓率总和／手术总例数	每月 随时记录、查阅资料

（肖 芳 王 玲）

第十六章　介入手术室护理质量持续改进管理及案例分享

介入手术室护理管理在我国属于较新的专业，具有较强的专科特色。随着介入手术数量、手术复杂病例、介入诊疗新技术的日益增多，介入手术室全面护理质量管理及持续改进愈显重要。持续质量改进（continuous quality improvement，CQI）本质强调持续地、渐进地变革，是更注重过程管理、环节质量控制的一种新的质量管理方法，是针对每一个人、每一个环节进行连续不断的改进。

学习要求

理解：质量持续改进的主要原则及内涵。

掌握：掌握 PDCA 循环、品管圈等质量管理工具的使用。

第一节　概　　述

一、CQI 主要原则

过程改进、持续改进、预防性改进作为 CQI 主要原则，被认为是提高介入手术室护理质量的重要手段和保证，通过督促—检查—持续改进，有效推动护理工作。

二、内涵与实施流程

国内对介入手术室质量持续改进的研究相对较少，目前尚无明确的统一界定。但是介入手术室的护理质量持续改进也应遵循寻找机会和对象，通过确定质量改进项目和方法，制定改进目标表、质量计划、质量改进措施，实施改进活动，检查改进效果和不断总结提高的过程展开。

1. 室内质控与室间质评　按照护理部三级质控要求建立介入手术室各质量督查小组，采用定期评价与随机抽查相结合、日常检查与专项检查相结合等方式，通过人员的自我管理、科级层面的内部检查，以及院级层面的外部控制等多种手段识别出需要改进的方向和内容，制定纠正和预防措施以及实施方案，跟踪效果并再评估，推动介入手术室护理质量不断改进。

2. 建立介入手术室风险识别与管理程序　介入手术室的不良事件涉及介入及与介入工作相关的各类人员、环境、医院感染预防和控制、一次性介入耗材、药品、仪器设备、辐射防护、患者安全及转运等人、机、料、法、环诸方面。及时识别、报告、调查、分析，针对现有和潜在护理风险进行纠正、改进流程，实现持续改进。

3. 依据护理质量敏感性指标验证改进效果　通过循证过程选取出介入手术室护理质量敏感性指标，利用信息系统对指标呈现的数据结果进行统计分析并做出最终的质量评价，以确定是否需要进一步改进。

4. 以提高服务对象满意度调查结果作为改进的目标　介入手术室的服务对象主要是介入医生、患者，定期进行满意度调查，了解其对介入手术室工作的意见并及时处理，确保问题得以解决。

三、介入手术室常用的护理质量指标

介入手术室护理质量指标的建立，应在充分体现"防范为主"的基础上，侧重于护理工作过程、结果和医疗服务质量的测评。国外相关文献提出，为介入手术室制定相关质量指标对介入手

术的护理服务质量进行评价，有助于发现问题并进行改进，见表 16-1-1。

表 16-1-1 介入手术室常用护理质量指标

类型	指标	计算公式（×100%）	数据收集方法
结构指标	介入手术室护士急重症培训考核合格率	同期参加介入专科急危重症培训考核合格的护士人数 / 统计周期介入专科急重症培训考核护士总人数	培训考核记录
过程指标	介入手术准时开台率	同期介入手术室准时开台的工作日数 / 统计周期介入手术室工作日总数	介入手术室手麻信息管理系统、护理记录、医疗病历记录
	介入手术三方核查执行率	同期执行手术三方核查的例数 / 统计周期手术总例数	介入手术室手麻信息管理系统、手术安全核查记录
	患者非手术部位放射防护措施落实率	同期术中落实放射防护措施的例数 / 统计周期中所有需要术中放射防护的患者例数	现场检查法
	介入高值耗材管理合格率	同期抽查高值耗材合格例数 / 统计周期抽查的高值耗材总例数	现场检查法、介入耗材管理信息系统
	介入手术设备 / 物品完好率或齐全率	同期手术设备 / 物品检查完好数量 / 统计周期检查的手术设备 / 物品总数	现场检查法
结果指标	介入手术患者跌倒 / 坠床发生率	同期介入手术中发生跌倒 / 坠床的例数 / 统计周期介入手术总例数	医疗护理记录、不良事件报告系统
	介入手术患者压疮发生率	同期介入手术中发生压疮的例数 / 统计周期介入手术总例数	医疗护理记录、不良事件报告系统
	患者满意度	患者或家属对介入手术室护理工作评价的平均分 / 调查问卷的满分	满意度问卷调查

四、介入手术室持续质量改进的方法

介入手术室持续质量改进的方法参照第一部分第八章第二节护理质量管理方案。

持续质量改进是不间断的过程管理，需要注重过程及环节质量控制。通过对国内外介入手术室护理质量改进的现状分析，当前制约其护理质量发展的因素不仅包括护士数量相对不足、护士介入专科素养不足等，还存在护理管理方法的科学性、规范性不强的情况。因此需要介入手术室护士及护理管理者不断完善护理质量管理及评价系统建设，并借助信息化技术手段，持续推进高效、优质的护理服务。

（王　嵘　魏　臻）

第二节 质量持续改进案例分享

随着介入诊疗技术的飞速发展、介入治疗中心的相继建立、介入手术室汇集了更多的高、精、尖的手术设备和医用耗材，介入手术患者来自全院各个临床科室、多病种，新技术、新知识更新快，因此对介入手术室护理质量管理及持续改进提出更高要求。本节将结合介入手术室工作中的实际案例，展示在护理质量持续改进中如何使用查检表、统计表和思维导图找出问题的主要原因，并针对问题，提出改进措施。

【案例】介入手术室的药品管理是护理质量管理的重点内容之一。由于介入手术中使用的药品种类繁多，急救情况、特殊用药常见，且介入手术室人员流动性强，药品规范化管理具有一定难度。本案例针对此问题，从人（患者、医生、护士等）、药物、系统管理三个维度绘制因果分析图，利用根因分析法查找原因，寻找对策。

导入案例：1 例药物听似相同致用药错误事件

心房颤动射频消融术中房间隔穿刺前使用镇痛药时，巡回护士将"输芬太尼"医嘱理解成"舒芬太尼"给予使用，导致护理差错的发生。针对该情况，护士长立即召开护理质控会议，启动科室由护士长、质控护士、各手术间责任人组成的科室用药安全管理小组，对药品执行流程进行全面检查，查找安全隐患并分析发生原因及影响因素，针对事件发生原因进行分析。

一、原 因 分 析

通过鱼骨图分析法进行原因分析，见图 16-2-1。确定了听似相同药物致用药错误在护理方面的主要原因有以下三点。

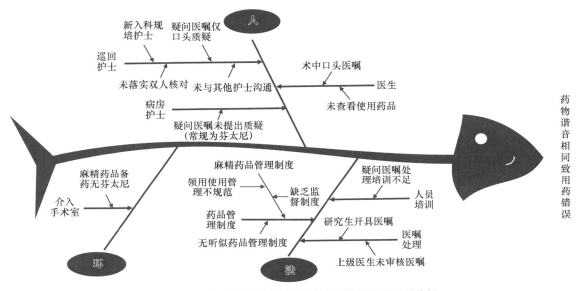

图 16-2-1　药物谐音相同（听似）致用药错误原因分析

1. 护士未落实双人核查流程　术中医生下达口头医嘱，术者与护士没有做到双人共同查看药物，只是口头复述，是造成用药错误的主要原因。

2. 护士工作经验不足　巡回护士为新入科护士，虽轮转过麻醉科，但配合射频手术次数少。听到口头医嘱后虽知晓芬太尼与舒芬太尼的起效时间及呼吸抑制程度不同，也再次确认，但由于没有使用标准的确认语言，造成给药错误的发生，是问题的主要原因。

3. 执行口头医嘱过程中，对听似药物的执行过程没有流程要求　对临床的听似药物，在执行过程中，尤其是口头医嘱执行过程中没有制定过标准的确认流程。

二、制 定 改 进 措 施

通过上述原因分析，用药安全质控小组设定了改进目标——将听似药物导致用药错误的发生率降至最低。具体措施如下。

1. 制定介入手术室药品检查标准与质控检查标准。

2. 制定科室药品管理与核查制度、高危药品交接管理制度。

3. 在口头医嘱执行过程中，对听似药物使用流程进行修订，执行流程见图 16-2-2，制定标准的确认语言和双人核查实施细则。

三、对 策 实 施

1. 对听似药物使用流程进行修订。确定巡回护士和洗手护士核查药物的具体方式；确定标准的确认语言，即核对时完整说明给药方式、药物全称、药物剂量、给药速度。

2. 对介入手术室护理人员定期培训药物知识，并定期考核，评价培训考核效果。

3. 建立"病房/介入手术室药品转交接登记本"。交接内容包括药品名称、规格、数量、批号、有效期、经手人及处理情况。

4. 粘贴全院统一的药品存储标签。

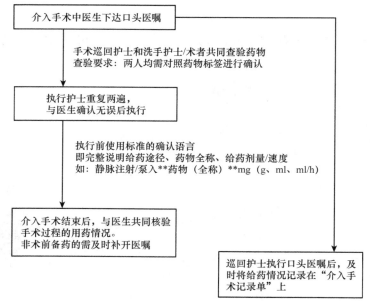

图 16-2-2　介入手术室口头医嘱执行流程

四、效果评估及持续改进

1. 该流程制定后，未再出现因药物谐音导致用药错误的发生。

2. 通过查阅文献结合科室用药现状，从药物知识培训考核、用药环节风险管理、科室药品管理、护理行为态度管理四个维度重新修订"介入手术室药品管理质量评价标准"，见表 16-2-1。

表 16-2-1　某医院介入手术室安全用药管理质量评价表

检查时间：　　　月

项目	质量标准	分值	检查结果	说明及异常处理
药物知识培训考核（20分）	药品（麻醉药品、精神药品、放射性药品、医疗用毒性药品等）的使用与管理规章制度	3		
	易混淆（听似、看似）药品储存与使用要求	5		
	药物配制与操作规范	4		
	药物不良反应应急预案	5		
	执行给药医嘱的护士资质符合要求	3		
用药环节风险管理（30分）	严格遵医嘱用药	3		
	给药前查对医嘱与患者用药信息	3		
	配制药品前查对药品的有效期及质量	1		
	配制药品前检查溶媒的有效期及质量	1		
	给药时主动邀请患者及其家属陈述患者姓名	2		

项目		质量标准	分值	检查结果	说明及异常处理
用药环节风险管理（30分）		给药时核对患者姓名、床号、药名、剂量、浓度、给药时间及途径	6		
		给药后再次核对上述信息	2		
		注射给药时严格执行无菌技术操作	4		
		每次给药均有记录并归入其病历留存	3		
		药物不良反应报告处理及时	5		
科室药品管理（40分）		药品专人管理	2		
		备用药品定基数管理	2		
		对备用药品数量、质量及有效期进行动态管理	2		
		病房药品严格交接班，有交接记录	2		
	麻精药品	保险柜存放	1		
		双人双锁管理	1		
		专人管理药柜钥匙	1		
		销毁双人签名	2		
	高危药品	有高危药品目录	2		
		专柜存放	1		
		加锁管理、有交接记录	2		
		有高危警示标识	2		
	冰箱药品	分区存放	2		
		冰箱内高危药品有警示标识	2		
		易混淆药品有警示标识	2		
		药品有启用日期及过期日期	1		
		冰箱温度符合药品存放要求	1		
		每日有温度监测记录	2		
	抢救药品	有抢救药品目录及数量清单	2		
		抢救车内高危药品有警示标识	2		
		抢救车内易混淆药品有警示标识	2		
		每班检查药品数量、质量及有效期	2		
		抢救药品用后及时补充完整	2		
护理行为态度管理（10分）	行为管理	给药时核对患者姓名、床号、药名、剂量、浓度、给药时间及途径	2		
		给药后再次核对上述信息	2		
		注射给药时严格执行无菌技术操作	1		
		每次给药均有记录并归入其病历留存	1		
		药物无过期、无变质，无给药错误	1		
		药物不良反应报告处理及时	1		
	态度管理	责任心	1		
		慎独精神	1		
满分（100分）	应得总分：				
	实得总分：				
	得分百分比：				
	检查者签名：				

注：1. 能正确执行者在检查结果栏用"√"表示；不符合要求在检查结果栏用"×"表示；

2. 应得总分 = 总分 − 未涉及项目分；实得总分 = 涉及项目得分总和；

得分百分率 = 实得总分 / 应得总分 ×100%

3. 在改进中发现介入手术室的安全用药管理还存在一定缺陷，利用思维导图（图16-2-3）对介入手术室日常工作中可能发生用药错误的环节进一步分析。

4. 确定了下一个改进项目。

（1）构建介入手术室护理人员药物知识储备库，以提高护理人员的药物知识以及安全用药管理理念。

（2）构建介入手术室护士安全用药培训体系，根据层级制定培训考核方案，评价培训效果。

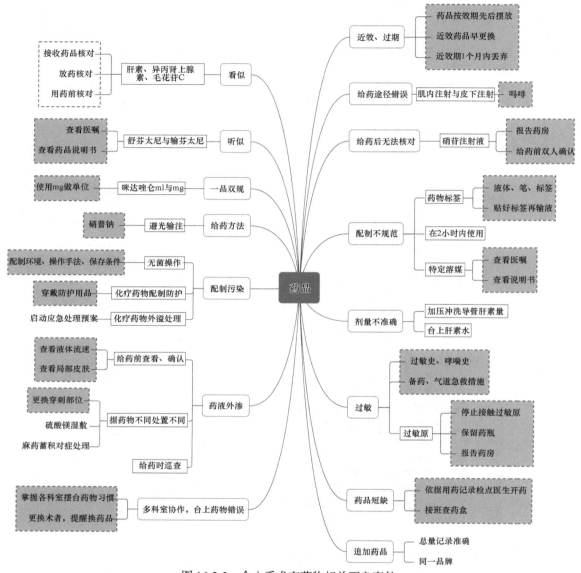

图16-2-3　介入手术室药物相关不良事件

介入手术室护士是介入手术过程中各种药物的执行者及监管者。在介入手术中，严格执行双人核对，有效落实查对制度，将正确的药物按正确的剂量、给药途径，在正确的时间内给予患者是介入手术安全用药。本案例通过正确使用品管工具，进一步完善了介入手术室药品使用规范，在保证介入手术患者安全的同时，促进了制度和流程的不断完善。

由此可见，介入手术室的快速发展要求其护理质量不断"进化"，护理人员掌握质量管理工具不仅有助于提高发现问题和解决问题的能力，还有助于改善介入手术室的质量管理，使介入手术室工作持续、规范改进。

（王　嵘　魏　臻）

参 考 文 献

安宇，吴艳，穆桂玲，2018. 中心供氧装置氧气出口处污染情况及消毒效果监测 [J]. 中国消毒学杂志，35（8）：633-634.

白鸽，柯钢，柯虎，等，2018. 浅谈呼吸机麻醉机质量检测平台现状及发展 [J]. 中国医疗器械信息，24（13）：36-38.

白文辉，易银萍，张红梅，等，2020. 含碘非离子对比剂输注前预防静脉外渗策略的证据总结 [J]. 护理研究，34（24）：4350-4355.

蔡文伟，李恒杰，2021. 全球复苏联盟提高院外心脏骤停生存率的十项举措 [J]. 中华急诊医学杂志，30（1）：12-14.

蔡益民，李玉莲，谭旭妍，等，2016. 介入专科护士核心能力评价指标的初步构建 [J]. 护理学杂志，31（10）：79-81.

曹建勋，姚国立，张康燕，等，2017. 20418 例 CT 检查非离子型碘对比剂不良反应分析 [J]. 中国医学影像学杂志，25（11）：876-880.

陈爱萍，孙红，姚莉，等，2005. 持续质量改进在护理质量管理中的应用 [J]. 中华护理杂志，40（2）：47-48.

陈长英，田丽，曹小琴，等，2012. 护理质量持续改进的国内外实践与研究进展 [J]. 中国护理管理，12（1）：14-17.

陈丹丹，周佳，谢小冬，等，2018. 护理质量综合评价指标在手术室持续质量改进中的应用 [J]. 中医药管理杂志，26（24）：118-119.

陈海玲，2019. 小组合作式个案追踪法在手术室护理质量持续改进中的应用 [J]. 国际护理学杂志，38（18）：2947-2949.

陈健，陈宏，2014. 护理质量持续改进的临床研究进展 [J]. 国际护理学杂志，33（5）：992-994，1177.

陈静，2021. 个案全程追踪法对门诊手术室护理质量持续改进的影响 [J]. 全科护理，19（12）：1672-1674.

陈静，李红梅，2020. 介入手术室防控感染应用持续质量改进的效果 [J]. 中国卫生标准管理，11（21）：138-140.

陈利芳，陈健聪，2018. 介入手术室人员配置存在的问题与对策 [J]. 齐鲁护理杂志，24（18）：123-125.

陈鲁青，高志强，程会云，等，2017. 奥沙利铂？丝裂霉素和多柔比星联合三维适形放疗用于乏血供肝癌的临床观察 [J]. 中国药房，28（6）：749-751.

陈玉莲，2018. 绩效分配制度改革对年轻护理人员能力建设的影响 [J]. 护士进修杂志，33（11）：1000-1002.

陈韵岱，陈纪言，傅国胜，等，2014. 碘对比剂血管造影应用相关不良反应中国专家共识 [J]. 中国介入心脏病学杂志，22（6）：341-348.

崔金锐，陈英，2015. Donabedian 结构 - 过程 - 结果模式在护理敏感性质量指标构建中的应用进展 [J]. 护理研究，29（3A）：769-772.

崔远航，倪圆圆，冀璇，等，2017. 团队资源管理医疗应用进展 [J]. 中华现代护理杂志，23（4）：589-592.

崔宗义，阴晓婷，姚卫华，2021. 探讨介入手术室护理人员职业暴露认知度及继续教育需求程度 [J]. 黑龙江中医药，50（3）：248-249.

代金贞，周志强，吴震，2015. 麻醉机对医疗安全的影响 [J]. 医疗卫生装备，36（4）：123-125.

代小勇，陈健聪，陈利芳，2020. 分阶段目标教学在介入手术室护理实习带教中的应用 [J]. 当代护士（中旬刊），27（1）：160-162.

戴丹，王之，广永恒，等，2014. GE Cardioserv 除颤监护仪质量控制与应用 [J]. 中国医学装备，11（3）：36-38.

戴太芳，2018. 护士分层管理与运用 [M]. 昆明：云南科技出版社.

费莹，聂世姣，赵洪峰，等，2020. 信息化软件在医院环境卫生学监测闭环管理中的作用 [J]. 中华医院感染学杂志，30（22）：3484-3487.

高冬，黄霞，贾培培，等，2021. 急性 A 型主动脉夹层患者死亡危险因素及相应护理对策的研究进展 [J]. 天津护理，29（3）：365-369.

高兴莲，马琼，王曾妍，2022. 手术体位护理学 [M]. 北京：科学出版社.

戈玉梅，2020. 危重患者 CT 增强检查时意外拔管的防范及对策 [J]. 智慧健康，6（2）：10-11.

龚平，2019. 2000—2018 年美国心脏协会心肺复苏及心血管急救指南主要变化给我们的启示 [J]. 中华急诊医学杂志，28（1）：2-7.

顾梅，王雪梅，曹茜，等，2020. 建立介入手术改良预警评分的可行性调查 [J]. 介入放射学杂志，29（3）：319-322.

郭丽丽，2020. 基于三维质量结构理论的介入手术室护理质量敏感指标体系构建及应用 [D]. 呼和浩特：内蒙古医科大学.

郭莉，2019. 手术室护理实践指南 [M]. 北京：人民卫生出版社.

郭万学，2011. 超声医学 [M]. 北京：人民军医出版社.

郭晓贝，王颖，杨雪柯，等，2021. 基于患者参与框架的住院老年患者跌倒预防干预策略的实施 [J]. 护理学杂志，36（1）：50-53.

国家超声医学质量控制中心，中华医学会超声医学分会，2018. 超声医学专业质量管理控制指标专家共识（2018 年版）[J]. 中华超声影像学杂志，27（11）：921-923.

国家卫生健康委和生态环境部，2021.《医疗废物分类目录（2021 年版）》（国卫医函〔2021〕238 号）[A/OL]. http：//www. gov. cn/zhengce/zhengceku/2021-12/02/content_5655394. htm[2022-02-25].

韩丰谈，2022. 医学影像设备学 [M]. 北京：人民卫生出版社.

韩华，王静，范岩明，2012. X 线与 CT 表现对慢性嗜酸细胞性肺炎的诊断 [J]. 中华医院感染学杂志，22（15）：3256-3258.

韩静，王秀军，王晓芳，等，2021. PDCA 管理模式在介入导管室感染管理中的应用 [J]. 护理研究，35（20）：3733-3735.

韩晔，李晔，2017. 探讨冠状动脉介入治疗围术期患者发生碘过敏反应与碘过敏试验结果的相关性 [J]. 中国循环杂志，32（s1）：231.

郝利国，2017. 医学影像设备原理与维护 [M]. 杭州：浙江大学出版社.

侯桂华，肖娟，王英，2021. 介入诊疗器材应用与护理 [M]. 北京：北京大学医学出版社.

侯秀芳，韩斌如，2019. 介入手术室护理人力配置现状与展望 [J]. 护理研究，33（14）：2438-2442.

侯秀芳，王征，韩斌如，2019. 北京市某三甲医院介入手术室护理人力资源配置的探讨 [J]. 中华现代护理杂志，25（28）：3622-3627.

侯雨含，刘玉龙，2018. 高水平放射性核素污染患者的管理与治疗 [J]. 辐射防护通讯，38（5）：38.

胡健，2022. X 射线辐射防护标准法规探究 [J]. 大众标准化，（2）：114-115，118.

胡经文，肖娟，白婷，等，2022. 介入手术室专科护理质量敏感指标体系的构建 [J]. 中华现代护理杂志，28（1）：46-51.

胡雪慧，张美霞，闫沛，等，2016. 全国介入手术室建设及护理管理现状调查与分析 [J]. 中国医院管理，36（1）：72-74.

黄超，2015. 超声诊断仪的保养和维护 [J]. 中国医疗设备，30（3）：157-158.

黄国平，肖翔，2022. 关于辐射防护及放射诊疗管理办法的研究与探讨 [J]. 中国设备工程，（4）：74-77.

黄蔷薇，金茹，叶白如，等，2014. 血透室血压计袖带消毒方法的改进 [J]. 中国消毒学杂志，31（6）：669-670.

黄小红，胡家墙，刘俊，2014. 手术室护士分层培训 [M]. 武汉：湖北科学技术出版社.

黄小坪，郭展熊，2018. 超声诊断仪的若干日常使用问题分析与精细化管理探讨 [J]. 医疗卫生装备，39（6）：83-86.

贾俊格，阴晓婷，杨兰萍，等，2013. Excel 表格在介入导管室绩效管理工作量统计中的应用 [J]. 护士进修杂志，28（18）：1644-1645.

江杏英，李瑞雄，2013. CT引导下经皮肺部穿刺活检术的护理 [J]. 全科护理，11（2）：141.

旷婉，赵体玉，余云红，2017. 术中获得性压疮预防相关研究进展 [J]. 中国护理管理，17（6）：851-855.

李宝珍，陈明伟，2016. 实用医院感染防控手册 [M]. 北京：人民卫生出版社.

李传东，孙士龙，王玉丽，等，2015. 数字减影血管造影设备的校准及维护方法 [J]. 中国医学装备，12（7）：54-57.

李佳克，赵文利，李海云，等，2022. 河南省三级医院介入手术室护士专科培训需求的研究 [J]. 中华护理教育，19（2）：131-135.

李娟，2022. 主动脉夹层患者院内急救转运护理优化策略最佳证据总结 [J]. 当代护士（中旬刊），29（14）：65-68.

李乐之，路潜. 外科护理学 [M]. 6版. 北京：人民卫生出版社.

李麟荪，徐阳，林汉英，2015. 介入护理学 [M]. 北京：人民卫生出版社.

李柳英，张石红，别逢贵，2008. 手术体位安置规范化培训的方法及体会 [J]. 中华护理杂志，43（5）：471-473.

李六亿，吴安华，2021. 新冠肺炎疫情常态化下感染预防与控制实践指引 [M]. 北京：北京大学医学出版社.

李萌，樊先茂，2014. 医学影像检查技术 [M]. 3版. 北京：人民卫生出版社.

李小寒，尚少梅，2017. 基础护理学 [M]. 6版. 北京：人民卫生出版社.

李雪，郭广阔，冉启胜，等，2014. 规范化心率准备技术在冠状动脉CT血管造影中的应用 [J]. 解放军护理杂志，31（14）：50-53.

李雪，曾登芬，2014. 医学影像科护理工作手册 [M]. 北京：人民军医出版社.

李雪华，周丽娟，杨本强，等，2020. 基于岗位胜任力的放射科新入职护士规范化培训课程体系构建 [J]. 中国实用护理杂志，36（11）：866-871.

李娅芳，李思茹，张占杰，等，2020. 大型综合医院辐射安全管理SWOT分析与对策 [J]. 中国医院，24（8）：74-76.

李迎，何瑞仙，李妍，2018. 肝细胞肝癌患者TACE后综合护理 [J]. 中国介入影像与治疗学，15（4）：226-229.

梁斌，郑传胜，肖书萍，等，2020. 介入科防控新型冠状病毒感染的策略与建议 [J]. 介入放射学杂志，29（2）：119-124.

梁浩，江薇，刘玄丰，等，2017. 介入手术平台绩效考核与激励分配方案设计 [J]. 中华医院管理杂志，33（9）：675-678.

梁萍，尚东梅，沈玉杰，2016. 护理干预在多排螺旋CT冠状动脉血管造影检查中的应用 [J]. 实用临床医药杂志，20（10）：189-191.

梁启玲，黎裕萍，2014. 提高平车转运患者安全性的品管圈实践 [J]. 护理学报，21（6）：29-32.

梁雁芳，2013. 护理质量反馈系统的建立与研究进展 [J]. 护士进修杂志，28（7）：630-632.

梁瑶，孙路路，2016. 碘造影剂过敏样反应发生机制研究进展及防治 [J]. 临床药物治疗杂志，14（3）：6-10.

林琳，谢玉先，吴学华，2017. 在职护士培训模式现状研究 [J]. 护理实践与研究，14（5）：21-22.

刘斌，2010. 麻醉机的维护保养及消毒 [J]. 医疗装备，23（9）：80-81.

刘丽，马鸿雁，徐长妍，等，2017. 强化消毒管理对介入手术室空气菌落数及病原菌分布的影响 [J]. 中华医院感染学杂志，27（22）：5273-5277.

刘丽琼，陈秀丽，周倩，等，2021. 在职护士参加继续教育积极性影响因素及教育需求的质性研究 [J]. 全科护理，19（17）：2402-2407.

刘琳，陈守会，焦慧勤，2019. 口腔门诊护士信息化绩效管理方案的制订及应用 [J]. 中华医院管理杂志，54（1）：80-83.

刘旻宁，2018. 介入科护理人员职业安全的危险因素和护理措施 [J]. 临床研究，26（2）：145-146.

刘名利，刘志华，谭莹，等，2016. 低流量低剂量甲氨蝶呤动脉灌注栓塞术在终止子宫瘢痕妊娠的应用 [J]. 临床放射学杂志，35（11）：1754-1757.

刘宪丽，肖明朝，2020. 护理人力资源配置研究进展 [J]. 现代医药卫生，36（16）：2554-2557.

刘亚男，喻晓黎，张洪云，等，2020. 护理质量敏感指标在介入导管室护理治疗持续改进中的作用 [J]. 国际护理学杂志，39（4）：575-577.

刘于，朱娟，2011.专科护士的培训与管理 [J].护理研究，25（12）：3180-3181.

卢绍伟，卢倩，彭永华，等，2017.肝癌破裂出血的快速诊断及急救处理 [J].临床急诊杂志，18（12）：961-963.

吕圣秀，曾勇明，戴欣，等，2013.胸部低剂量 CT 在 AIDS 合并 PCP 体质量正常患者影像诊断中的临床应用 [J].重庆医学，42（34）：4115-4116，4119.

马丽，赵晶，何丽，等，2022.MRI 引导下介入手术围手术期护理标准专家共识 [J].中国介入影像与治疗学，19（1）：7-11.

麦海超，2021.钆类对比剂静脉外渗护理 [J].中外医疗，40（4）：195-198.

毛淑芝，侯蕊，薛霞，2006.现代手术室护理与创新管理 [M].济南：山东科学技术出版社.

毛燕君，秦月兰，刘雪莲，2017.介入手术室护理管理实用手册 [M].上海：第二军医出版社.

毛燕君，许秀芳，杨继金，2013.介入治疗护理学 [M].2 版.北京：人民军医出版社.

毛燕君，叶文琴，田梅梅，等，2010.含碘对比剂静脉外渗之护理管理规范探索 [J].中国护理管理，10（4）：63-65.

么莉，2018.护理敏感质量指标监测基本数据集实施指南（2018 版）[M].北京：人民卫生出版社.

莫伟，李海燕，2017.外周血管疾病介入护理学 [M].北京：人民卫生出版社.

母义明，纪立农，宁光，2019.二甲双胍临床应用专家共识（2018 年版）[J].中国糖尿病杂志，27（3）：161-173.

农茂莹，农瑞珍，农卫华，2011.新形势下基层医院放射科护士应具备的素质 [J].医学信息，24（9）：5833-5834.

潘志颖，许云妥，2022.临床护士职业暴露回顾性分析及干预对策研究 [J].中国医药指南，20（26）：98-101.

彭会珍，张红梅，张振香，等，2022.河南省介入手术室专科护士临床培训体验的质性研究 [J].国际护理学杂志，41（12）：2135-2137.

戚跃勇，邹利光，孙清荣，等，2012.肺部炎性假瘤的多层螺旋 CT 特征性表现的诊断价值 [J].中华肺部疾病杂志，5（5）：432-434.

秦卫兵，张宪玲，2013.256 层螺旋 CT 冠状动脉检查的护理 [J].中国临床护理，5（4）：306-307.

秦小平，2014.实用医院感染管理指南 [M].北京：人民军医出版社.

秦月兰，郑淑梅，刘雪莲，2020.影像护理学 [M].北京：人民卫生出版社.

卿雅丽，陈务贤，2021.心脏介入导管室专科护理敏感质量指标的研究进展 [J].护理研究，35（22）：4050-4052.

仇铁英，黄金，2014.护理不良事件概念与管理研究现状 [J].中国护理管理，14（9）：1004-1008.

屈红，王非凡，潘群，2019.临床护理应急预案与处理流程 [M].北京：科学出版社.

任伟，王兵，2020.多层 CT 高压注射器的维修及保养 [J].医疗装备，33（3）：123.

荣独山，2001.X 线诊断学（第 2 册腹部）[M].2 版.上海：上海科学技术出版社.

单敏红，李艳双，殷立新，等，2010.洁净手术室感染手术的流程处理 [J].中华医院感染学杂志，20（14）：2146.

沈御珊，林吉跃，姚卫武，2022.医院高质量发展下医用耗材的科学化管理 [J].现代医院，22（9）：1413-1416.

师亮，张敏达，李文龙，2012.加强医疗设备安全使用管理应把握的几个环节 [J].医疗卫生装备，33（1）：125-126.

史朴军，谢泽桥，郭文涛，等，2014.数字化百级层流复合手术室的设计与建设 [J].中国医疗设备，29（10）：84-86.

史苏霞，毛燕君，程洁，等，2020.放射科碘对比剂外渗管理的证据总结 [J].护理研究，34（14）：2500-2504.

宋瑰琦，李雪娇，秦玉霞，等，2014.护理管理岗位绩效考评与分配的做法与成效 [J].中华护理杂志，49（8）：957-961.

宋剑平，朱晨玲，杨燕，等，2022.基于系统性思维的临床风险主动识别与监控系统的构建与实践 [J].中国护理管理，22（8）：1228-1232.

孙守家，黄齐兵，2019.重度颅脑损伤：应该预防癫痫吗?[J].中国实用内科杂志，39（12）：1045-1047.

孙希芹，2016.品管圈活动在减少碘对比剂静脉外渗中的应用效果分析 [J].齐鲁护理杂志，22（12）：105-106.

孙志丹，杨秀华，徐善才，等，2015.数字减影血管造影设备的维护与维修 [J].现代生物医学进展，15（7）：1350-1352.

汤萌萌，丁秀影，董雪，2016.浅析护理继续教育存在的问题及对策研究 [J]. 中国卫生产业，13（10）：146-148.

唐萍，任洪艳，罗素新，等，2015.持续质量改进对心导管室医院感染的影响 [J]. 中华医院感染学杂志，25（7）：1675-1677.

唐振良，贾爱芹，李荜芸，等，2014. 介入放射学简史 [J]. 中华医史杂志，44（3）：158-165.

陶鑫，陈方，马艳茹，等，2018.PET 检查场所放射性体液污染监测与防护干预 [J]. 上海护理，18（12）：72-74.

万学红，卢雪峰，2018. 诊断学 [M]. 8 版 . 北京：人民卫生出版社 .

汪琴，张玉梅，2013. 人工全髋关节置换术致肺栓塞的护理观察及体会 [J]. 中华肺部疾病杂志，6（2）：87.

王国庆，崔宏伟，祁严严，2022.医用输液泵和注射泵的质量控制检测及影响因素医疗装备 [J]，35（15）：18-21.

王海东，2018. Siemens Skyra3. 0 T 新型磁共振成像设备故障维修与保养 [J]. 中国医学物理学杂志，35（10）：1217-1219.

王卉，何水云，熊娜，2019. 介入手术室护理人员继续教育需求程度与影响因素分析 [J]. 护理实践与研究，16（7）：10-12.

王会利，2012. 输液泵持续冲洗预防负压封闭引流导管阻塞的护理 [J]. 护士进修杂志，27（4）：379-380.

王泠，胡爱玲，2021. 压力性损伤临床防治国际指南 2019[M]. 3 版 . 北京：人民卫生出版社 .

王淼，陈庆，阮红霞，等，2022. 专科护士基地带教老师培训体验的质性研究 [J]. 护理学杂志，37（3）：65-68.

王琦，刘强，2021. 欧洲辐射防护的最新进展 [J]. 医学影像学杂志，31（12）：2145-2147.

王乔宇，赵志刚，2018. 神经外科围手术期预防性抗癫痫药物的合理使用 [J]. 临床药物治疗杂志，16（9）:9-13.

王赛云，2013. 超声与 CT 检查在甲状腺疾病诊断中的临床价值分析 [J]. 医学影像学杂志，23（4）：608-610.

王威，王祥，谢磊，等，2020. 雷替曲塞联合肝动脉化疗栓塞术在晚期大肠癌肝转移中的应用 [J]. 中国新药与临床杂志，39（4）：231-234.

王晓慧，陈虹，2022.《中国肺动脉高压诊断与治疗指南（2021 版）》解读：肺动脉高压合并咯血的病因识别和处理 [J]. 国际呼吸杂志，42（5）：355-359.

王馨，2016. 介入手术室护士胜任特征模型验证研究 [D]. 上海：第二军医大学 .

王永胜，马雏凤，陶晶，2021. 5- 氟尿嘧啶（5-FU）动脉灌注治疗原发性肝癌的疗效分析 [J]. 沈阳药科大学学报，38（S1）：45-46.

王芝，姜梅，许燕，等，2015. 专科护士院内继续教育管理体系的实施效果 [J]. 护理实践与研究，12（2）：103-104.

王志超，郭文，张贵英，等，2020. 医用 X 射线诊断设备生产企业调试机房辐射水平测量及分析 [J]. 中国医学装备，17（2）：9-12.

韦清，柏晓玲，逄锦，等，2022. 介入诊疗医务人员正确使用辐射防护用具的证据总结 [J]. 介入放射学杂志，31（7）：724-727.

卫青，刘晓芯，王玉吟，2022. 基于平台建设提升心血管介入手术室专科护士能力培养的实践研究 [J]. 国际护理学杂志，41（15）：2693-2697.

魏永婷，吴秀红，陈挺晖，等，2016. 手术室护士绩效考核体系的构建及效果分析 [J]. 中国护理管理，16（9）：1230-1235.

温俊，麦志文，方卓敏，2018. 浅谈复合手术平台改造项目的前期关注点 [J]. 中国医院建筑与装备，19（4）：83-87.

吴荷玉，赵诗雨，马琼，等，2022. 手术室药品管理质量评价指标体系的构建与应用 [J]. 护理学杂志，37（17）：46-49，59.

吴疆，林双宏，郭兰谦，2019. 基于卡方自动交互检测方分析方法的病区单元护理绩效考核 [J]. 护理学杂志，34（2）：4-8.

吴欣娟，王艳梅，2017. 护理管理学 [M]. 4 版 . 北京：人民卫生出版社 .

吴云良，周雪萍，胡亚娣，2021. 新医改下医用耗材成本控制探讨 [J]. 中华医院管理杂志，37（5）：393-395.

吴宗敏，熊雅，2019. 介入科手术室护士面对突发事件的处置能力探究 [J]. 中国卫生产业，16（7）：73-74.

夏雪中，2004. 新形势下护理质量管理模式与方法进展概述 [J]. 中国护理管理 4（2）：39-40.

肖书萍，陈冬萍，熊斌，2016. 介入治疗与护理 [M]. 北京：中国协和医科大学出版社 .

肖书萍，李小芳，2017. 介入手术室环境卫生学监测及持续质量改进 [J]. 护理学杂志，32（1）：89-90，106.

肖书萍，饶珉，罗金香，等，2021. 新冠肺炎疫情常态下介入手术室感染防控管理专家共识 [J]. 临床放射学杂志，40（1）：6-10.

谢宇红，王征琼，陈宇慧，2017. 抢救车专案管理及持续质量改进 [J]. 护理学杂志，32（15）：54-55.

刑秀亚，2017. 肿瘤微创介入治疗护理学 [M]. 北京：人民卫生出版社 .

徐艳，马靓，顾秋雨，等，2019. 多系统联动护理绩效考核信息系统的构建及应用 [J]. 护理学杂志，34（12）：69-72.

徐阳，王雪梅，李玫，2020. 急诊介入护理学 [M]. 北京：人民卫生出版社 .

徐英能，顾佳蓓，范绒丽，等，2015. "品管圈"活动在降低用药核对错误中的应用 [J]. 中国医院，19（11）：38-39.

杨宝玉，2017. 介入手术室护理管理中的要点及隐患预防 [J]. 中国卫生产业，14（15）：115-116.

杨红，刘东玲，徐艳华，2022. 基于质量敏感指标的 PDCA 循环质量改进干预在介入手术室质量管理中的干预效果 [J]. 国际护理学杂志，41（8）：1351-1355.

杨乐甘，2014. 急危重症患者影像学检查的护理 [J]. 当代护士（中旬刊），(5)：111-112.

杨秋月，汪晖，李琴，2022. 非离子型碘对比剂致急性不良反应现状及影响因素的研究进展 [J]. 循证护理，8（7）：920-924.

杨霞，朱永华，刘义兰，等，2019. 门诊分诊护士绩效考核指标的构建 [J]. 护理学杂志，34（15）：62-65.

杨雪玲，于海鹏，邢文阁，等，2019. 我国肿瘤介入专业技术人员职业暴露调查与分析 [J]. 介入放射学杂志，28（6）：586-590.

杨燕，熊剑秋，2018. 影响 Stanford A 型主动脉夹层患者术前猝死的因素及护理对策 [J]. 护理实践与研究，15（2）：71-72.

杨忠，2019. 放射性事故处理及放射环境管理 [J]. 环境与发展，31（12）：198，201.

叶海荣，吴振华，许旭光，等，2017. 磁共振成像系统 1.5T 失超故障应急处理及失超管改造 [J]. 医疗装备，30（21）：50-51.

尹兵，麻勇，2020. 肝癌破裂相关急腹症的诊治体会 [J]. 国际外科学杂志，47（10）：649-654.

于明峰，刘于，汪晖，2021. 新入职护士应对方式与社会支持现状调查 [J]. 全科护理，19（7）：883-886.

余建明，李真林，2021. 实用医学影像技术 [M]. 2 版. 北京：人民卫生出版社：1117.

余益新，2020. 超声设备维护保养及常见故障分析 [J]. 医疗装备，33（24）：135-136.

袁之叶，2018. 医院医用耗材二级库管理系统的应用 [J]. 科技风，(21)：74.

曾碧新，郑万挺，蔡志敏，等，2017. 医疗设备维修工艺 [M]. 北京：科学出版社 .

曾华驱，黄炽雄，2018. OptiVantage 高压注射器的日常保养和常见故障解决 [J]. 医疗装备，31（17）：142-143.

曾友，2017. 手术体位常见并发症及护理预防性措施 [J]. 影像研究与医学应用，1（16）：191-192.

张丹丹，2017. 接台手术患者安全管理评价指标体系构建及实施效果的研究 [D]. 杭州：浙江中医药大学 .

张军根，付卫林，钱利娜，等，2013. 临床路径对急救小组心肺复苏质量效能的改进 [J]. 中华急诊医学杂志，22（10）：1193-1197.

张玲玲，刘艳，2020. MR 高压注射器使用操作技巧与注意事项 [J]. 影像研究与医学应用，4（9）：114-115.

张梅，刘欣，2018. 护理人员继续教育课程重要性与护理能力的关系 [J]. 中国继续医学教育，10（1）：1-2.

张梅，刘子燕，王彩霞，等，2017. 持续质量改进在介入手术室医院感染管理中的应用 [J]. 齐鲁护理杂志，23（20）：118-120.

张勤，乔继红，2021. "平战结合"型介入手术室建筑布局设计思考 [J]. 介入放射学杂志，30（7）：743-746.

张蕊，崔茹欣，钟朝辉，等，2021. 电热恒温箱温度设定值对 CT 增强检查中碘对比剂注射温度的影响 [J]. 中国 CT 和 MRI 杂志，19（3）：174-176.

张涛，吴文超，李明，2019. 普通手术室改造为复合手术室的设计 [J]. 中国医疗设备，34（11）：134-137.

张炜浩，郭志，邢文阁，等，2013. CT 导向下 125I 粒子植入挽救治疗肾上腺转移瘤 11 例近期疗效评价 [J].

介入放射学杂志，22（10）：815-818.

张闻熙，2015. PDCA 循环在提高标志腕带佩戴执行率中的效果评价 [J]. 实用临床医药杂志，19（16）：160-161.

张晓，王天天，2021. 品管圈对手术室管理护理效果的影响 [J]. 中国卫生标准管理，12（13）：167-168.

张幸国，王临润，刘勇，2017. 医院品管圈辅导手册 [M]. 北京：人民卫生出版社 .

张秀琴，2016. 婴幼儿 MRI 检查中的全方位护理 [J]. 内蒙古医学杂志，48（8）：1000-1002.

张雪梅，付丽军，李国华，2013. 持续质量改进在综合性介入手术室医院感染防控中的应用 [J]. 新疆医科大学学报，36（8）：1172-1175.

张瑶琴，2009. 双向核对在病人身份识别中的应用 [C]. 中华护理学会 2009 全国护理新理论？新方法？新技术研究会论文汇编 . 海口：中华护理学会 .

张业宏，2010. 洁净手术室特殊感染手术间流程管理与感染控制 [J]. 护士进修杂志，25（24）：2220-2222.

张荫金，董迪，梁燕，等，2016. 国内外护理人员继续教育现状分析与评价的研究进展 [J]. 中华现代护理杂志，22（18）：2652-2654.

张玉莲，2018. 护士专业化建设模式与实践 [M]. 西安：云南科技出版社 .

张峥，毛燕君，高嵩芹，等，2014. 导管室护理人员绩效信息化管理方法研究 [J]. 护士进修杂志，29（2）：112-114.

赵晓梅，张秀英，相锋，2010. 我国护理质量管理研究进展 [J]. 解放军护理杂志，27（16）：1236-1238.

郑方，范从源，2000. 麻醉设备学 [M]. 北京：人民卫生出版社 .

郑嘉玲，吕杰，刘杨，等，2020. 麻醉机不良事件相关数据分析 [J]. 中国医学装备，17（1）：55-57.

郑淑梅，李雪，2019. 影像科护理 [M]. 北京：人民卫生出版社 .

中国静脉介入联盟，中国医师协会介入医师分会外周血管介入专业委员会，2020. 下肢深静脉血栓形成介入治疗护理规范专家共识 [J]. 介入放射学杂志，29（6）：531-540.

中国抗癌协会肿瘤介入学专业委员会专家组，2020. 新型冠状病毒肺炎防疫期间肿瘤患者介入诊治流程专家共识 [J]. 中国介入影像与治疗学，17（3）：129-132.

中国研究型医院学会超声专业委员会，中国医师协会超声医师分会，中国医学影像技术研究会超声分会，等，2022. 超声造影规范化护理专家共识 [J]. 中国研究型医院，9（3）：3-12.

中国医师协会急诊医师分会，中华医学会急诊医学分会，全军急救医学专业委员会，等，2021. 急性上消化道出血急诊诊治流程专家共识 [J]. 中国急救医学，41（1）：1-10.

中国医师协会整合医学分会呼吸专业委员会，2019. 大咯血诊疗规范 [J]. 中华肺部疾病杂志（电子版），12（1）：1-8.

中华护理学会内科专业委员会，2021. 含碘对比剂静脉外渗护理管理实践指南 [J]. 中华护理杂志，56（7）：1008.

中华人民共和国国家食品药品监督管理总局，2015. 医疗器械使用质量监督管理办法 . 国家食品药品监督管理总局令〔2015〕18 号 [A/OL]. http：//www. gov. cn/zhengce/2021-06/29/content_5723561. htm[2022-12-27].

中华人民共和国国家食品药品监督管理总局，2017. 食品药品监管总局发布《医疗器械召回管理办法》. 国家食品药品监督管理总局令〔2017〕29 号 [A/OL]. http：//www. gov. cn/xinwen/2017-02/08/content_5166508. htm#1[2022-12-27].

中华人民共和国国家食品药品监督管理总局，2017. 医疗器械网络销售监督管理办法 . 国家食品药品监督管理总局令〔2017〕38 号 [A/OL]. http：//www. gov. cn/zhengce/2021-06/28/content_5723570. htm[2022-12-27].

中华人民共和国国家卫生和计划生育委员会，2017. 医疗机构环境表面清洁与消毒管理规范 . WS/T 512-2016[S/OL]. http：//www. nhc. gov. cn/wjw/s9496/201701/0a2cf2f4e7d749aa920a907a56ed6890. shtml[2022-12-27].

中华人民共和国国家卫生和计划生育委员会，2016. 医院消毒供应中心第一部分：管理规范 . WS 310. 1-2016[S/OL]. http：//www. nhc. gov. cn/wjw/s9496/201701/bbf3172246bd4fc49d4562a66407dd99. shtml[2022-12-27].

中华人民共和国国家卫生健康委，2022. 国家卫生健康委关于印发《三级医院评审标准（2022 年版）》及其实施细则的通知 . 国卫医政发〔2022〕31 号 [A/OL]. http：//www. nhc. gov. cn/yzygj/s3585/202212/cf-89d8a82a68421cbb9953ec610fb861. shtml[2022-12-27].

中华人民共和国国家卫生健康委办公厅，2019. 国家卫生健康委办公厅《关于进一步加强医疗机构感染预防与控制工作的通知》. 国卫办医函〔2019〕480 号 [A/OL]. http：//www. nhc. gov. cn/yzygj/s7659/201905/d831719a5ebf450f991ce47baf944829. shtml[2022-12-27].

中华人民共和国国家质量监督检验检疫总局，中国国家标准化管理委员会，2014. 医院消毒卫生标准 . GB/T 15982-2012[S/OL]. http：//www. nhc. gov. cn/wjw/s9488/201410/0e39d3b287e347ccb317a16ae2a4899f. sht-ml[2022-12-27].

中华人民共和国国务院办公厅，2021. 国务院办公厅关于推动公立医院高质量发展的意见（国办发〔2021〕18 号）[A/OL]. http：//www. gov. cn/gongbao/content/2021/content_5618942. htm[2022-02-25].

中华人民共和国卫生部，2009. 医院隔离技术规范 . WS/T 311-2009[S/OL]. http：//www. nhc. gov. cn/wjw/s9496/200904/40116. shtml[2022-12-27].

中华人民共和国卫生部，2012. 医疗机构消毒技术规范 . WS/T 367-2012[S/OL]. http：//www. nhc. gov. cn/wjw/s9496/201204/54510. shtml[2022-12-27].

中华人民共和国住房和城乡建设部，中华人民共和国国家质量监督检验检疫总局，2014. 综合医院建筑设计规范 . GB/T 51039-2014[S/OL]. http：//www.mohurd. gov. cn/gong kai/zhengce/zhengcefilelib/201412/20141209_224354. html[2023-3-16].

中华医学会放射学分会，中华医学会影像技术分会，2016. CT 检查技术专家共识 [J]. 中华放射学杂志，50（12）：916-928.

中华医学会放射学分会，中华医学会影像技术分会，2016. MRI 检查技术专家共识 [J]. 中华放射学杂志，50（10）：724-739[L2].

中华医学会放射学分会对比剂安全使用工作组，2013. 碘对比剂使用指南（第 2 版）[J]. 中华放射学杂志，47（10）：869-872.

中华医学会放射学分会放射护理专业委员会放射诊断护理学组，2018. 影像科碘对比剂输注安全专家共识 [J]. 介入放射学杂志，27（8）：707-712.

中华医学会放射学分会护理工作组，2022. 介入手术室医院感染控制和预防临床实践专家共识 [J]. 介入放射学杂志，31（6）：531-537.

中华医学会放射学分会质量管理与安全管理学组，中华医学会放射学分会磁共振成像学组，2017. 磁共振成像安全管理中国专家共识 [J]. 中华放射学杂志，51（10）：725-731.

中华医学会检验医学分会，国家卫生和计划生育委员会临床检验中心，2016. 便携式血糖仪临床操作和质量管理规范中国专家共识 [J]. 中华医学杂志，96（36）：2864-2867.

中华医学会心血管病学分会介入心脏病学组，中华医学会心血管病学分会大血管病学组，中华心血管病杂志编辑委员会，2021. 经动脉心血管介入诊治中含碘对比剂相关不良反应防治的中国专家共识（2021）[J]. 中华心血管病杂志，49（10）：972-985.

周凤，2020. 影像医疗仪器设备的维护及保养研究 [J]. 设备管理与维修，（6）：90-91.

周伟，季洪玲，朱月兰，2013. 急诊颅脑损伤躁动患者的临床病因观察及护理干预对策 [J]. 实用心脑肺血管病杂志，21（1）：173-174.

周新，2014. 护士核辐射职业暴露原因分析及防护措施探讨 [J]. 中国实用护理杂志，30（6）：51-52.

周燕，2019. 介入科护士心理问题分析及对策研究 [J]. 智慧健康，5（22）：102-103.

祖凤娇，赵丽，刘俊伶，等，2016. 机械通气患者行 MRI 检查的护理 [J]. 护士进修杂志，31（4）：373-374.

ABRATT RP，RAUTENBACH M，GOVENDER Y，et al，2021. A quality improvement programme in radiotherapy using workflow audits[J]. S Afr Med J，111（2）：106-109.

AGARWAL S，GALLO JJ，PARASHAR A，et al，2016. Impact of lean six sigma process improvement methodology on cardiac catheterization laboratory efficiency[J]. Cardiovasc Revasc Med，17（2）：95-101.

ANDERSON RD，MASSOOMI MR，2018. Efficiency improvements in the catheterization laboratory：it's all about the team[J]. JACC Cardiovasc Interv，11（4）：339-341.

ARRIAGA AF，BADER AM，WONG JM，et al，2013. A simulation-based trial of surgical-crisis checklists[J]. N Engl J Med，368（15）：1459-1460.

CHANA N，KENNEDY P，CHESSELL ZJ，2015. Nursing staffs' emotional well being and caring behaviours[J]. J Clin Nurs，24（19-20）：2835-2848.

CHANG SR，LEUNG WC，VASSALCOM，et al，2022. Antiepileptic drugs for the primary and secondary prevention of seizures after stroke[J]. Cochrane Database Syst Rev，2（2）：CD005398.

DAVENPORT MS，WANG CL，BASHIR MR，et al，2012. Rate of contrast material extravasations and allergic-like reactions：effect of extrinsic warming of low-osmolality iodinated CT contrast material to 37 degrees C[J]. Radiology，262（2）：475-484.

FREY P，CONNORS A，RESNIC FS，2012. Quality measurement and improvement in the cardiac catheterization laboratory[J]. Circulation，125（4）：615-619.

GABRIELE P，MALINVERNI G，BONA C，et al，2006. Are Quality Indicators for Radiotherapy Useful in the Evaluation of Service Efficacy in a New Based Radiotherapy Institution[J]? Tumori，92（6）：496-502.

GAO JL，LIU XM，CHE WF，et al，2018. Construction of nursing-sensitive quality indicators for haemodialysis using Delphi method[J]. J Clin Nurs，27（21-22）：3920-3930.

GARCIA-TSAO G，ABRALDES JG，BERZIGOTTI A，et al，2017. Portal Hypertensive Bleeding in Cirrhosis：Risk Stratification，Diagnosis，and Management：2016 Practice Guidance by the American Association for the Study of Liver Diseases[J]. Hepatology，65（1）：310-335.

GONZALES L，FIELDS W，MCGINTY J，et al，2010. Quality improvement in the catheterization laboratory：redesigning patient flow for improved outcomes[J]. Crit Care Nurse，30（2）：25-32.

HAN S，YOON SH，LEE W，et al，2019. Management?of?adverse?reactions?to?iodinated?co ntrast?media?for?computed?tomography?in korean referral hospitals：A survey investigation[J]. Korean J Radiol，20（1）：148-157.

HSUEH KC，FAN HL，CHEN TW，et al，2012. Management of spontaneously ruptured hepatocellular carcinoma and hemoperitoneum manifested as acute abdomen in the emergency room[J]. World J Surg，36（11）：2670-2676.

JU QY，HUANG LH，ZHAO XH，et al，2018. Development of evidencebased nursing-sensitive quality indicators for emergency nursing：a Delphi study[J]. J Clin Nurs，27（15-16）：3008-3019.

JURADO-ROM?N A，HERN?NDEZ-HERN?NDEZ F，GARC?A-TEJADA J，et al，2015. Role of hydration in contrast-induced nephropathy in patients who underwent primary percutaneous coronary intervention[J]. Am J Cardiol，115（9）：1174-1178.

MARMO R，PASCALE F，DIANA L，et al，2022. Lessons learnt for enhancing hospital resilience to pandemics：A qualitative analysis from Italy[J]. Int J Disaster Risk Reduct，15（81）：103265.

MINSINGER KD，KASSIS HM，BLOCK CA，et al，2014. Meta-analysis of the effect of automated contrast injection devices versus manual injection and contrast volume on risk of contrast-induced nephropathy[J]. Am J Cardiol，113（1）：49-53.

NICOLA R，SHIQDAN KW，ARAN S，et al，2016. Contrast Media Extravasation of Computed Tomography and Magnetic Resonance Imaging：Management Guidelines for the Radiologist[J].Curr Probl Diagn Radiol, 45(3): 161-164.

REED GW，HANTZ S，CUNNINGHAM R，et al，2018. Operational efficiency and productivity improvement initiatives in a large cardiaccatheterization laboratory[J]. JACC Cardiovasc Interv，11（4）：329-338.

REED GW，TUSHMAN ML，KAPADIA SR，2018. Operational efficiency and effective management in the catheterization laboratory：JACC review topic of the week[J]. J Am Coll Cardiol，72（20）：2507-2517.

THOMAS RP，GRAU M，ELDERGASH O，et al，2018. Will X-ray Safety Glasses Become Mandatory for Radiological Vascular Interventions[J]? Cardiovasc Intervent Radiol，41（7）：1074-1080.

UEDA K，OHTERA S，KASO M，et al，2017. Development of quality indicators for low-risk labor care provided by midwives using a RAND-modified Delphi method[J]. BMC Pregnancy Childbirth，17（1）：315.

WANG J，LIU F，TAN JBX，et al，2019. Implementation of infection prevention and control in acute care hospitals in Mainland China-a systematic review[J]. Antimicrob Resist Infect Control，（8）：32.

WILSON S，HAUCK Y，BREMNER A，et al，2012. Quality nursing care in Australian paediatric hospitals：a Delphi approach to identifying indicators[J]. J Clin Nurs，21（11-12）：1594-1605.

附录 1　放射科护理相关法律法规

中华人民共和国国务院令〔2022〕25 号，放射性药品管理办法

中华人民共和国国务院令〔2016〕526 号，药品经营质量管理规范实施细则

中华人民共和国卫生部令〔2016〕46 号，放射诊疗管理规定

中华人民共和国国务院令〔2018〕52 号，中华人民共和国职业病防治法

中华人民共和国主席令〔2003〕6 号，中华人民共和国放射性污染防治法

中华人民共和国卫生部令〔1992〕20 号，卫生监督员管理办法

中华人民共和国卫生部令〔2007〕55 号，放射工作人员职业健康管理办法

中华人民共和国卫生部令〔2006〕48 号，医院感染管理办法

中华人民共和国卫生部令〔2017〕27 号，消毒管理办法

中华人民共和国国务院令〔2011〕380 号，医疗废物管理条例

中华人民共和国卫生部令〔2003〕36 号，医疗卫生机构医疗废物管理办法

中华人民共和国国卫办监督函〔2020〕147 号，消毒剂使用指南

国家卫生健康委办公厅国卫办医函〔2019〕828 号，心血管疾病介入等 4 个介入类诊疗技术临床应用管理规范

中华人民共和国卫生部令〔2001〕17 号，放射工作卫生防护管理办法

中华人民共和国国务院令〔2019〕449 号，放射性同位素与射线装置安全和防护条例

中华人民共和国卫医管〔2010〕4 号，医疗器械临床使用安全管理规范（试行）

中华人民共和国国务院令〔2021〕276 号，医疗器械监督管理条例

中华人民共和国药监械〔2017〕104 号，医疗器械分类目录

中华人民共和国卫医政〔2009〕90 号，医院手术部（室）管理规范（试行）

中华人民共和国卫医政〔2012〕30 号，关于实施医院护士岗位管理的指导意见

中华人民共和国卫医政〔2010〕108 号，医院实施优质护理服务工作标准（试行）

中华人民共和国卫医政〔2022〕31 号，三级医院评审标准（2022 年版）及其实施细则

中华人民共和国国卫办医函〔2019〕518 号，医疗质量安全核心制度要点（试行）

中华人民共和国卫医政〔2009〕49 号，综合医院分级护理指导原则（试行）

中华人民共和国国家食品药品监督管理总局〔2014〕58 号，医疗器械经营质量管理规范的公告

中华人民共和国国家标准，GB 15982—2012，医院消毒卫生标准

中华人民共和国国家标准，GB 19193—2015，疫源地消毒总则

中华人民共和国国家标准，GB 50333—2013，医院洁净手术部建筑技术规范

中华人民共和国国家标准，GB 18871—2002，电离辐射防护与辐射源安全基本标准

中华人民共和国卫生行业标准，WS/T 431—2013，护理分级

中华人民共和国卫生行业标准，WS/T 367—2012，医疗机构消毒技术规范

中华人民共和国卫生行业标准，WS/T 311—2009，医院隔离技术规范

中华人民共和国卫生行业标准，WS/T 508—2016，医院医用织物洗涤消毒技术规范

中华人民共和国卫生行业标准，WS/T 512—2016，医疗机构环境表面清洁与消毒管理规范

中华人民共和国卫生行业标准，WS/T 313—2019，医务人员手卫生规范

中华人民共和国卫生行业标准，WS/T 433—2013，静脉治疗护理技术操作规范

中华人民共和国卫生行业标准，WS/T 500—2016，电子病历共享文档规范

中华人民共和国卫生行业标准，WS/T 592—2018，医院感染预防与控制评价规范

中华人民共和国卫生行业标准，WS/T 368—2012，医院空气净化管理规范

中华人民共和国卫生行业标准，WS/T 525—2016，医院感染管理专业人员培训指南

中华人民共和国卫生国家标准，GB/T 17827—1999，放射治疗机房设计导则

中华人民共和国国家标准，GB14500—2002，放射性废物管理规定

中华人民共和国卫生行业标准，WS/T 2—1996，医用放射性废物管理的放射卫生要求

中华人民共和国卫生行业标准，WS/T 190—1999，医用 X 射线放射卫生防护监测规范

中华人民共和国卫生国家标准，GB 9706.243—2021，医用电气设备 第 2—43 部分：介入操作 X 射线设备的基本安全和基本性能专用要求

中华人民共和国卫生国家标准，GB/T 18197—2000，放射性核素内污染人员医学处理规范

中华人民共和国卫生行业标准，WS/T 74—1996，医学放射工作人员的放射防护培训规范

中华人民共和国核行业标准，EJ 943—2016，辐射工作人员个人监测管理

中华人民共和国国家生态环境标准，HJ 1198—2021，放射治疗辐射安全与防护要求

中华人民共和国卫生国家标准，GB16362—2010，远距治疗患者放射防护与质量保证要求

中华人民共和国国家职业卫生标准，GBZ 130—2020 放射诊断放射防护要求

中华人民共和国卫生行业标准，WS 180—1999，密封 γ 放射源容器放射卫生防护标准

中华人民共和国卫生行业标准，WS/T 584—2017，人体内放射性核素全身计数测量方法

中华人民共和国卫生行业标准，WS/T 613—2018，公众成员的放射性核素年摄入量限值

中华人民共和国国家职业卫生标准，GBZ 169—2020，职业性放射性疾病诊断程序和要求

中华人民共和国卫生行业标准，WS/T 328—2011，放射事故医学应急预案编制规范

中华人民共和国卫生行业标准，WS/T 186—1999，人体体表放射性核素污染去污处理规范

北京市地方标准，DB11/T 1324—2016，放射诊疗建设项目职业病危害放射防护评价规范

上海市地方标准，DB31/T 1248—2020，移动式 X 射线诊断设备床边操作放射防护要求

北京市地方标准，DB11/T 1930—2021，放射工作人员健康检查染色体畸变和微核检测质量控制规范

吉林省地方标准，DB22/T 2063—2014，放射诊疗工作人员职业病危害控制指南

江苏省地方标准，DB32/T 3906—2020，介入放射学和临床核医学放射工作人员职业健康检查规范

江苏省地方标准，DB32/T 3907—2020，放射诊疗工作场所外照射在线监测系统设置规范

甘肃省地方标准，DB62/T 4423—2021，放射卫生技术服务机构服务指南

上海市地方标准，DB31/T 1249—2020，医疗废物卫生管理规范

吉林省地方标准，DB22/T 2189—2014，医疗废物管理规范

河北省地方标准，DB13/T 5472—2021，新型冠状病毒感染疫情期间放射学科防控技术要求

附录 2　放射科护理相关指南和专家共识

中华医学会放射学分会对比剂安全使用工作组，2013. 碘对比剂使用指南（第 2 版）[J]. 中华放射学杂志，47（10）：869-872.

中华医学会放射学分会放射护理专业委员会放射诊断护理学组，2018. 影像科碘对比剂输注安全专家共识 [J]. 介入放射学杂志，27（08）：707-712.

中华护理学会内科专业委员会，2021. 含碘对比剂静脉外渗护理管理实践指南 [J]. 中华护理杂志，56（07）：1008.

陈韵岱，陈纪言，傅国胜，等，2014. 碘对比剂血管造影应用相关不良反应中国专家共识 [J]. 中国介入心脏病学杂志，22（06）：341-348.

史苏霞，毛燕君，程洁，等，2020. 放射科碘对比剂外渗管理的证据总结 [J]. 护理研究，34（14）：2500-2504.

中华医学会影像技术分会医学影像护理专委会，2021. 影像增强检查静脉输注工具规范应用专家共识 [J]. 中国医疗设备，36（03）：1-5.

中华医学会心血管病学分会介入心脏病学组，中华医学会心血管病学分会大血管病学组，中华心血管病杂志编辑委员会，2021. 经动脉心血管介入诊治中含碘对比剂相关不良反应防治的中国专家共识（2021）[J]. 中华心血管病杂志，49（10）：972-985.

海峡两岸医药卫生交流协会护理分会心血管护技专业学组，2021. 心血管介入碘对比剂使用管理护理专家共识 [J]. 中国循环杂志，36（07）：625-633.

中国医师协会介入医师分会，2020. 介入医务工作者应对新型冠状病毒感染防控专家共识 [J]. 中华医学杂志，100（23）：1761-1767.

肖书萍，饶珉，罗金香，等，2021. 新冠肺炎疫情常态下介入手术室感染防控管理专家共识 [J]. 临床放射学杂志，40（01）：6-10.

中华医学会放射学分会护理工作组，2022. 介入手术室医院感染控制和预防临床实践专家共识 [J]. 介入放射学杂志，31（06）：531-537.

中华医学会核医学分会《临床核医学辐射安全专家共识》编写委员会，2017. 临床核医学辐射安全专家共识 [J]. 中华核医学与分子影像杂志，37（04）：225-229.

中华医学会影像技术分会，中华医学会放射学分会，2016.MRI 检查技术专家共识 [J]. 中华放射学杂志，50（10）：724-739.

中华医学会影像技术分会，中华医学会放射学分会，2016.CT 检查技术专家共识 [J]. 中华放射学杂志，50（12）：916-928.

江苏省研究型医院学会感染与炎症放射学专业委员会，江苏省放射诊断专业质量控制中心，江苏省医学会放射学分会感染病学组，2022. 江苏省新型冠状病毒肺炎影像学检查、诊断及防控规范专家共识（2022 第二版）[J]. 新发传染病电子杂志，7（02）：79-88.

李春海，孟红，苏涛，等，2022. 建立 CT 介入手术室和规范化工作流程专家共识 [J]. 中国介入影像与治疗学，19（06）：321-324.

马晓海，刘焱，付佳青，等，2020. 新型冠状病毒肺炎暴发期间介入导管室的管理策略与建议 [J]. 中国循环杂志，35（04）：338-342.

河南省新型冠状病毒肺炎疫情期间导管室管理策略及建议专家组，2020. 河南省新型冠状病毒肺炎疫情期间导管室管理策略及建议 [J]. 中华实用诊断与治疗杂志，34（03）：237-240.

中华医学会放射学分会护理工作组，2022. 门静脉高压患者经颈静脉肝内门体分流术护理管理专家共识 [J]. 介入放射学杂志，31（02）：117-124.

中国医师协会介入医师分会介入围手术专委会，2021.门脉高压患者门体支架植入围术期营养管理专家共识（2020）[J].介入放射学杂志，30（03）：217-224.

刘冬梅，2014.急诊心脏介入手术导管室护理工作压力分析与措施 [J].中国社区医师，（36）：183-183，185.

湖北省医学会介入医学分会护理学组，中国医师协会介入医师分会介入围手术学组，2022.肝细胞癌经动脉化疗栓塞治疗围术期护理策略专家共识 [J].临床放射学杂志，41（02）：212-216.

中国静脉介入联盟，中国医师协会介入医师分会外周血管介入专业委员会，2020.下肢深静脉血栓形成介入治疗护理规范专家共识 [J].介入放射学杂志，29（06）：531-540.

郝云霞，李庆印，2019.急诊经皮冠状动脉介入治疗护理实践指南的构建 [J].中华护理杂志，54（01）：36-41.

中国医师协会介入医师分会外周血管介入专业学组，中国静脉介入联盟，国际血管联盟中国分部护理专业委员会，2022.布 - 加综合征介入治疗护理规范专家共识 [J].介入放射学杂志，31（05）：429-437.

程培霞，宋秀艳，闫素华，等，2021.冠状动脉介入患者围手术期水化预防对比剂急性肾损伤的最佳证据总结 [J].中华现代护理杂志，27（19）：2556-2562.

钱红继，周雪梅，王伶俐，等，2020.冠状动脉介入术后病人口服水化方法预防造影剂肾病的最佳证据总结 [J].护理研究，34（12）：2062-2067.

赵连友，孙英贤，李悦，2022.经皮冠状动脉介入治疗术后血压管理中国专家共识 [J].中华高血压杂志，30（06）：506-513，500.

马丽，赵晶，何丽，等，2022.MRI 引导下介入手术围手术期护理标准专家共识 [J].中国介入影像与治疗学，19（01）：7-11.

汤雪琴，刘继红，龚思媛，等，2022.《急性缺血性脑卒中病人血管内介入治疗围术期护理专家共识》解读 [J].护理研究，36（12）：2069-2073.

中国研究型医院学会出血专业委员会，中国出血中心联盟，2020.致命性大出血急救护理专家共识（2019）[J].介入放射学杂志，29（03）：221-227.

中国静脉介入联盟，中国医师协会介入医师分会外周血管介入专业委员会，国际血管联盟中国分部护理专业委员会，2021.下腔静脉滤器置入术及取出术护理规范专家共识 [J].中华现代护理杂志，27（35）：4761-4769.

Jabehdar M P，Kapadia A，Liu G，et al，2022. Canadian Association of Radiologists Recommendations for the Safe Use of MRI During Pregnancy[J].Can Assoc Radiol J，73（01）：56-67.

Macdonald D B，Hurrell C，Costa A F，et al，2022. Canadian Association of Radiologists Guidance on Contrast Associated Acute Kidney Injury[J].Can Assoc Radiol J，73（03）：499-514.

Verma A，Ha A C，Dennie C，et al，2014. Canadian Heart Rhythm Society and Canadian Association of Radiologists consensus statement on magnetic resonance imaging with cardiac implantable electronic devices[J].Can Assoc Radiol J，65（4）：290-300.

American College of Radiology（ACR）Committee on Drugs And Contrast Media.ACR manual on contrast media（10.3th version）.（2018-06-28）[2022-10-13]. https：//www.acr.org/-/media/ACR/ Files/Clinical-Re sources/Contrast_Media.pdf.

Association for Radiologic & Imaging Nursing.ARIN Clinical Practice Guideline，Extravasation of Contrast Media[EB/OL].（2014-09-28）[2022-10-13]. https：//www.arinursing.org/ARIN/assets/File/public/practice-guidelines/ARINCPGExtravasation.pdf.

Christoph I Lee，MD，MSJoann G Elmore，MD，MPH.Radiation-related risks of imaging.Up to date.[2022-10-10]. https：//www.uptodate.cn/contents/radiation-related-risks-of-imaging.

Fliser D，Laville M，Covic A，et al，2012. A European renal best practice（ERBP）position statement on the kidney disease improving global outcomes（KDIGO）clinical practice guidelines on acute kidney injury：part 1.definitions，conservative management and contrast-induced nephropathy[J].Nephrology Dialysis Transplantation，27（12）：4263-4272.

Swapnil H，Ayub A，Wael S，et al，2013. Prevention of contrastinduced acute kidney injury：is simple oral hydration similar to intravenous? A systematic review of the evidence[J].PLoS ONE, 8（3）: 265-272.

Nicola R, Shaqdan K W, Aran S, et al, 2016. Contrast media extravasation of computed tomography and magnetic resonance imaging: management guidelines for the radiologist[J].Current Problems in Diagnostic Radiology, 45: 161-164.

The Jonna Briggs Institue.Evidence summary: extravasation from intravenous computerized tomography contrast media（adults）: prevention [EB/OL].（2016-03-28）[2022-10-13].http: //ovidsp.tx.ovid.com.

University of California San Francisco.Department of Radiology & Biomedical Imaging.CT and X-ray contrast guidelines[EB/OL].（2018-07-20）[2022-10-13]. https: //radiology.ucsf.edu/patient-care/patient-safety/contrast/iodinated#accordion-contrast-extravasation.

European Society of Urogenital Radiology.ESUR guidelines on contrast agents（v10.0）[EB/OL].（2018-03-28）[2022-10-13].http: // www.esur-cm.org/.